キネシオテーピング
応急マニュアル

加瀬建造 著

KINESIO TAPING
MANUAL

はじめに

伝統と言うものがあって初めて改革があるということをみなさんはお気づきでしょうか。三十年以上も前に私はキネシオテーピングというものを考案しました。その歳月を考えると、もはやキネシオテーピング法は新しいものではなくなっているのです。英語で言えばトラディッショナル。それが一般化していくとスタンダードという表現に変わってきます。そのなかに、改革があり新しさが生まれ、時間経過の中で吸収されて伝統的なものとして活用され使われ方も標準化していくのです。そしてそれを誰が考えたのかもわからないほど時間が経過し、誰が伝えるともなく知れ渡って普遍化した時に人はそれを文化と呼ぶようになるのです。さて今現在キネシオテーピングはどの域にまで達しているのでしょうか。

三十年以上前に私がキネシオテーピング法を考案するキッカケになったのは、「どうして身体が悪くなるのか」という私自身の内なる疑問からでした。元来カイロプラクティックのドクターである私は、背骨のことばかり考えていれば良かったのです。しかし、それでどれだけの患者さんが救えるものか、もっと多くのもっと大変な症状を持った人たちに力になるにはどのような方法があるのだろうか。背骨以外にも人の体には、筋肉があり内臓があり皮膚がある。筋肉の調整やその他いろいろな自然療法など、それに合わせた治療の多くも試みてみたのです。

その当時、鍼灸マッサージの学校へ通っていた時のこと、毎日のようにマッサージの練習台をかってでていたところ、数ヶ月のうちに背中はバリバリにはり、血圧は上がって動機、めまい、痺れなどが現れるようになったのです。長期休暇に入って練習台もしなくなっていったら、自然とその症状は消えていったのです。からだを撫で擦り、押して揉む。この体表面からの刺激は、ただ体を団子を作るとき塊から空気を抜くように捏ねているのと同じことで、体全体を潰しているに過ぎないということに気づいたのです。潰れて固まりになってしまった団子や粘土のような体を元

KINESIO TAPING

にもどすにはどうしたら良いのかという疑問が、その後のテーピングの歴史をスタートさせたのでした。表面から圧力をかけ、潰すことのない力をもって、皮膚のわずかな伸縮調整から筋肉の伸縮調整、隙間を作りコリを和らげ、中の組織や体液は自由に動け、熱を持たずに組織を保持できるものを求めて試行錯誤を繰り返しました。そして、誕生したのがキネシオテーピング法なのです。

もともと筋肉の動きをサポートできるのが伸縮性のテーピングだというのはわかってきていたのですが、どの程度の厚み、硬さ、接着力が体にどのような影響を及ぼすかを考えたときテープそのものの素材にもかかわらなければ、理想のキネシオテーピングを施すことはできないと悟り、テープの開発にも心血をそそいでゆくことになり完成に至るのです。そして、その道筋は、筋肉のコントロールから始まり、骨や関節などの歪みを矯正できるようになり、痛みの抑制、さらにリンパの部分も加わったという流れがあります。

1、筋肉の機能を正しく戻す
2、血液、リンパ液の循環をよくする
3、痛みを抑える
4、関節のずれを正す

そして今まで、四大コンセプトとして、確立されキネシオテーピング法の教材はもちろんのこと、多くの出版物においてそれらを提唱してきました。しかし、今この場において五つ目のコンセプトを提案したいと思います。それはキネシオテーピング法は「5、皮膚の感受性を最大限に引き出す」ということです。おそらくそれに踏み込んでゆけば、今までよりも細部にわたるテーピングになり、一見複雑に見える場合があるかもしれません。しかし、その効果の可能性は無限大に広がることと期待します。

2011年・春
加瀬 建造

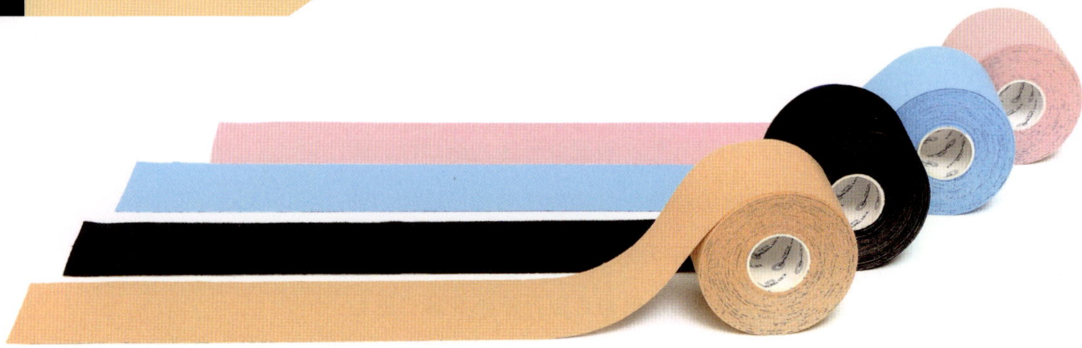

キネシオテーピング法 トラディショナル

痛みのある部位を保護したり、動かしてはいけない部位を固定する等テープによるサポートは以前より存在しています。しかし、その中で「動き(運動調整)」をサポートし、「流れ(熱調整)」をサポートし、「体内容積確保(空間・隙間調整)」をサポートできるテーピングはキネシオテーピングだけなのです。この三つの機能を「空、動、冷」と並べて頭に入れてください。この三つの機能コンセプトは、誰もが目指す健康への道しるべとして、その道を示唆することになると思われるからです。この「空、動、冷」のコンセプトにおいて正確なキネシオテーピングを実現できる最新型のテープが、「キネシオテックス・プラス」と呼ばれる伸縮性テープです。キネシオテーピング法の条件に合う「伸縮性」「通気性」「粘着性」を兼ね備えており、キネシオテーピングの効果の実現のためだけに長い年月をかけて開発されたテープです。その「キネシオテックス・プラス」によるキネシオテーピング法としての効果とはいったいどんなものなのかを探ってみましょう。

キネシオテーピングが確立した４大効果

難治の慢性疾患のへの適応から活用され始めたキネシオテーピングはその後スポーツ界でも盛んに使用されはじめ、今ではスポーツ愛好家の間ではテーピングと言えばキネシオテーピングを指すまでになっています。それは、キネシオテーピングが明確に打ち出している期待できる四つのコンセプトをみなさんが良く理解できているからだと思います。スポーツ界はその四つのコンセプトのうちの一つ目「筋肉の機能を正しく戻す」という項目に、敏感に反応したのです。これは異常な緊張などにより硬くなり、伸びて機能しにくくなった筋肉にわずか「隙間」を与え元の正常な状態に戻したり、伸展反射を利用して元の「動き」に戻したりする効果で、筋肉疲労や痙攣などにも有効だからです。

二つ目は「血液、リンパ液の循環を良くする」というのがあります。テープを貼ることで局所に溜っている組織液や内出血などの滞りを改善し、流れをスムースにする効果です。これは、局所のクールダウン（温熱調整）にもつながります。この場合動かせる場所であれば、テーピングの部位を動かすことで効果は一段と高まります。三つめは「痛みを抑制する効果」ですが、痛みや違和感がある部位にテープを貼ることによって、神経学的にそれらを解消することもできます。そして、四つ目は「関節のずれを正す」こと。筋の異常や障害によって、関節を構成している骨を引っ張ってしまうことで起こる関節のズレを筋膜や筋肉の働きを元に戻して改善します。つまり、骨の矯正につながる効果です。

今まで、これらのキネシオテーピング法の特徴的な効果により、身体の各部位に起こった痛みや障害が自らの治癒力とともに改善されていっていました。これが、キネシオテーピングにおける伝統（トラディショナル）として各方面でキネシオテーピンクが使用され続けている理由とも言えるものなのです。しかし、今後キネシオテーピングはそこだけに留まることはしないでしょう。四つの効果に加え、「皮膚の感受性を高める効果」「皮膚の動きを調整する効果」などが付け加えられ、より幅の広い使用法が期待されていくことでしょう。

キネシオテーピング 4大効果

① 患部の鎮痛効果
② 血液・リンパ液の循環を良くする
③ 筋肉の機能を正しく戻す
④ 関節のズレを正す

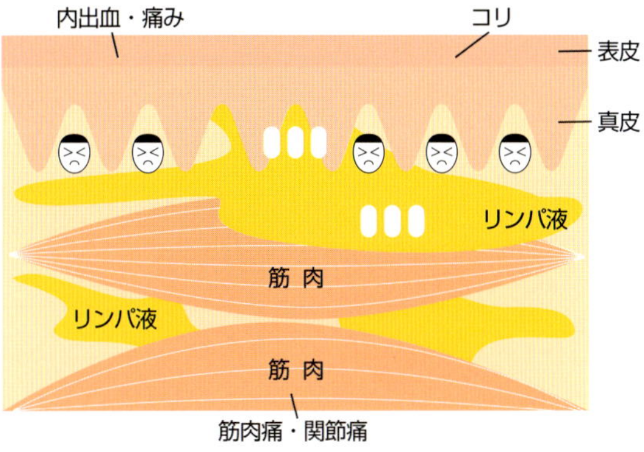

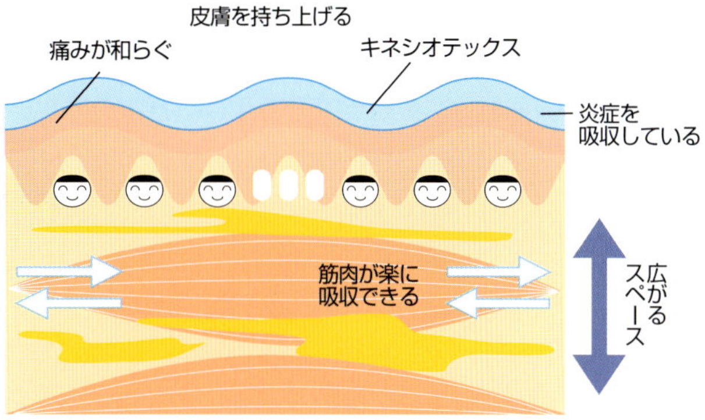

テーピング前

痛みや違和感等がある皮膚下では、筋肉が張っていたり、コリ固まっている等の状態が起こっています。皮膚内部の組織が圧迫されてリンパや血液等の流れが滞ってしまい、放っておくと炎症へとつながってしまいます。

テーピング後

キネシオテックスをテーピングすると皮膚が持ち上げられ、圧迫されていた皮膚下にスペースが生まれるため、リンパ液等の流れがスムーズになります。血流もよくなり、筋肉の張りやコリも和らいで痛みがとれていきます。

キネシオテーピングのレボリューション 2011

伝統があれば改革 (レボリューション) があります。これは進歩するもの全ての条件といっても良いでしょう。人体というくくりからキネシオテーピングは様々な手法が生み出され伝統を形作ってきました。しかし、今、視点を変えて細胞というくくりから見直してみることにします。人間の体は 60 兆個の細胞からできていると言われています。それらの細胞は、形体や機能によって脳を作る「ニューロン（神経細胞)」、筋肉を作る「横紋筋細胞や「心筋細胞」骨を作る「骨細胞」など、270 種類にも分類することができます。これらの細胞が、それぞれ固有の役割を果たしながら調和をとることで生命が維持されているのです。この事実を基点にキネシオテーピングを考える時期にきていることは間違いありません。

テーピングという仕組み自体のイメージはどうしても組織を支えるというものから離れにくいものです。だからどうしてもキネシオテーピングを知って素晴らしいという声をいただいても、物理的な力を利用した発想、例えば引っ張る、例えば抑える、例えば巻くという道具仕立ての理解しかできないでいる人は多いのです。かつてのキネシオテーピングのマニュアルではテープを巻くという言葉は使っていません。それは元来、力としての道具として使って欲しくなかったからです。「引く」や「押す」の力の刺激ではなく、密着という接触の刺激を見込んでテープは巻くではなく、貼るという言葉を使ってきたのです。この「テープを貼る」という概念が今となっては、テーピングを革新へ導く要素になるとはほとんどの人が思えなかっただろうと思います。

皮膚断面図

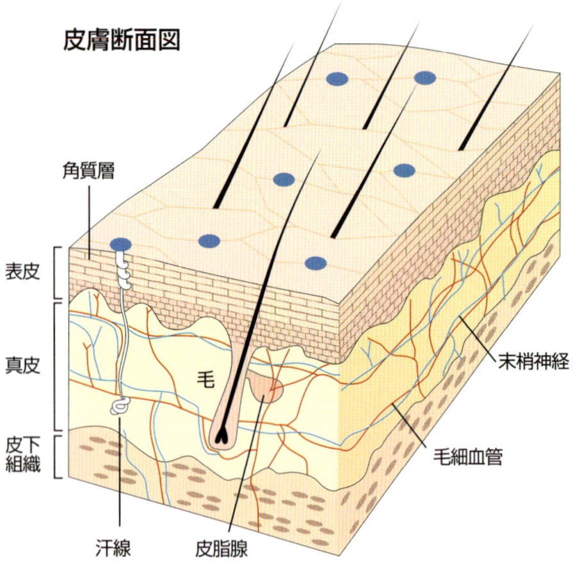

インターフェイスとしての皮膚

皮膚は体全体を包み込み、外部の気温変化による体内温度の調節、あるいは、ストレスなどによる体温変化を調節して保護しています。皮膚の厚さや感受性は人格や精神面にも反映される可能性があるともいえます。こうした機能を持つ皮膚は、表面から表皮、真皮、皮下組織の三層に分けることができます。そのうち表皮の基底層には、幹細胞があることが解っています。

幹細胞は生涯にわたって分裂

ヒトの細胞の中には、いつまでも分裂を続けることができる細胞があります。それが「幹細胞」とよばれる細胞のことです。幹細胞は、ある程度の特殊化が進んでいますが、最終的な機能や形に達していない状態の細胞 (未分化な細胞) で、生涯にわたって分裂することができるのです。この幹細胞が骨髄や眼の網膜、神経など色々な組織や器官で次々と発見されつつあるのです。そこで、皮膚では表皮の基底層に、その幹細胞が存在することがわかってきています。たとえば、ある一定の時間内に分裂した細胞に印を付けると、基底細胞に印がつき、その時間経過とともに表面へ移動することがわかります。分裂した基底細胞が移動して皮膚の表面からはがれ落ちるまでの時間は、場所によって異なり、２～４週間くらいだということまで推測されています。

皮膚を見つめる
キネシオレボリューション

これほどまでに、皮膚に注目するにはわけがあるのです。今後キネシオテーピングは、この皮膚の考えなくしては完成しえないからです。そしておそらく皮膚へ着目したヒトは、今までと違う一足進んだテーピングにより革命的なテーピングを成し遂げることができることでしょう。

では一緒に、皮膚に着目して勉強していきましょう。

まず、前項で述べた皮膚の機能からみていきます。表皮は、身体の場所によって違いはありますが、０．０５～０．２㎜と薄く、真皮は１～４㎜の厚さがあります。一番深い部分では常に細胞分裂がおこなわれています。いわゆるリモデリング（新陳代謝）で死んだ細胞は、死ぬときに分泌される脂質とともに特別な構造に変化し水を通さない膜ともいうべき角質層をつくります。やがては垢となり剥がれ落ちていく角質層ですが、体重の約７０パーセントを占める体内の水分を流れ出ないように防ぐという大役を果たしているのです。おわかりでしょうが、この新陳代謝は必ず細胞の再生を伴うもので、基底層での細胞分裂（幹体細胞より）が重要な役割をになってきます。

表皮は常にマイナス１０㎜ｖの電流を帯びています。これは、皮膚の感じ取った情報が脳に送られ、想像することで抽象概念が言葉に変わり、痛みや恐怖が倍増したり和らいだりをコントロールするためです。その上、脳と同じ受信発信の機能が備わっていると言われています。一方、筋肉や毛根などがある真皮は、コラーゲン等、繊維状のたんぱく質によって形成されています。脳からの指令はもちろん、表皮からの指令に反応して筋肉を動かしたり、発汗作用の調節、血液やリンパ液の流れを調節して体調を整えています。とくに表皮が持つ敏感な機能は、外部からだけでなく、内部からの影響も察知します。つまり影響された状態をあらゆる症状として表わすのも表皮からといっても過言ではないのです。精神面を言っても同様に反映されているのです。

気の流れも表皮から

東洋医学ではエネルギーであるところの「気」は「肌肉（きにく）」と「血（けつ）」と言って、皮膚上と血管にわたって流れ、満ちていると言われています。これを現代風に言えば皮膚が電気を帯びているという事実を言い表しているのです。だから、ストレスやショックから乱れた「気の流れ」を元に戻すということは、本来の状態にない乱れた皮膚の状態を元に戻すということで、体表面に流れる微弱電流を整えると

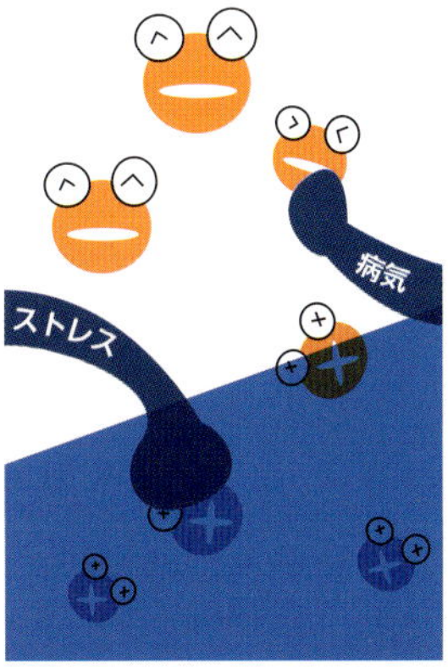

いうことにつながるのです。つまり、正常な時に皮膚が帯びているマイナスイオンの電流が、ショックによってプラスイオンの電流にスイッチしてしまうことから、病態を呈するとするのです。

また、エネルギーの一部は呼吸によって体内に取り入れられています。ですから、呼吸法という健康法もあるくらいで、運動する時も呼吸の仕方しだいで、メンタルの部分も含めたコントロールが可能なのです。しかし、そのうち、皮膚呼吸は大気中の「気」を体内に取り込んでいるとも言われています。ショックや病気、不安感や恐怖によって肋骨の周りの皮膚が緊張し薄くなってしまったりすると、通常の横隔膜呼吸（鼻呼吸）ができなくなり、皮膚呼吸に頼ってしまうことになり、気の流れも乱れがちになります。そんな時は横隔膜周辺の柔軟さが大事になってきます。

このように呼吸の乱れと皮膚に相関関係があり、負担をかけることになると、気の乱れが生じそのマイナス要因である不安感や恐怖心が取り除けなくなってしまうのです。ですから、そこで、堅くなったり薄くなったりしている皮膚上へキネシオテーピングをすることで、通常の状態へ戻し自律神経的に楽な方へ導くことが可能なのです。

内臓を整える体壁反射
皮膚から内臓へアプローチ

皮膚にはセンサー的役割があり、内側の情報も感じ取る機能があります。例えば、胃の調子が悪いとき、腹部だけでなく背中にも痛みやコリ、張り等が起こることがあります。これを「内臓体壁反射」といい内臓の状態が皮膚上へ投影されて皮膚がそれを感じ取っているのです。言い換えれば「内臓皮膚反射」ともいえる機能です。この皮膚上で内臓の違和感を感じ取り自覚できることで、人体の危険信号を見えない内臓においても人間は知りうるようになっているのです。

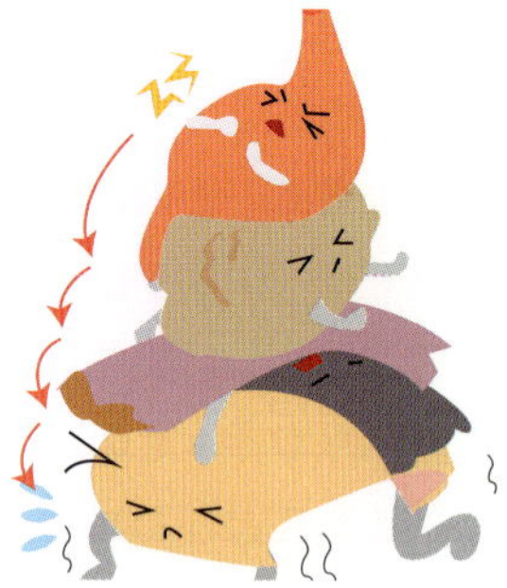

これは、胃に限らず、肝臓、腎臓、心臓等、内臓に何か異変が起こるとその情報が大脳でキャッチされ、その下にある自律神経の中枢から脊髄へと伝わり、そしてそこから皮膚に伝わって違和感となって現れるのです。
だから、痛みやコリが現れた皮膚へのテーピングは、センサーである表皮が楽になることになり、それが脊髄を通じて内蔵へ働きかけ、痛みがとれて機能の回復が期待できることになるのです。

さらに、内臓の粘膜は管状臓器の場合内臓の表皮であると考えます。これは、表裏一体の人体構造を意味します。人体をホースのように考えてください。ホースの本体の外側を指でホースの口に向かってなぞってゆき、口に来たところでそれを続けると、ホースの中へ指は入っていきます。つまり、人体もこれと同じ見方をすると、表皮をなぞって口までいくと、そのまま口の中まで続いていき、その口が肛門までつながりまた外につながっています。ご理解いただけるでしょうか。これが、表皮と内臓粘膜の表裏一体構造です。ですから、内臓粘膜も裏の表皮と呼んでよいのかと思います。

だから、完成した人の体を見てみると、ある共通点で二つに大別できることになるのです。おわかりでしょうが、それは、体の「表面」にあるか「内側」にあるかという分け方になるのです。体の表面の「細胞」は体の「内側」を「対外」から侵入する外敵より守るために互いに密着し、「上皮」と呼ばれる組織を作っているのです。つまり、皮膚の表皮、気道、肺胞、外分泌腺、歯牙、消化管(口腔、食道、胃、腸)、肝臓、胆嚢、膵臓、腎臓、尿細管、尿路、卵胞、性上皮、生殖腺の導管、感覚上皮などは、互いに連続して「体外」に直面しています。一方、今までのキネシオテーピングで主役だった筋肉や骨、血管は体外に露出しておらず、真の意味で体の「内側」に存在するもの言ってもいいでしょう。

脳波にも毛細血管にも
キネシオテーピング

以上で述べましたように、皮膚の健康から身体、精神の健康へとつながって、健康で美しくなれるという方程式が成り立ちます。しかし、キネシオテーピング法のレボリューションはここから始まるのです。

それはかねてから、キネシオテーピングと脳波との研究が進められる中、キネシオテーピングをしてα波を計ると何よりも素早い反応があることがわかりました。α波というのは、脳がリラックスしている状態の時に出る脳波です。この結果は実にテーピングの概念に革命的な概念を与えることになるのです。

そして、もう1つ自律神経の状態によって収縮、拡張する毛細血管についてもキネシオテーピングによる変化が現れています。それらのアプローチにより正常なコンディションを取り戻した皮膚は、内環境である自分自身の本体となる自我を取り戻し、さらに次世代のリモデリングの準備をすることになるのです。たかがテーピングの世界ではありますが、そこには、自然療法の常識を覆すような可能性がまだ眠っているということにお気づきいただければ幸いです。

昨日の自分、明日の自分
幹細胞が細胞数を維持

エントロピーの法則によって、エネルギーは熱に変わり燃え尽きてなくなります。しかし、その過程において人体の細胞はその人体を維持できる限り、細胞の再生を繰り返すのです。つまり、細胞は寿命や思わぬ外因によって死んで消滅するのですが、再生によって人体の姿、形を維持してゆく機能があるということなのです。その重要な役割を果たすのが幹細胞というものなのです。

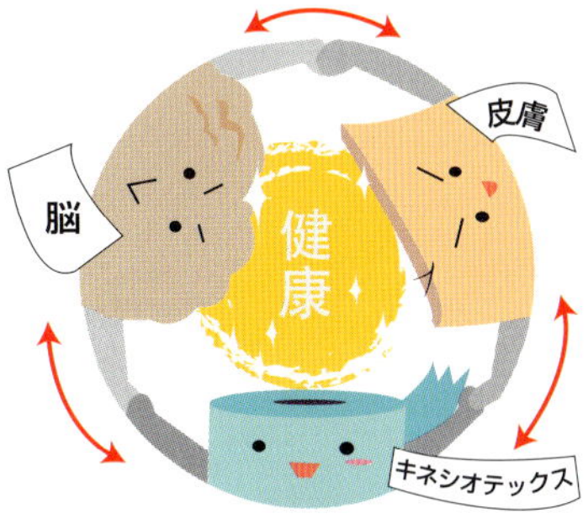

幹細胞は分裂することで新しい細胞を生み出し、死んだ細胞の代わりとなる細胞を組織や器官に供給します。たとえば、垢となってはがれ落ちる皮膚の表面がなくならないのは、表皮の幹細胞のおかげなのです。手術で患部を切り取られて、小さくなってしまった肝臓がその後復元するのにも、幹細胞がかかわっていると考えられています。

このように、私たちの体が常に約270種類の細胞数を保っていられるのは幹細胞の存在があるからなのです。この幹細胞を利用して失った器官を再生させようと研究がすすめられているほど注目されているものなのである。

だから、皮膚はあなた自身を守り、あなた自身があなたであり続けるために死滅と再生を繰り返しているのです。

～世界中からキネシオテーピング研究者施術者の集まる臨床研究発表会～

キネシオテーピング臨床研究発表会

「キネシオテーピング臨床研究発表会」は、毎年１回、20年以上にわたって世界の医療従事者やスポーツトレーナー、大学関係者等、さまざまな分野で活躍中のキネシオテーピング研究者達（指導員）が、各自の臨床研究を発表する大会です。

また、毎年の参加者が数百名を数える大会なので、キネシオテーピング法の最新情報を得ることができる貴重な場でもあります。斬新な最新研究報告からさまざまなテーマに分かれた実技のワークショップ等、キネシオテーピングを初めて知る方にも大変興味深い内容が盛り込まれていることが特徴です。こうした大々的な発表の場が毎年設けられていますが、発表にたどり着くまでの研究には地道な積み重ねや異なる分野の研究者とも協力し合うことが必要です。

あらゆる分野で結果を見出し、常に前進を続けていることもキネシオテーピング法の大きなメリットといえるでしょう。

※臨床研究発表会については、キネシオテーピング協会のホームページをご覧下さい。
www.kinesiotaping.jp

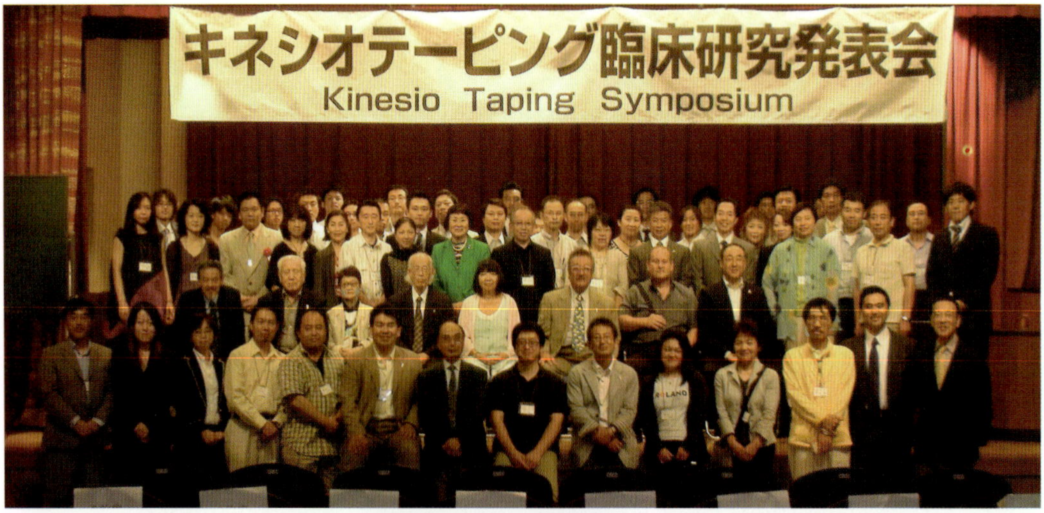

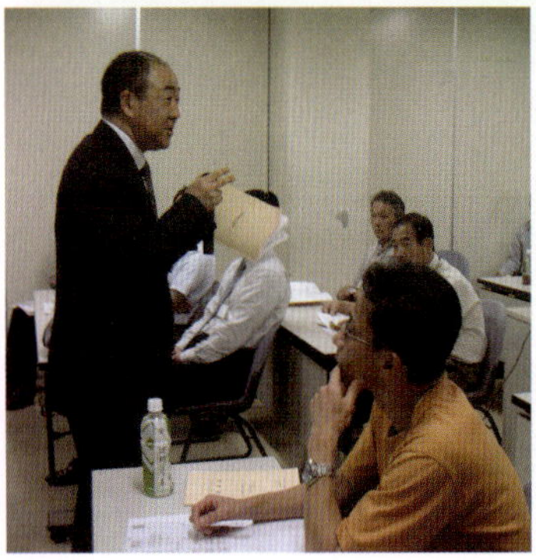

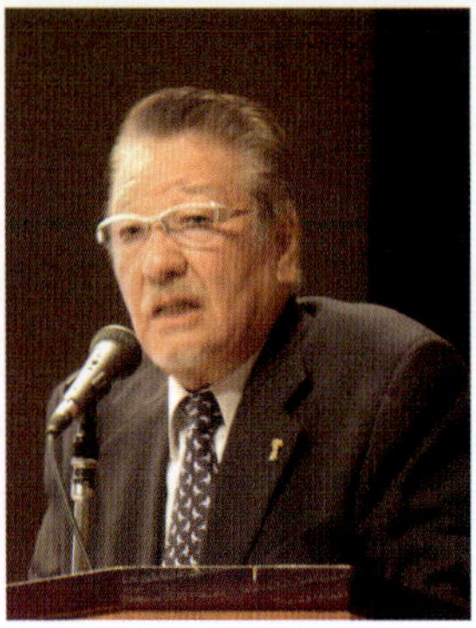

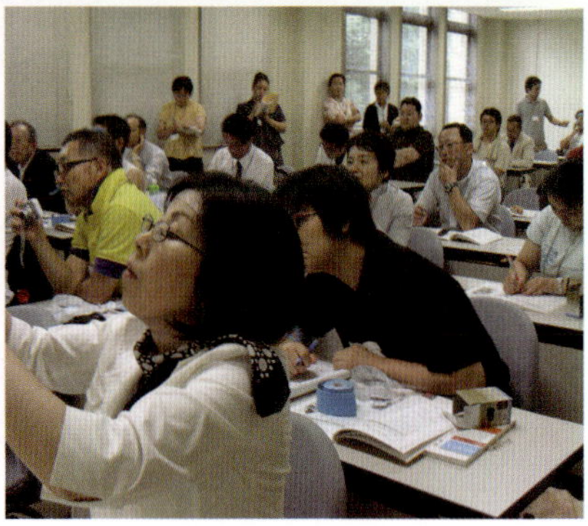

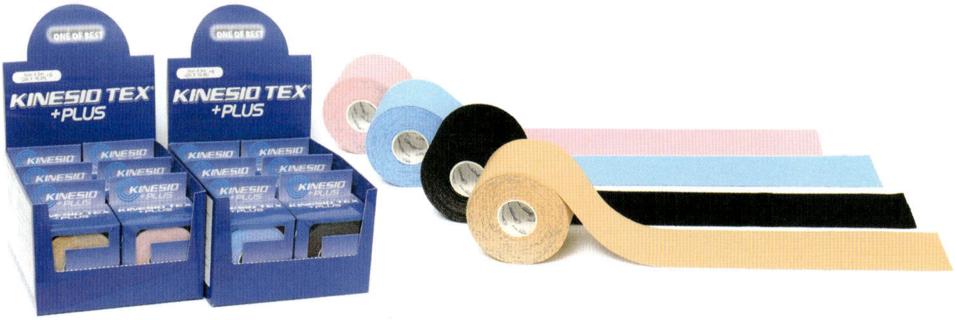

キネシオテックスの特徴と使い方

たえず改革を続けていくキネシオテーピングに対してキネシオテーピング協会は、その都度使用する伸縮性テープを厳選し、素材から粘着剤までその用途 (四つの効果、皮膚への適合) に合わせて改良を示唆し、常に最新にして最高のテーピングができるテープを、愛好家の皆様には推薦してきました。

1 テープの種類

キネシオテックス・プラスには、二種類の粘着面のタイプがあります。一つは、かつてから良く見かけられている通気のための糊の抜き方が、指紋の形に見えるウェーブ (wave) のタイプ。もう一つは、三日月形の木の葉がヒラヒラと舞い落ちてゆくように見えるリーフ (EDFG) タイプ。貼る目的によって使い分けますが、初心者の方は汎用性のあるウェーブのタイプの方が使いやすく、より高い技術を習得された方はリーフのタイプを使うと良い結果が出やすいかと思います。

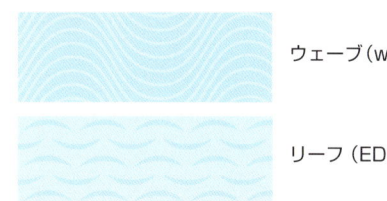

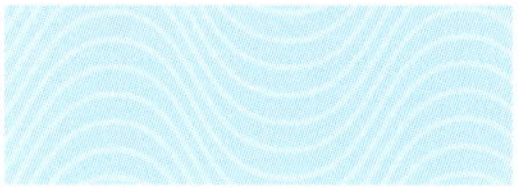

ウェーブ (wave) タイプ

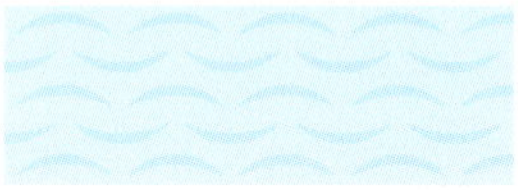

リーフ (EDFG) タイプ

2 テープの特徴

伸縮性と通気性がテーピング法そのものを邪魔しないように作られているのがキネシオテックス・プラスです。

バンテージやサポーター、キネシオテーピング以外の使用のために作られた伸縮性テープとは目的が違いますから、専用のテープを使ってください。伸縮性が強すぎるとテーピングが侵害刺激となり、体はそれを拒絶します。はがれないようにと粘着力を強くすると、皮膚呼吸などの表皮そのものの活動を、抑え込んでしまうため、むやみに粘着力ばかりを強くするわけにはいきません。

基準は優しい感触、どのように貼られても気持がよいというところに置かれています。かぶれなどが心配の人は小さく切ったテープで試し貼りをしてから、テーピングをしてください。

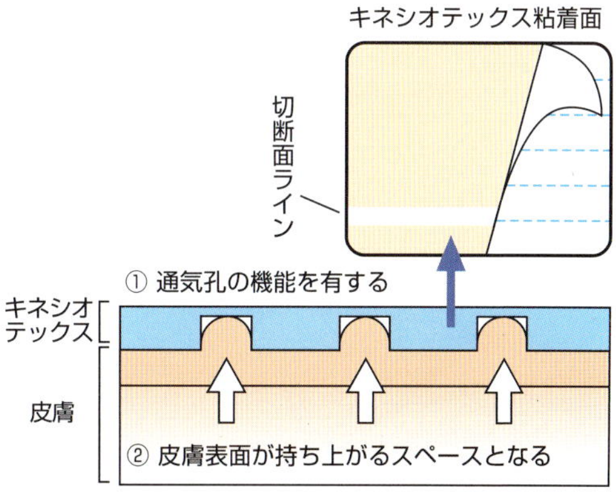

キネシオテックス「EDFG 構造（ナノタッチ機能）」

EDFG 構造（リーフパターン）による新しいナノタッチ機能（浅部と深部に作用する異なる力）が、かぶれやテープの違和感を感じにくく敏感肌の方でも適したつくりになっています。

3 テープの形と切り方

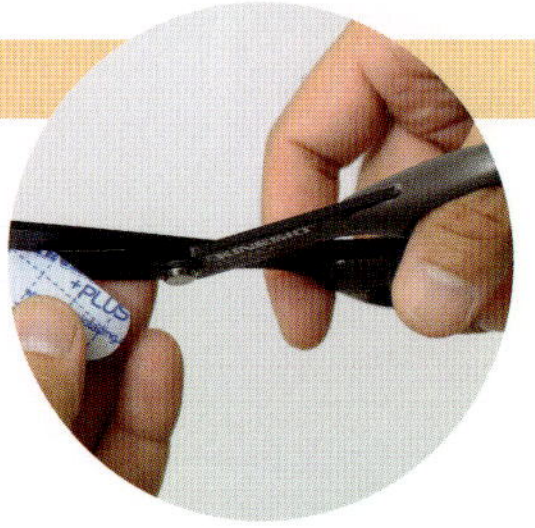

キネシオテックスは、貼る部位や症状によって切り込みが必要になったり、その範囲に合わせて形を作り、貼っていくことが特徴です。イラストを参考にしながら切って使いましょう。

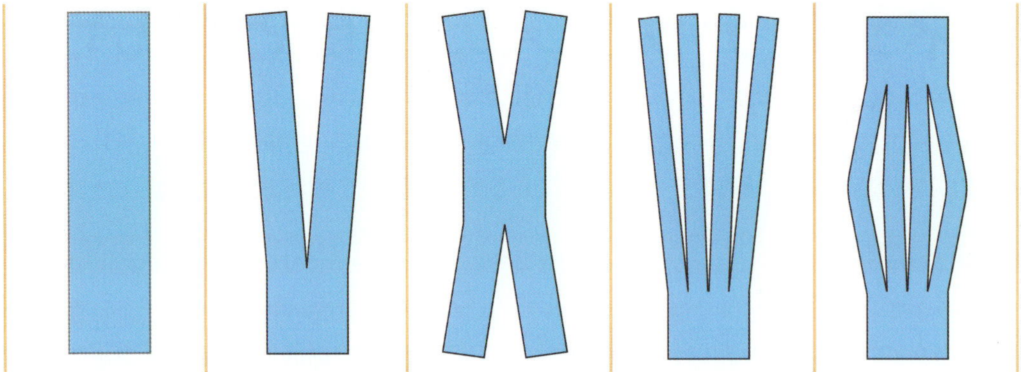

I字テープ

Y字テープ

X字テープ（またはカニ足状）

リンパ（浅筋膜）テープ（または熊手状）

スリットテープ

切り方の目安

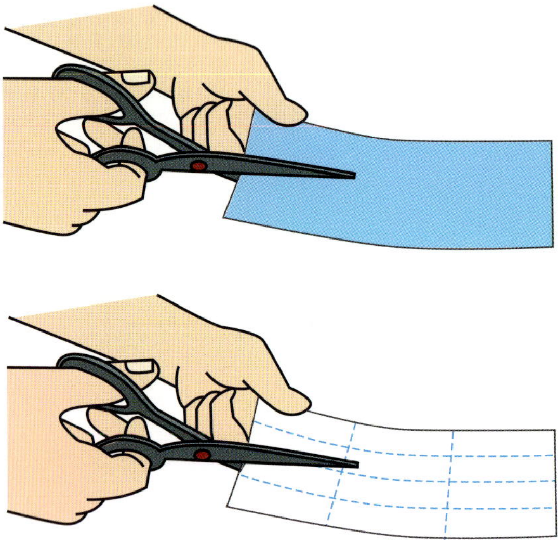

▲キネシオテックスを切るときは、テープの台紙面を上にして切るとハサミに糊がつきにくく、また、切り込みを入れる場合はケイ線が目安になって切りやすいでしょう。

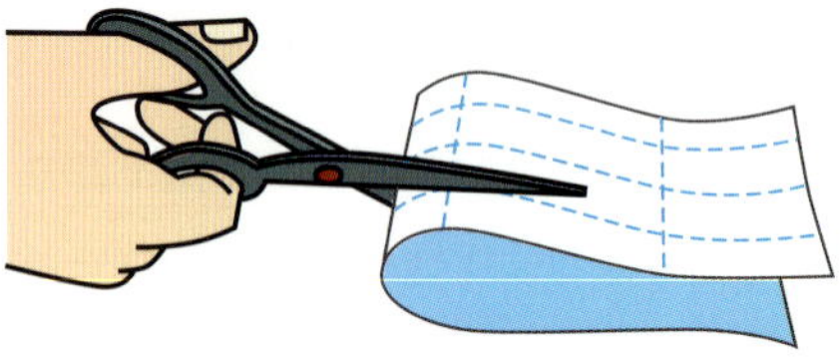

▲スリットを入れる場合は、テープを折って切り込みを入れるとうまくできます。

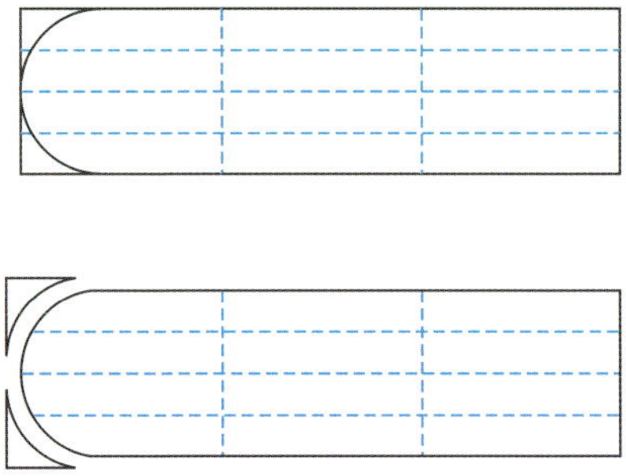

▲貼る部位に合わせてその長さにカットしたら、角を丸く処理すると貼った後、剥がれにくくなります。

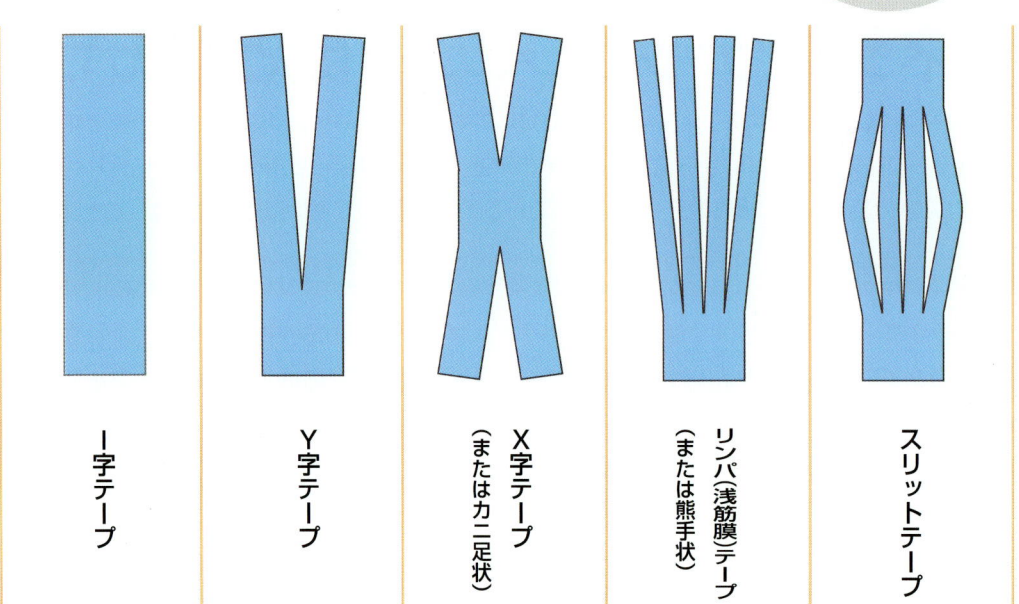

4 テープの基本的な貼り方と注意点

キネシオテックスを貼ろうとする部位は清潔にすることがポイント。汚れや油分は洗い流して水分を残さず拭き取りましょう。そして、

① 貼り付ける部位の皮膚と筋肉が最大限に伸ばされた状態にすること。

② テープは方向付け程度（伸び率 25% 以内）にとどめ、引っ張りすぎないように注意して貼ること。

③ テープを貼る方向と反対方向に、皮膚を引っ張るようにして貼ること。これを「皮膚の遊びをとりながら」と表現しています。

この３点がテーピングの基本です。また、“コレクション”とは「正しくすること (Correct)」を意味します。

本書では、各部位や症状によってテープを引っ張るテクニックのことを言い表しています。

キネシオテックスは、貼ったまま入浴できますが、入浴後はテープの水分を拭き取りましょう。さらに、日常生活では２～３日貼ったままでも構いませんが、運動後に貼ったままだとテープに塩分が含まれるので、すぐ入浴するか、剥がしてしまった方が清潔です。そして、キネシオテックスを相手に貼ってあげるときは、効果ばかりを追いかけるのではなく、相手の状態や皮膚のことも思いやってあげましょう。

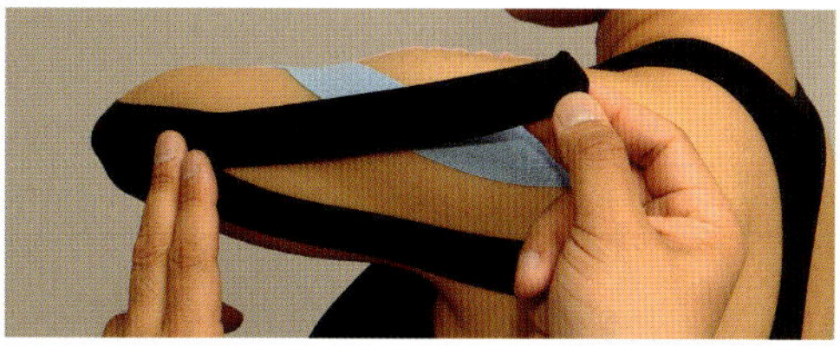

テープを貼ろうとする部位の皮膚と筋肉を伸ばして貼ることがテーピングの効果を導く大切なポイントです。

5 テープの基本的な剥がし方と注意点

キネシオテックスは伸縮性に優れているため、台紙を剥がす場合はどこからでも剥がすことができます。ただし、基本は最初に固定する皮膚の部位に当たる、テープの端や中央から剥がします。また、皮膚に貼ってあるテープを剥がすときは、「皮膚からテープを剥がす」というよりも、「テープから皮膚を剥がす」ようにしましょう。

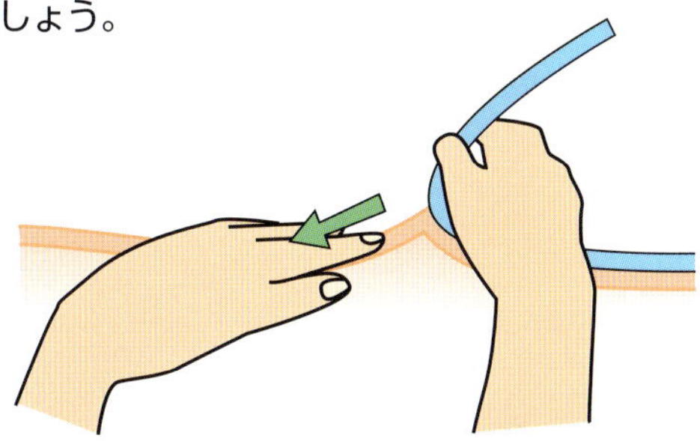

▲皮膚に貼ってあるテープを剥がすときは、皮膚からテープを剥がすのではなく、生えている毛の方向に逆らわず、テープに付いている皮膚をテープから剥がすようにすることがコツです。なお、皮膚を痛めることを考慮し、テープの端を持って一気に剥がそうと引っ張るのは禁物！

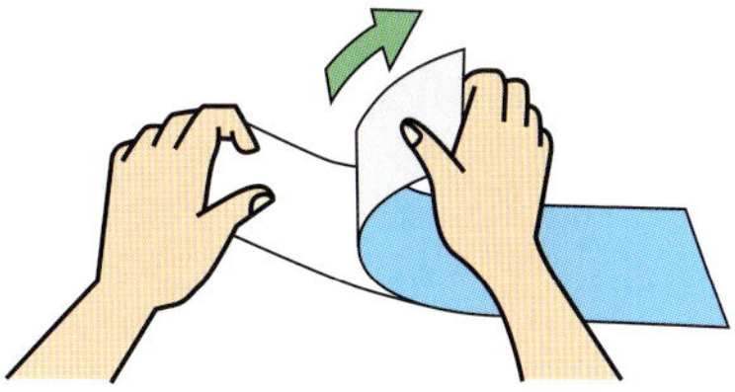

▲テープの端を固定する場合は端から剥がします。Ｙ字や熊手状の場合はとくに、根元部から剥がします。

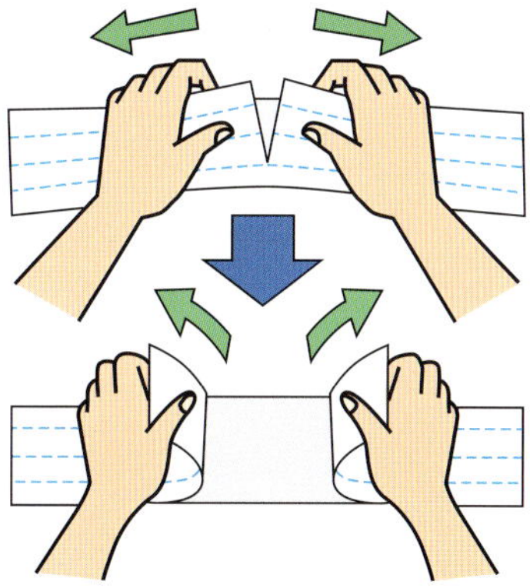

▲Ｉ字やＸ字の場合、テープの中央を合わせたり固定することが多いので、真ん中から剥がします。

骨・関節の名称と位置

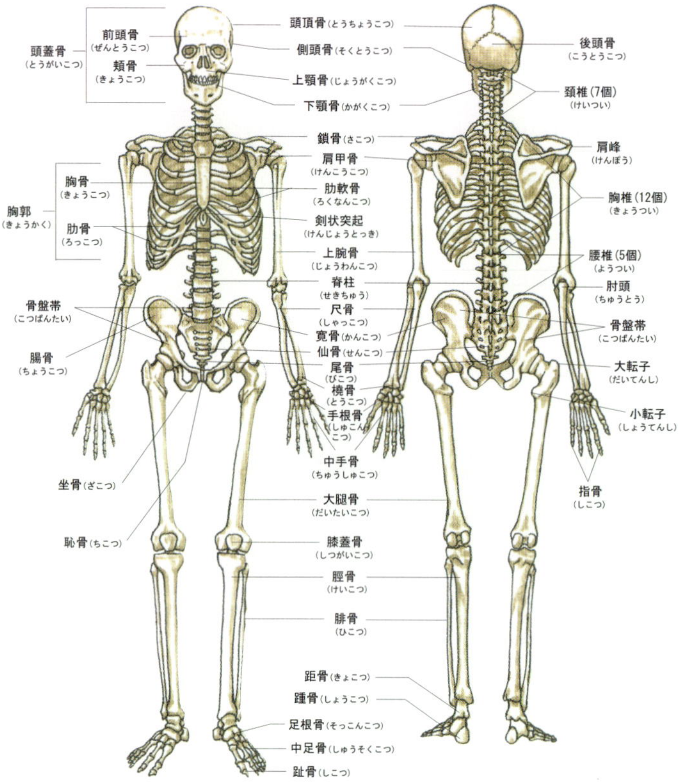

筋肉の名称と位置

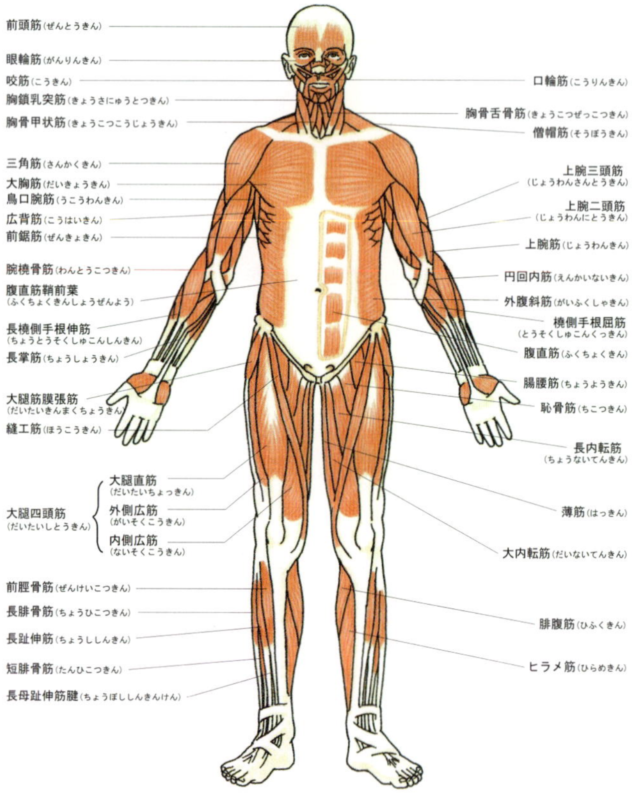

Chapter 1

メンタル編

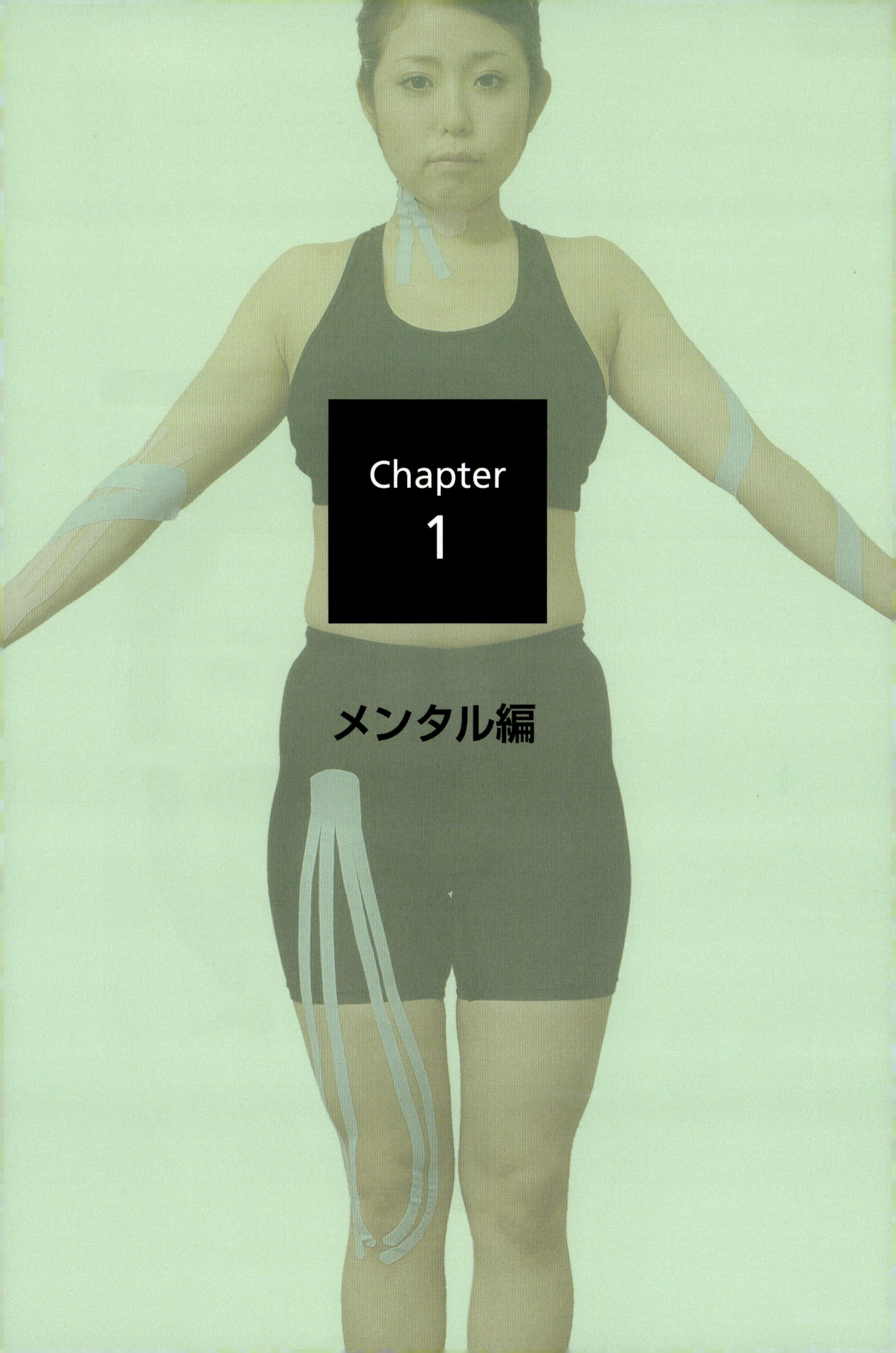

眠気をとり、集中力アップ

長時間、目や頭を使いすぎて神経が敏感になってくると前頭部の熱が上がり、集中力が低下して眠くなります。少しでも横になって休むことが最良の方法ですが、受験や仕事が立て込んでいる等、寝ている場合ではないときに活用するテーピングです。

前頭部の熱を取り去り、集中力をアップして眠気を取るのに即効性があります。

症 状 Symptoms

頭が重い、あるいは、だるくボーッとして集中できない。まぶたが重い、眠い等。たとえば、手や額が温かくなる、子どもの眠くなった状態と共通性があります。

ポイント Point

前頭部、つまり額にスリットを入れたテーピングをした後に、テープに水を含ませるようにすると、より早く前頭部の熱が取れます。また、肩から首にかけての肩甲挙筋Ｙ字テーピングをプラスしましょう。

効 果 Effect

スリットを入れたテープと水の冷却効果で頭がスッキリし、眠気がなくなります。はじめは熱で水分が蒸発しやすいため、乾いたら水を含ませることを数回繰り返すとより効果的です。肩や首も軽くなり、より集中力アップが強化されます。

完成図

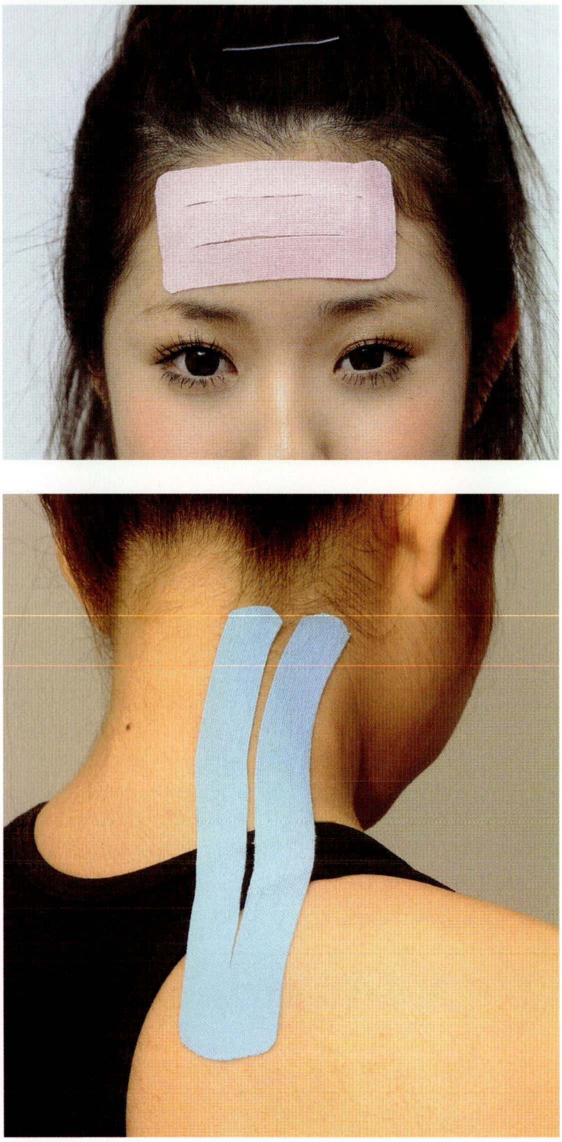

テープの貼り方 Taping

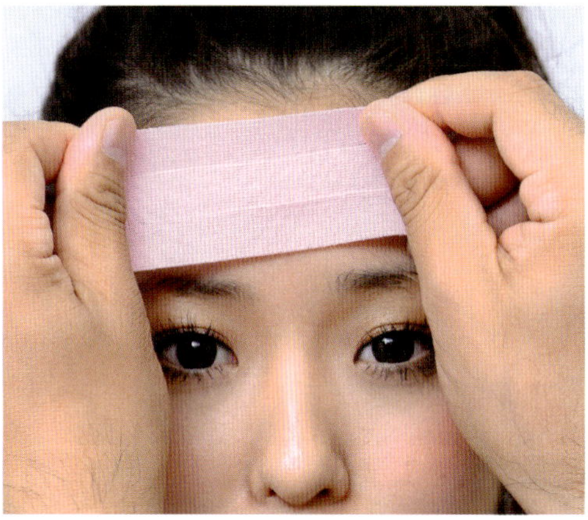

準備するテープ

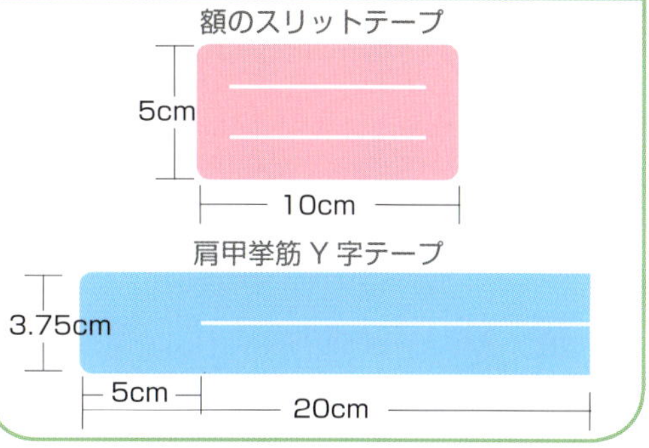

1 額のスリットテープ

額の幅と長さに合わせたテープにスリットを入れ、額の中央から両外側へ貼ります。

2 肩甲挙筋《けんこうきょきん》 Y 字テープ

頭を下げ、肩甲骨の上部に Y 字テープの根元部を固定します。

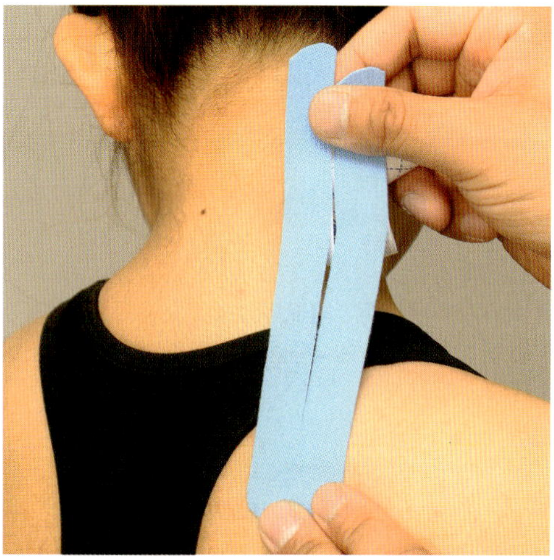

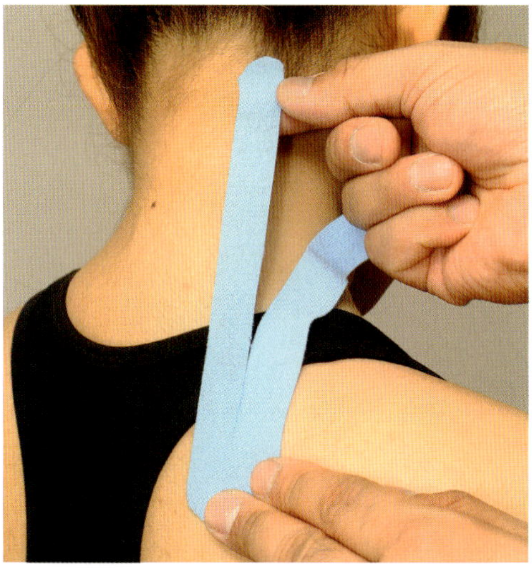

3 固定した Y 字の両先を一旦、軽く皮膚に仮置きしてから左側をはがし、襟足に向かって貼ります。

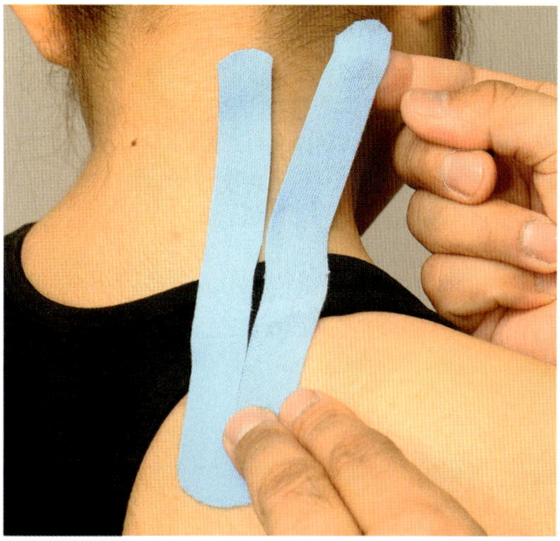

4 Y 字の右側を耳の後ろ下へ向かって貼ります。

自律神経に関る多汗症

多汗症には、交感神経が緊張して手足に汗をかく場合と、更年期障害の一症状として上半身や顔に汗をかく２タイプがあります。どちらも暑さ寒さに関係なく多量の汗をかくことが特徴ですが、ここでは、心配事や不安感にさいなまれ、とくに自律神経の亢進（こうしん）により交感神経が緊張して手足に汗をかいてしまう場合に有効なテーピングです。

症 状　Symptoms

何か不安材料があり、精神的に緊張したり興奮したとき、掌や足裏にジワーッと発汗する。主に細身の神経質なタイプで、取り越し苦労の多い人に起こりやすい症状です。

ポイント　Point

内臓の働きをよくする交感神経と、それを和らげる副交感神経のバランスが崩れると自律神経失調症が起こりやすくなります。精神的な緊張は内臓へも影響するため、ここでは力の入った緊張状態を弛めていくことを目的にテーピングしていきます。

効 果　Effect

緊張した自律神経の力を抜き、交感神経の緊張をほぐすために、指先（爪）や下腹部（丹田）にテーピングします。また、自律神経が多く集まっている背骨に脊柱Ｉ字テープを貼り、神経の乱れを正常に戻します。個人差はありますが、数週間から数ヶ月で多量な汗をかかなくなります。

完成図

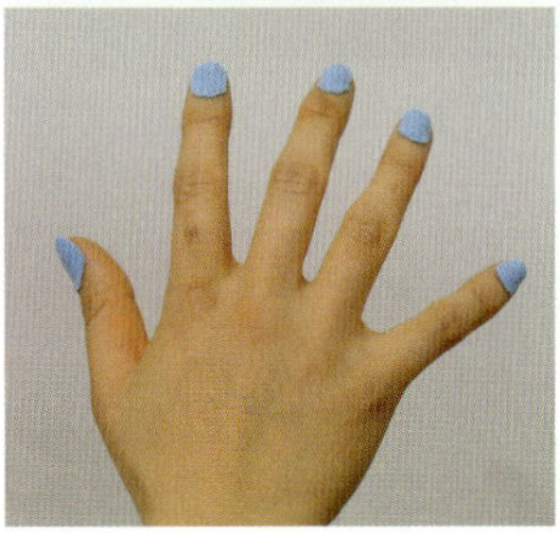

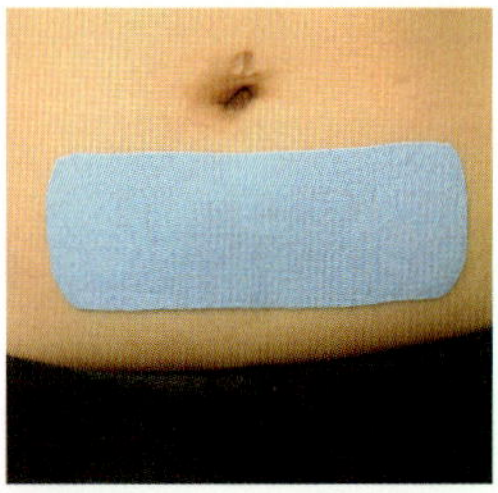

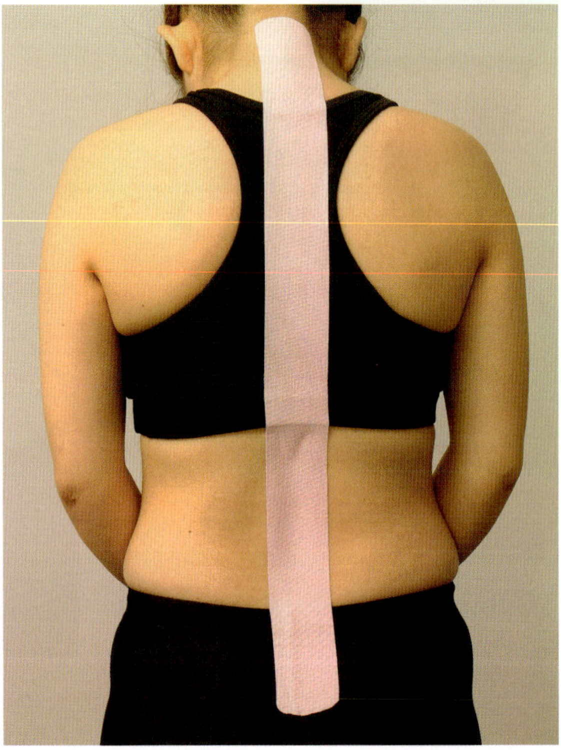

テープの貼り方　Taping

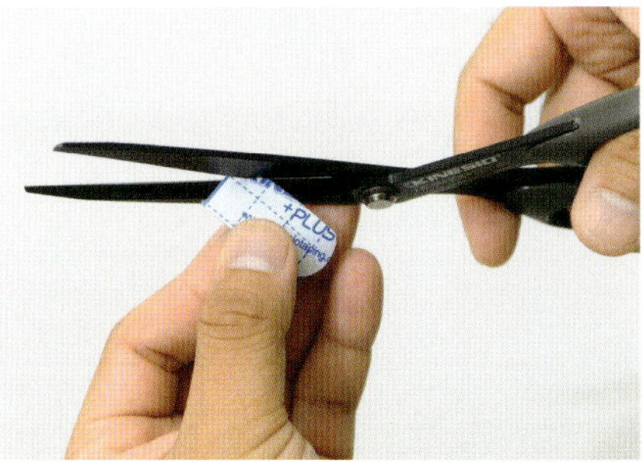

1 爪のテーピング

自分の爪のサイズに合わせてテープを切り、爪に貼ります。

準備するテープ

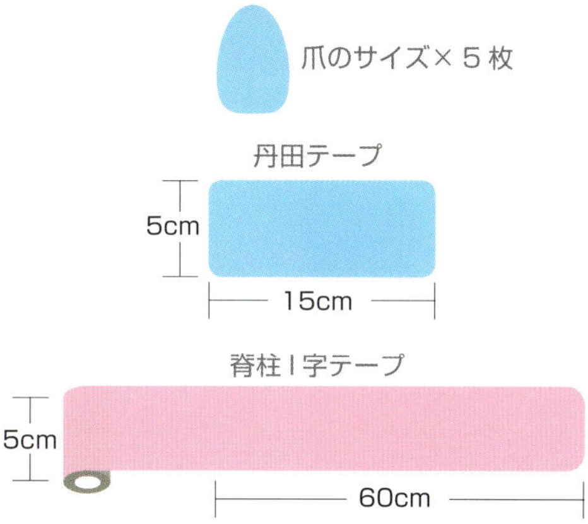

2 丹田《たんでん》テープ

へその下（指 2 本分くらい）中央にテープの中央を合わせて、両端を貼ります

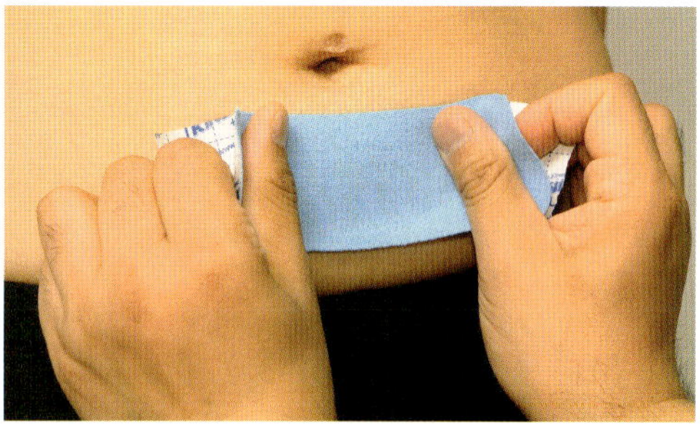

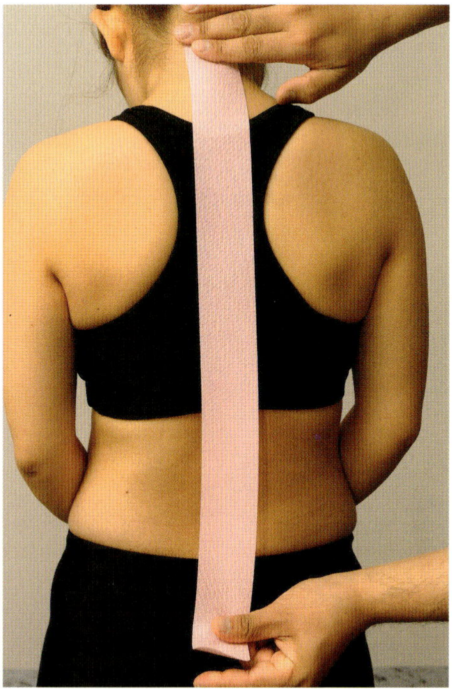

3 脊柱《せきちゅう》I 字テープ

首の付け根にテープの一端を固定します。

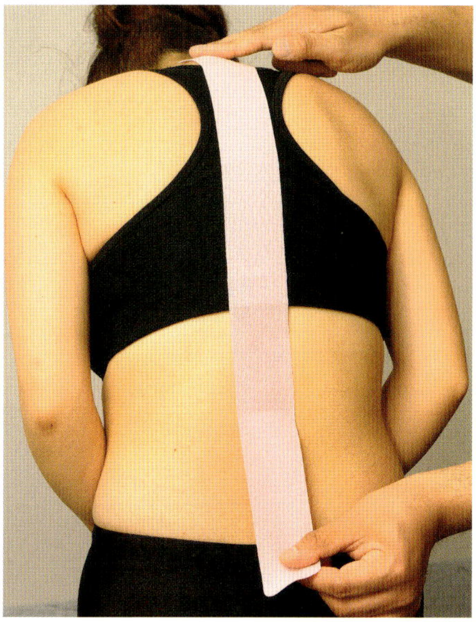

4

そして、背中を丸めながら腰まで、背骨に沿って貼ります

痴呆《ちほう》の予防

認知症ともいわれる痴呆は、脳の劣化が進行していくアルツハイマーや、脳卒中など脳血管に異常が生じて起こることは知られています。したがって、重度の記憶障害や行動異常が起きたときは医師の診察が必要ですが、最も多い痴呆の初期段階は、日常生活に刺激がないことが大きな原因。それを予防して痴呆症になりにくくするテーピングを紹介します。

症 状 Symptoms

感動することが減り、何事にもやる気が起こらない、生き甲斐や趣味をもっていない人。何もしないで、だらだらとテレビを見ながら間食するのが日課という人は要注意。

ポイント Point

本来のキネシオテーピング法は、皮膚に対してできるだけ過剰な刺激をかけずに、症状を改善していきます。しかし、痴呆の予防については、逆に皮膚を通じていかに脳へ刺激を与えるかが改善策の重要なカギとなります。

効 果 Effect

脳に一番近い部位であり、音の振動を脳に伝える、感覚受容器の中で最も敏感な耳。ここを挟むようにテーピングすることで皮膚から脳に刺激を与え、弱った感受性をよみがえらせます。また、肩甲挙筋Y字テープがその効果をバックアップします。

完成図

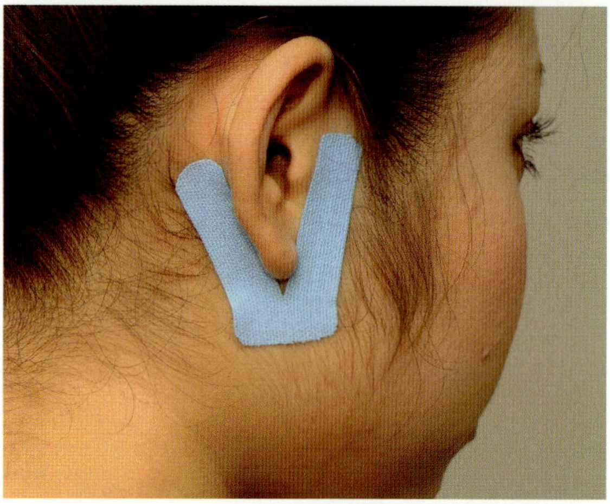

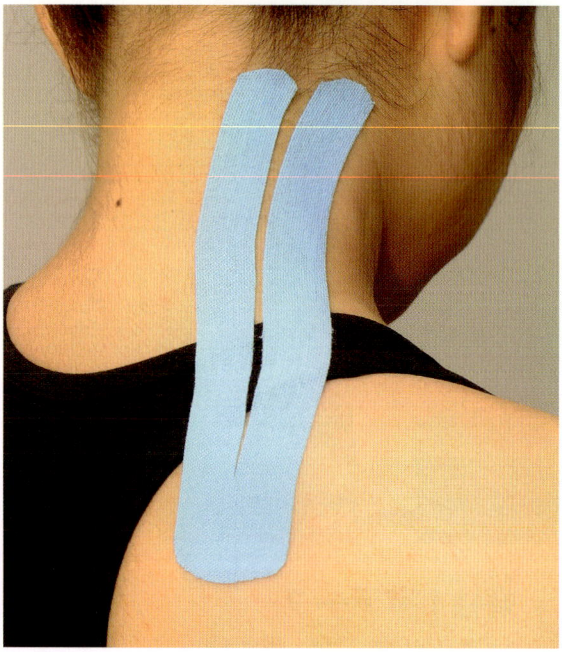

テープの貼り方 Taping

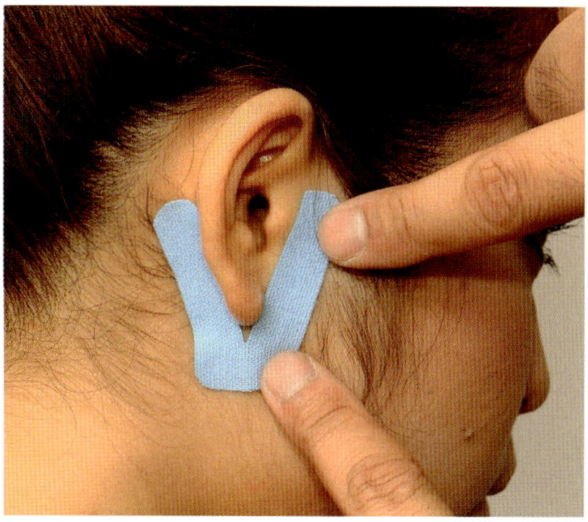

準備するテープ

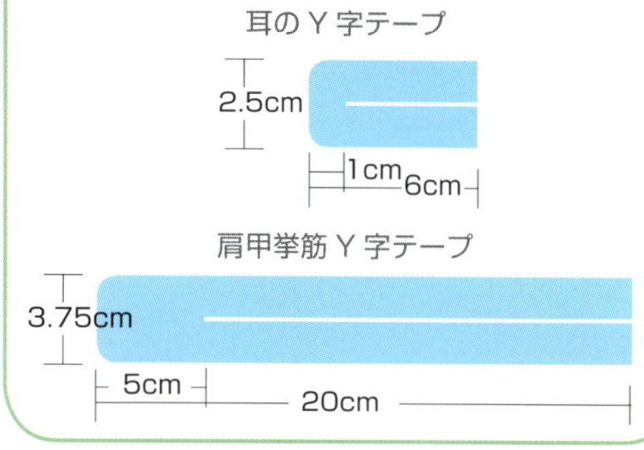

1 耳のＹ字テープ

耳たぶの下にＹ字テープの分岐部分を固定し、片方を耳の前側に沿って、もう一方を後側に沿って貼ります。

2 肩甲挙筋《けんこうきょきん》Ｙ字テープ

頭を下げ、肩甲骨の上部にＹ字テープの根元部を固定します。

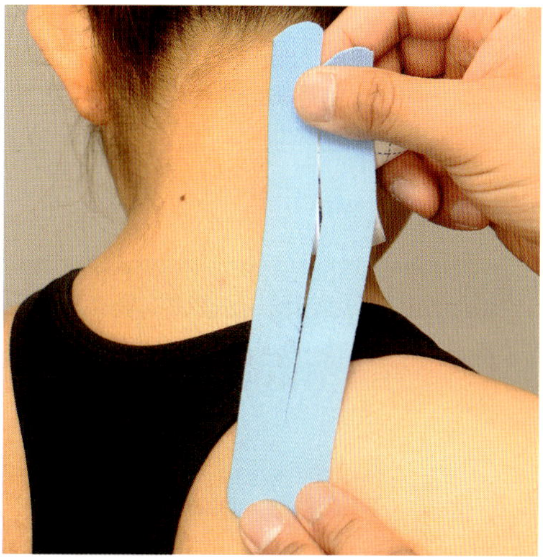

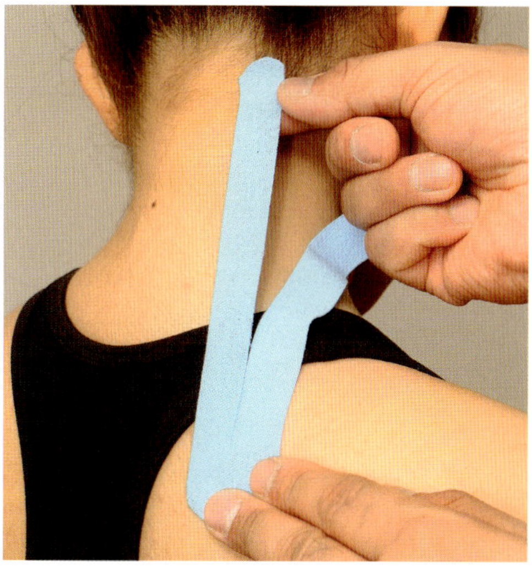

3 固定したＹ字の両先を一旦、軽く皮膚に仮置きしてから左側をはがし、襟足に向かって貼ります。

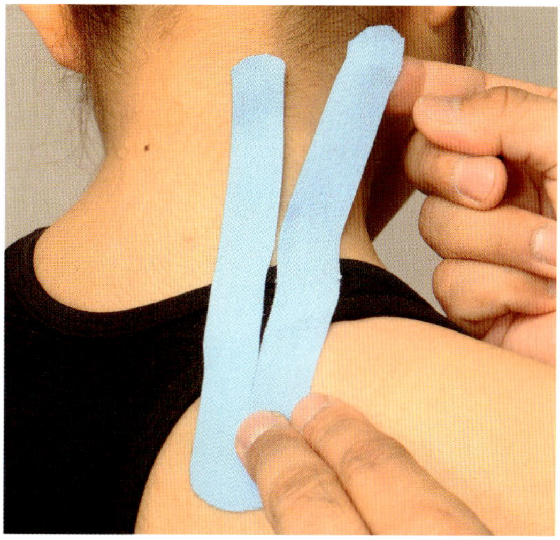

4 Ｙ字の右側を耳の後ろ下へ向かって貼ります。

食べ過ぎ病（肥満対策）

内臓は心を映す鏡です。例えば、ストレスを食べることで解消しようとすると、ドカ食いの精神状態になることは珍しくありません。

食べても食べても満たされない心による空腹感、胃の拡張、さらに食べるといった悪循環は、肥満の根本原因になります。その悪循環を止め、正常な満腹感を得て肥満を改善するためのテーピングと、トレーニングです。

症 状 Symptoms

恋愛や仕事などの失敗から、ピリピリしたりイライラ感があり、それを食べて紛らわしている。食べれば食べるほど余計にお腹が空き、ドカ食いになる等、食べ過ぎの生活になっている。

ポイント Point

食べ過ぎる人の胃はほとんどが拡張しているため、食べてもすぐ空腹になりやすい状態です。お腹前面テープを引っ張らないように貼って満腹を感じさせ、さらにトレーニングを加えることで拡張した胃を縮めます。

効 果 Effect

拡張した胃がある程度縮んでくると心も落ち着きを取り戻し、精神力も含めて正しい生活ができるようになります。まさに「病は気から」。

完成図

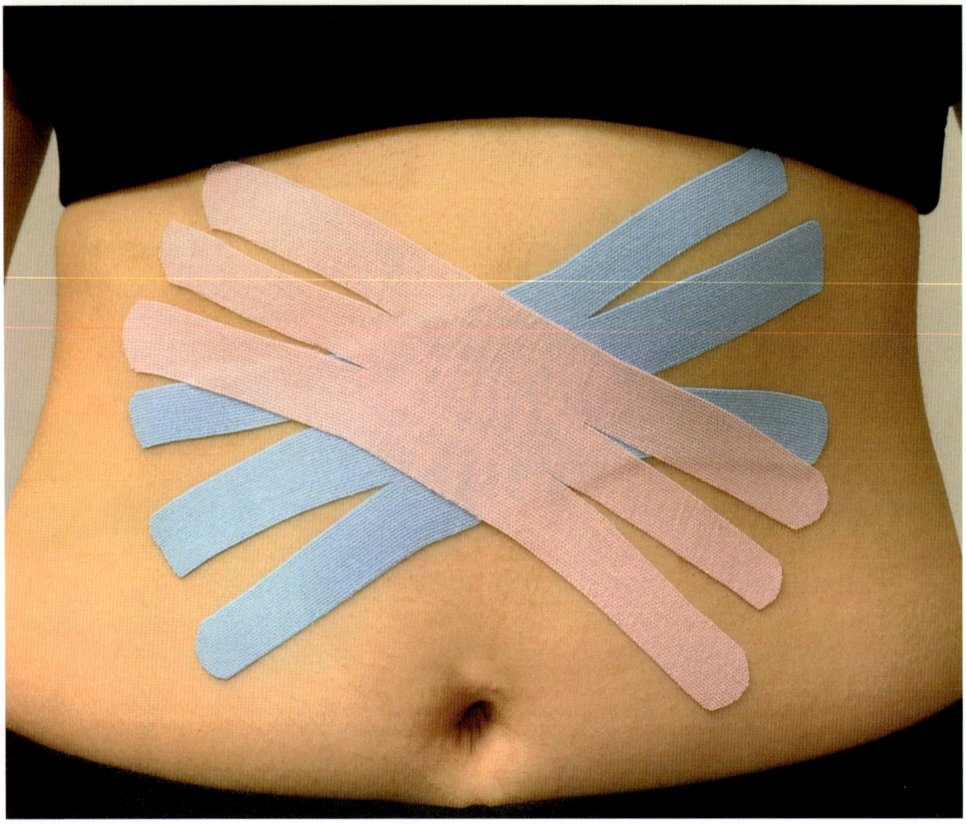

テープの貼り方　Taping

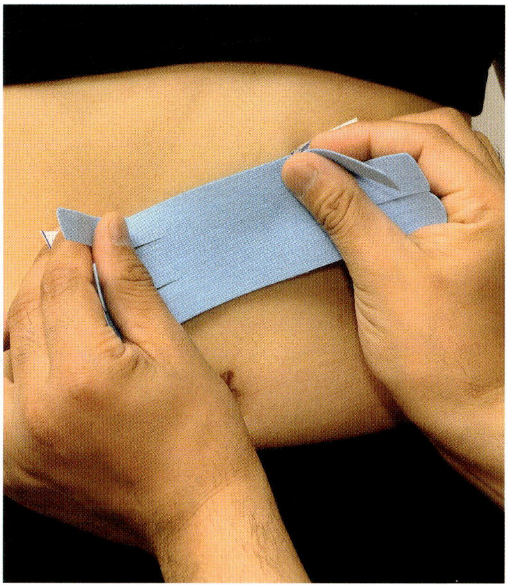

準備するテープ

お腹前面テープ（カニ足状）× 2 枚

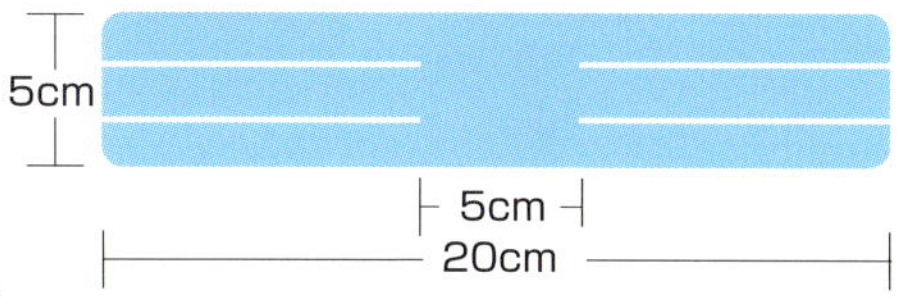

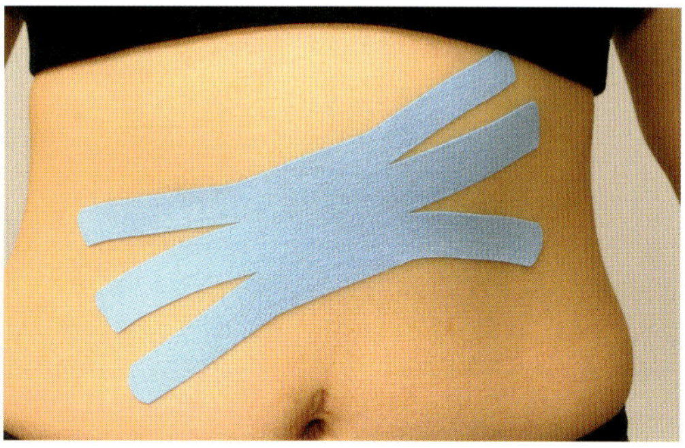

1 **お腹前面テープ（カニ足状）**

みぞおちとへその中間の位置に合わせ、やや斜めにテープの中央を固定し、一旦、両端を仮置きします。

2 三股の一本一本をはがして写真のように広げ、テープを引っ張らないように貼ります。

食べ過ぎ病 & 食欲不振

すきっ腹トレーニング（イス）

インナーマッスルをきたえ、ウエストを細くするダイエットトレーニングです。
毎朝食前、各 10 回ずつ2～3セットを目安に行いましょう。
早起きをして行うと効果的です。　〈どこでもできる方法〉

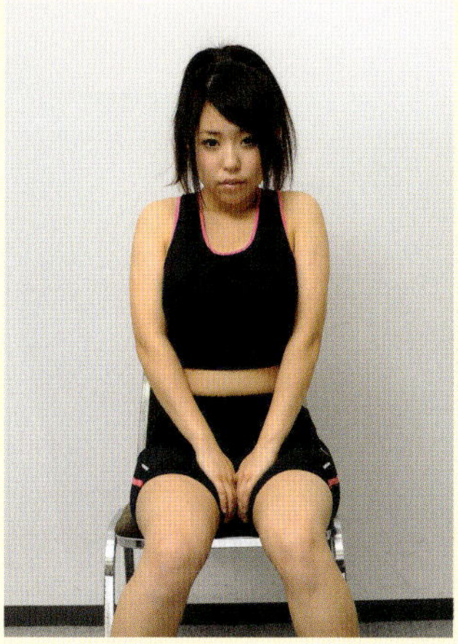

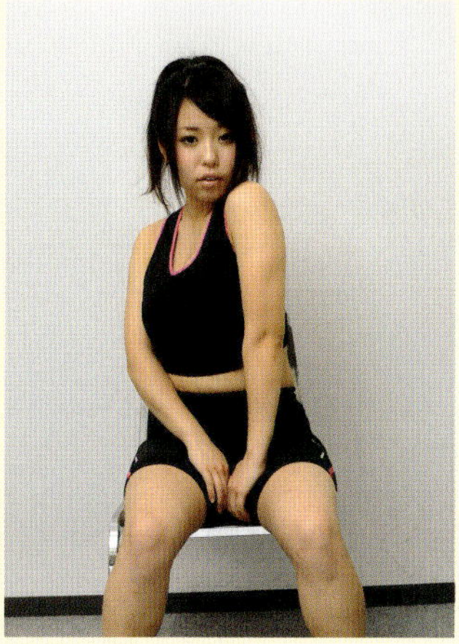

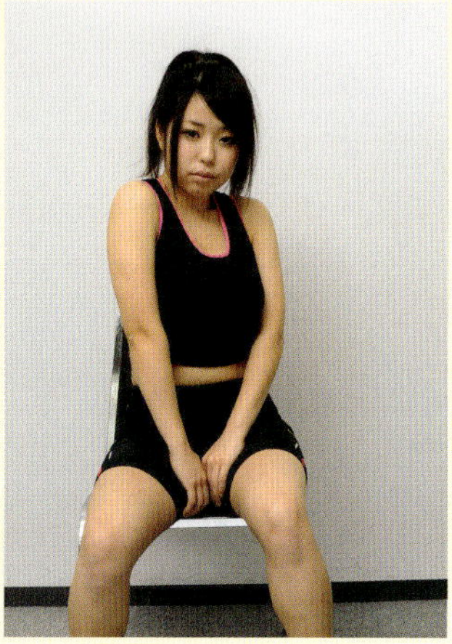

1 イスに座り、手はももの内側をつかむように置き、アゴを引く。

2 左肩を出すようにしてお腹をヒネる。

3 一旦 1 に戻し、右も同様にして繰り返す。

食欲不振（やせ過ぎ対策）

喫煙や飲酒、カゼなどで一時的に食欲をなくすことは誰にでもあります。が、不安や悩みを抱え込み、何も食べたくない心理状態に陥ると、必要な栄養が摂れないまま、太れないどころか病的にやせてしまいます。

やせ過ぎてしまうような食欲不振を改善し、健康的でお腹が空いてくるテーピングとトレーニングで、心身ともに元気を取り戻します。

症 状 Symptoms

ちょっとしたことが悩みの種になりやすい。落ち込みが激しく、悩みで頭の中がいっぱいになり、食べたいという気が起こらない。胃腸をはじめ、消化器系統が弱い等。

ポイント Point

背中からみぞおちまでのテープは、上体を少し伸ばしながらウエスト上部を通るように緩やかなカーブを描くように貼りましょう。また、トレーニングはテープを貼ってからの方が効果的です。

効 果 Effect

精神面に負担がかかった食欲不振は、内臓と心のバランスが崩れている証拠。テーピングとトレーニングを組み合わせることで、弱っている内臓を健康へと導きながら、精神面の負荷を取り除いていきます。

完成図

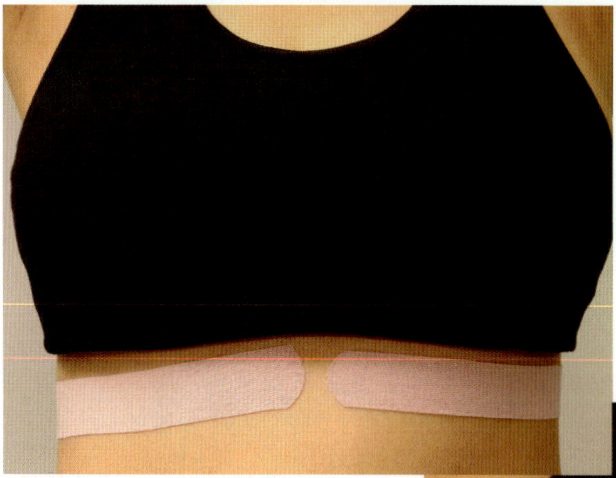

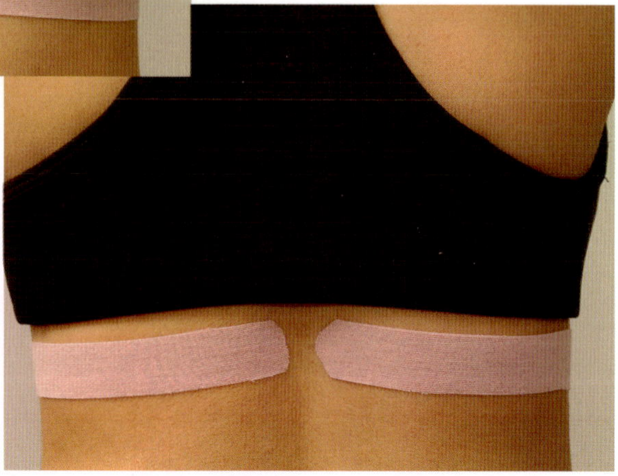

テープの貼り方　Taping

準備するテープ

背骨からみぞおちまでのテープ× 2 枚

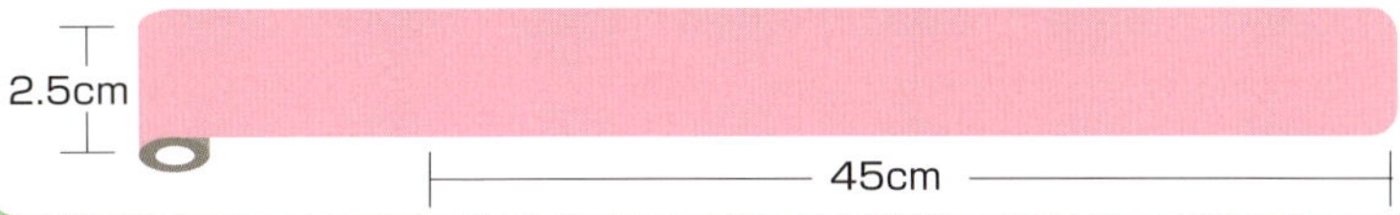

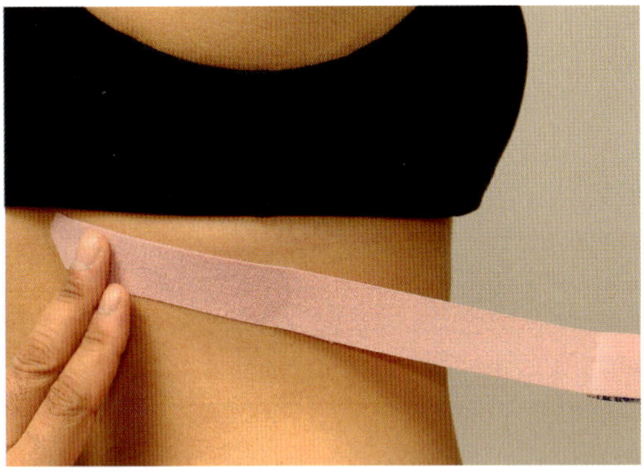

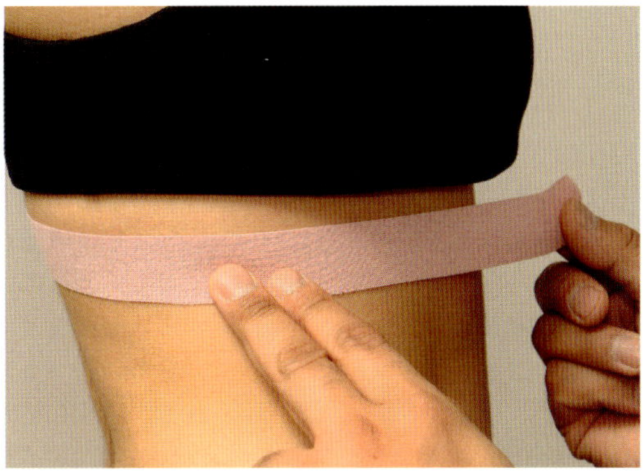

1 背中からみぞおちまでのテープ

胃を後ろ側に当たる背骨部分にテープの一端を固定し、ウエスト方向へ貼っていきます。

2 脇まできたら、そこからはみぞおちへ向かって貼ります。半身ずつ対照的に貼りましょう。

食べ過ぎ病 & 食欲不振

すきっ腹トレーニング（正座）

内臓の働きを活発にしていくトレーニングです。朝、各 10 回ずつ2～3セットを目安に行いましょう。　〈正座ができない人は P22 参照〉

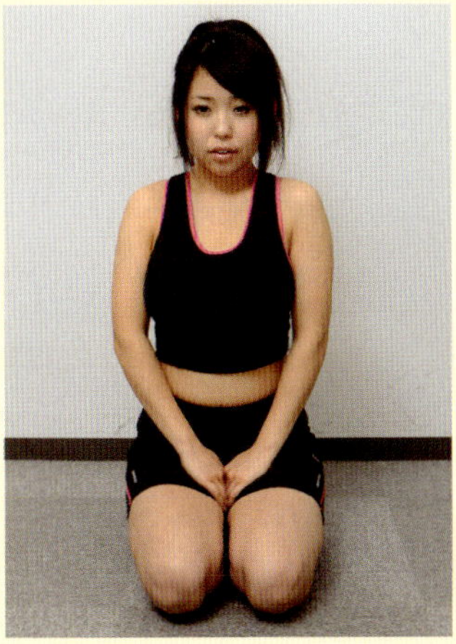

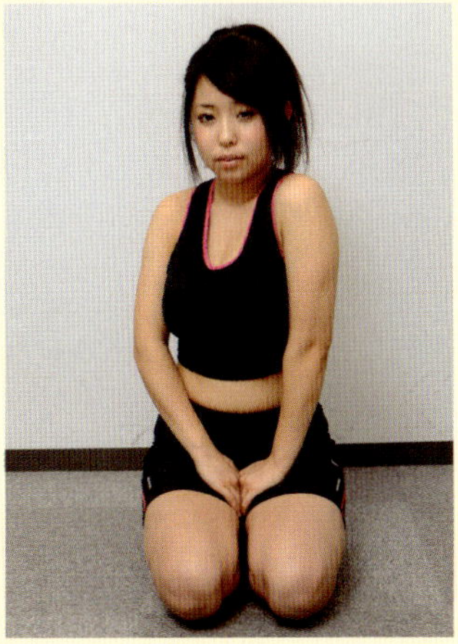

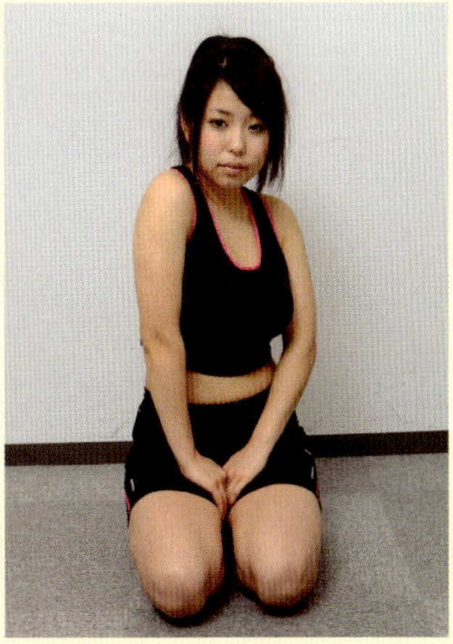

1 正座して手はももの内側をつかむように置き、アゴを引く。

2 左肩を前に出すようにして上体をヒネる。

3 一旦 1 に戻し、右も同様にして繰り返す。

興奮性による不眠症

たんに不眠症といっても、暑苦しさや騒音などによる環境的なもの、ショックや不安などの精神的なもの、冷え症や頻尿など病的疾患で眠れない等、さまざまな原因があります。中でも、ショックや不安など興奮性の不眠は、刺激を受けた脳に血液が行き過ぎ、それが戻りにくいために起こります。そこで、血液が戻りやすくなるためのテーピングを行います。

症 状 Symptoms

眠りにつくまで40～60分以上はかかる。眠りがとぎれがち。夜中に目が覚め、再び眠りにつくのが難しい。朝目覚めるのが早すぎる等。また、冷え症も当てはまります。

ポイント Point

脳に上がった血液をもっとも早く下げるには頭を冷やすこと。しかし、血液がなかなか下がりにくくなっている人（加齢に伴う）は一時的な処置よりも、毎日少しずつ血液の循環をよくすることが不眠解消の近道です。

効 果 Effect

経路（ツボ間を流れる「気」の通路）では脾経テープだけでも有効です。さらに、抹消血管の循環をよくする足裏、脳（頭）と胴体とをつなぐ首のテープが効果を上げます。

完成図

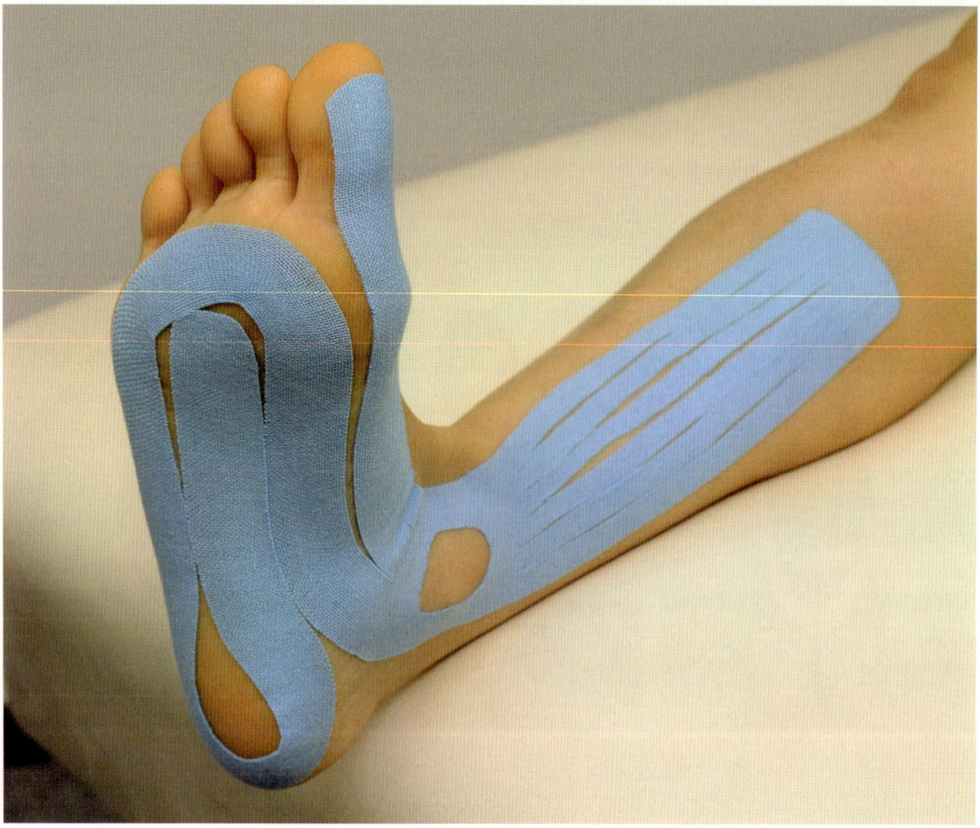

テープの貼り方　Taping

準備するテープ

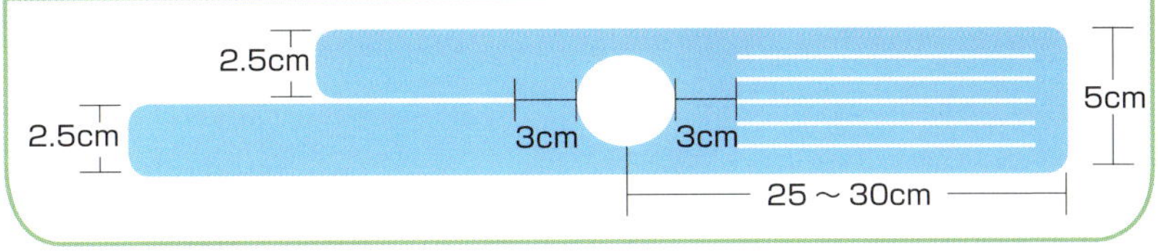

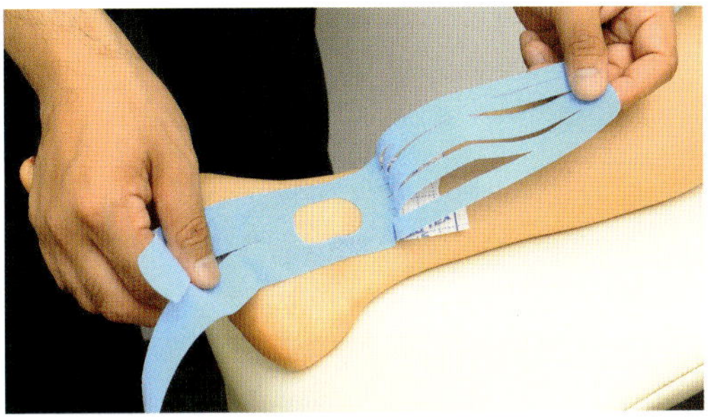

1 テープの穴のあいているところを内くるぶしに合わせ貼ります。

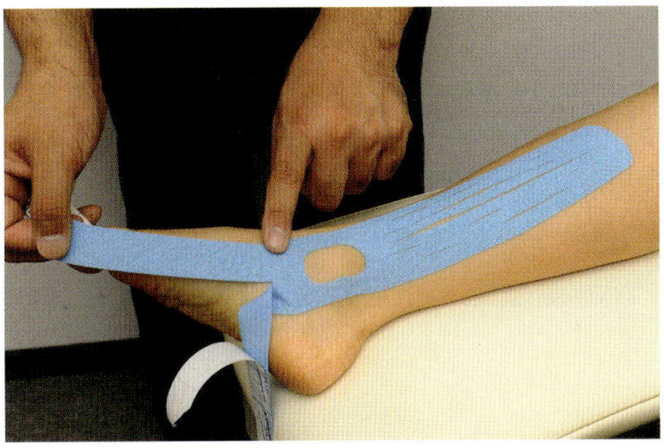

2 Y 字の短い一端を母趾の外側に向けて貼ります。

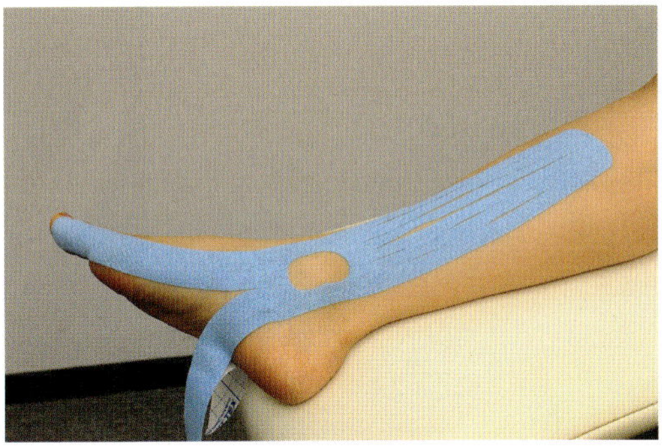

3 テープの尾部を母趾の外側まで貼ります。

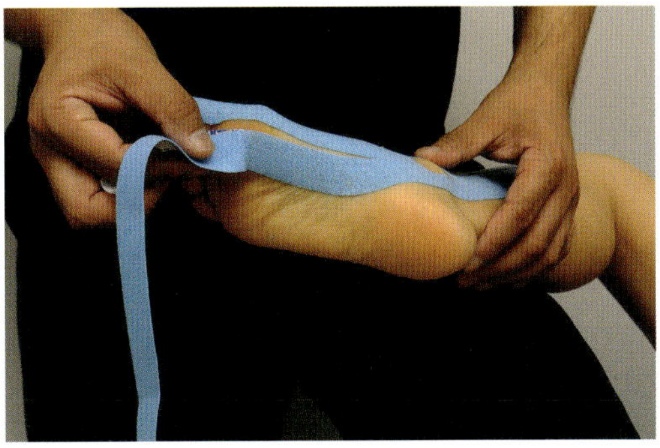

4 足首を持ち Y 字の長い一端を土踏まずから足底の母趾に向けて貼っていきます。

テープの貼り方　Taping

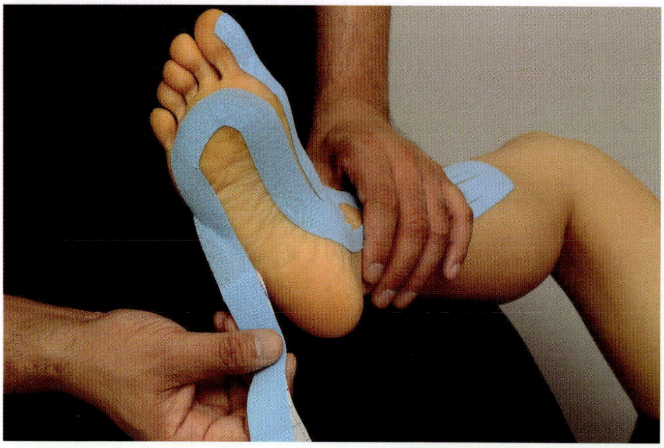

5

母趾のつけ根まで貼ったら趾のつけ根を通り反時計回りに貼っていきます。

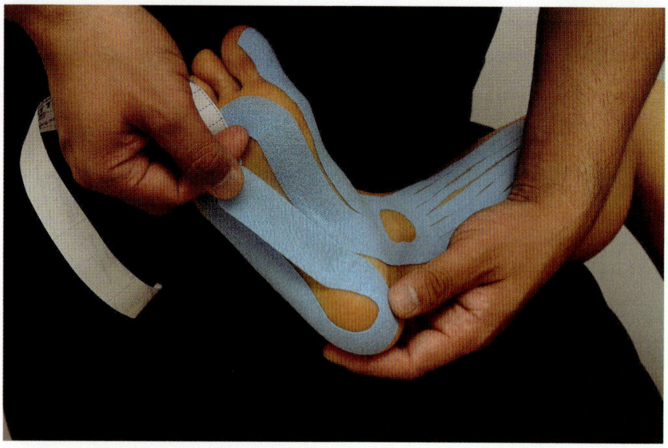

6

小趾側を貼りカカトを包むように貼っていきます。

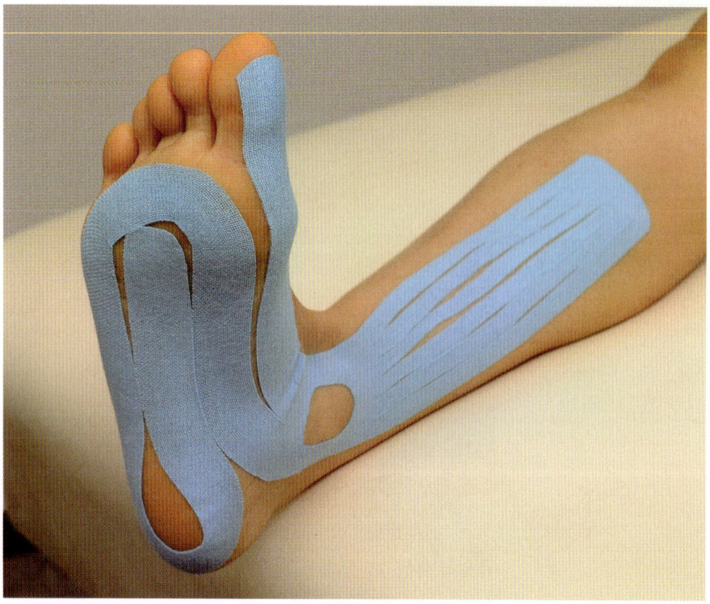

7

4～6のテープの間に残りのテープを貼ります。

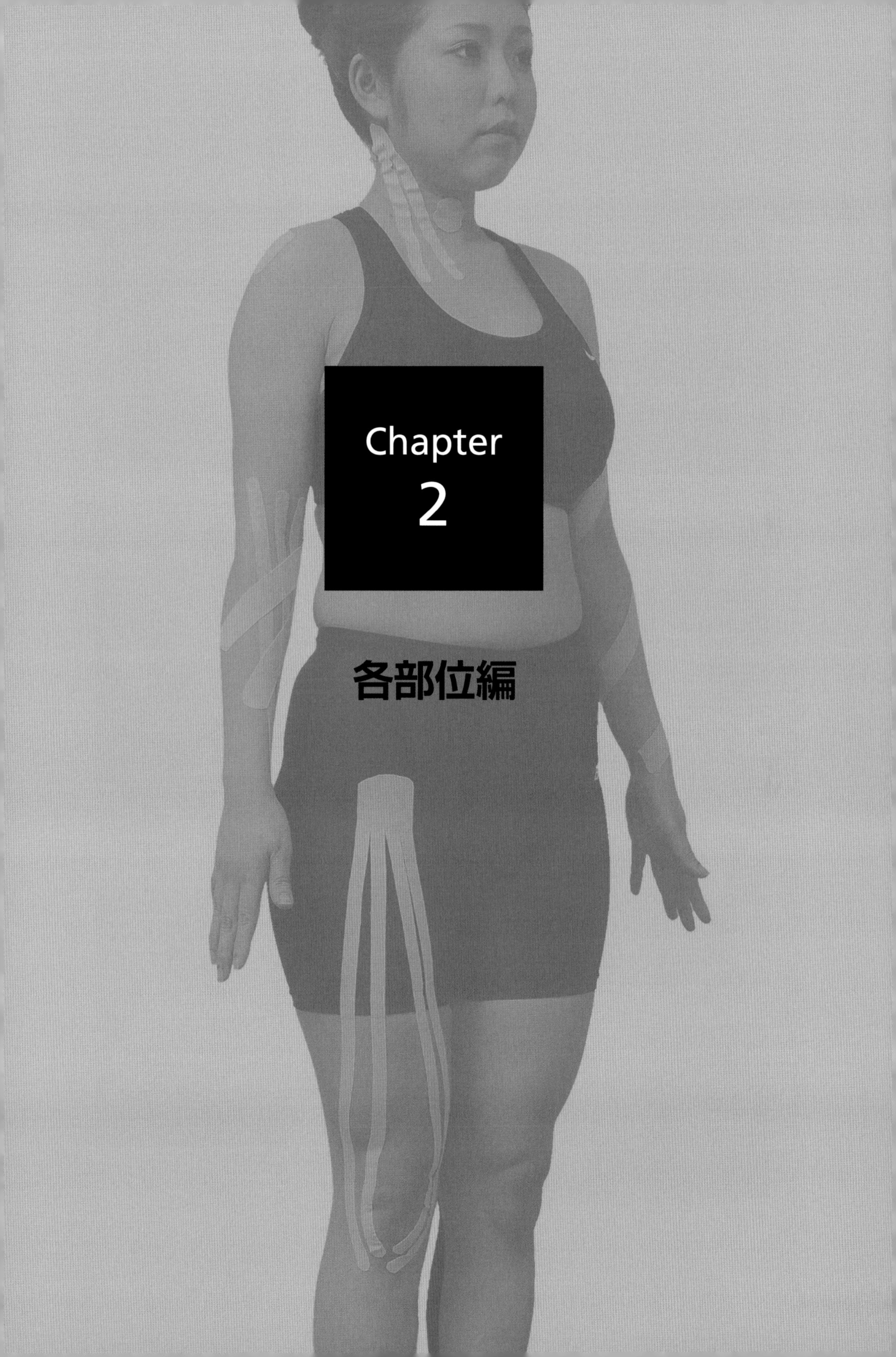

Chapter 2

各部位編

Column-1

世界に広がるキネシオテーピング法

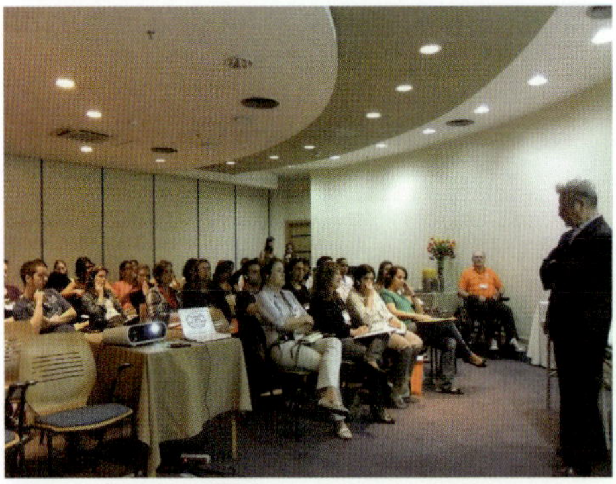

●サンパウロの講習会

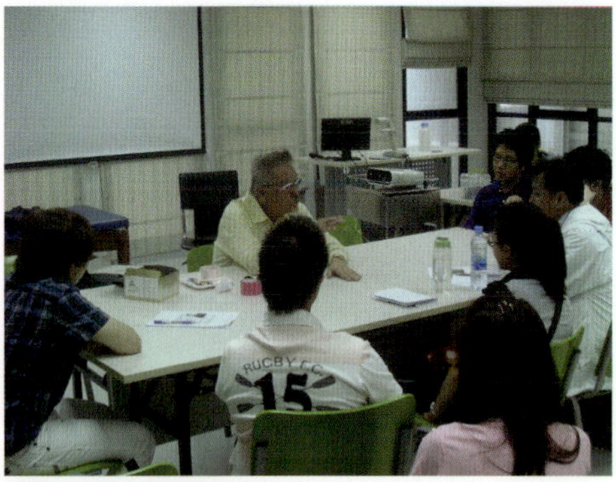

●タイの少人数勉強会

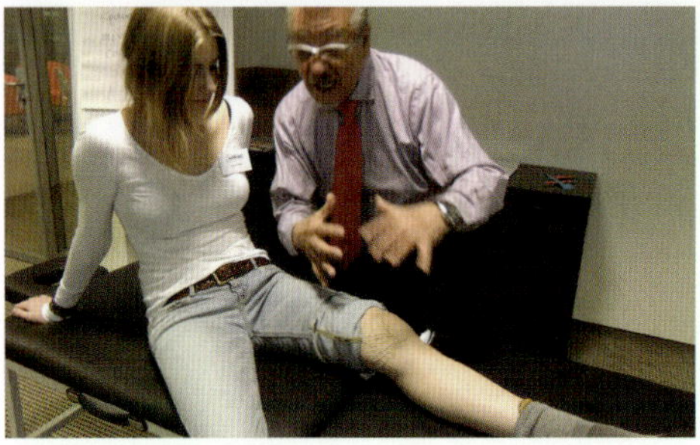

●イギリスの講習会

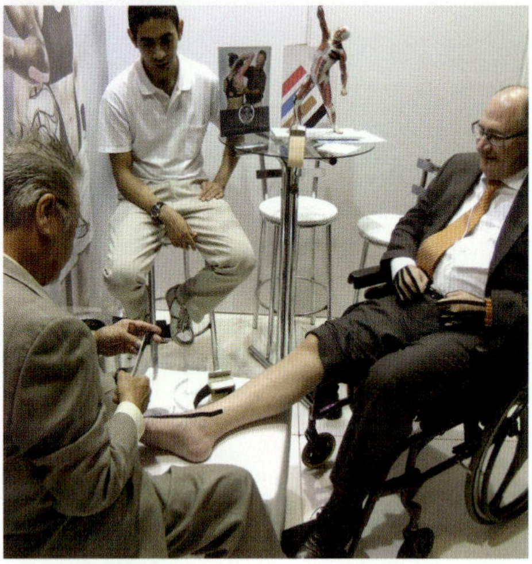

●リオ施術風景

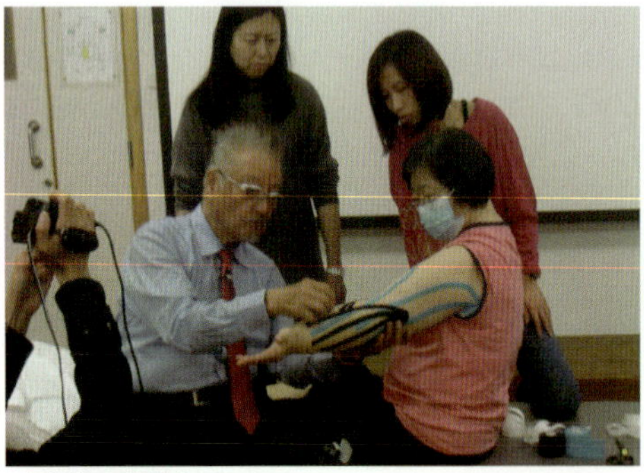

●香港の講習会

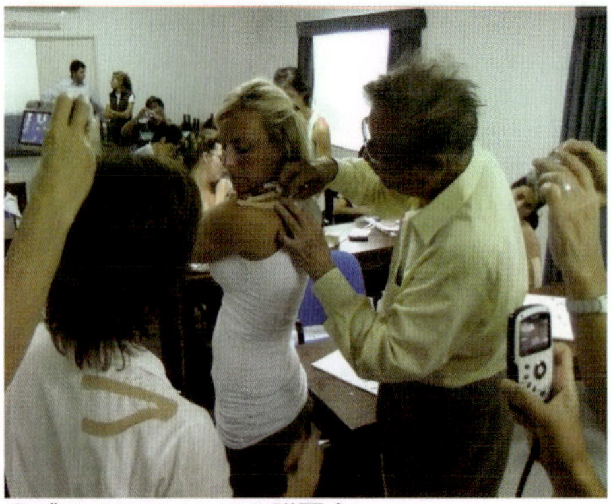

●ブエノスアイレスの講習会

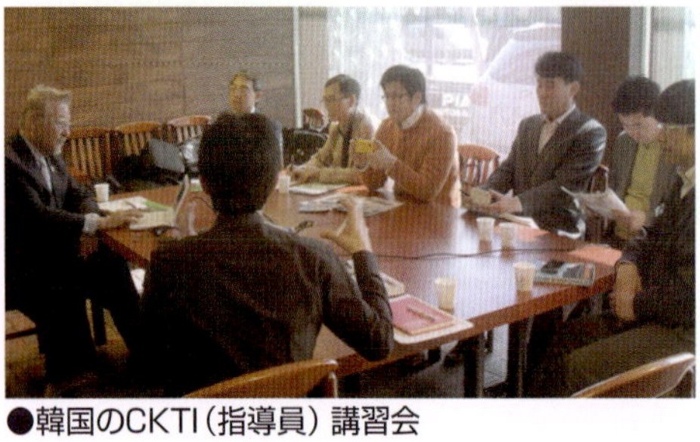

●韓国のCKTI（指導員）講習会

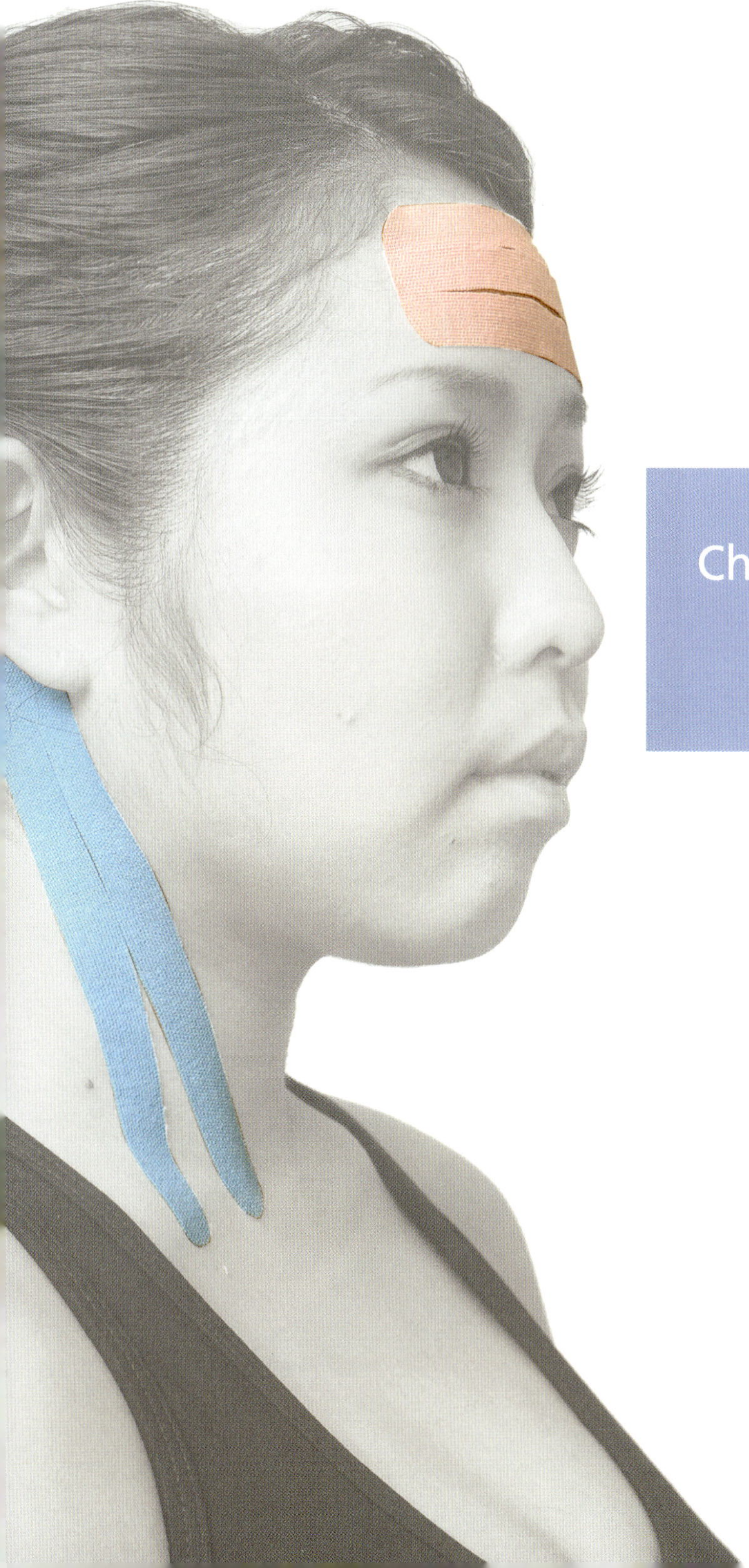

Chapter 2 頭部

前頭部が熱っぽく頭が重い

頭部に熱があるときは、眠くなってきた場合やカゼの初期症状等も含め、いろいろなパターンがあります。

ここでは、前頭部にこもった熱気のために、頭がボーッとして思考力が落ちる状態、更年期を過ぎた女性が多く訴える頭が重い状態、頭部のほてりからくる頭重感等を改善していくテーピングを行います。

症 状 Symptoms

カゼ等の病気で熱くなる発熱とは違い、とくに前頭部が熱っぽくなり、微熱程度のほてり感が長時間続く。そのため、頭が重く感じたり、不快感やけだるさも感じる等。

ポイント Point

熱気を帯びた頭をスッキリさせるには､額にスリットテープが有効です。貼った後、テープに水分を含ませると、より効果的。また、熱冷まし剤やアイス枕を使うと、手軽でなおかつ効果アップが期待できます。

効 果 Effect

テーピングをしてから、ゆっくり休むことで頭の重みは解消されていきます。その目安は、一晩くらい。また、額のテープは即効性があり、ボーッとした気分はすぐに改善され、スッキリしてきます。

完成図

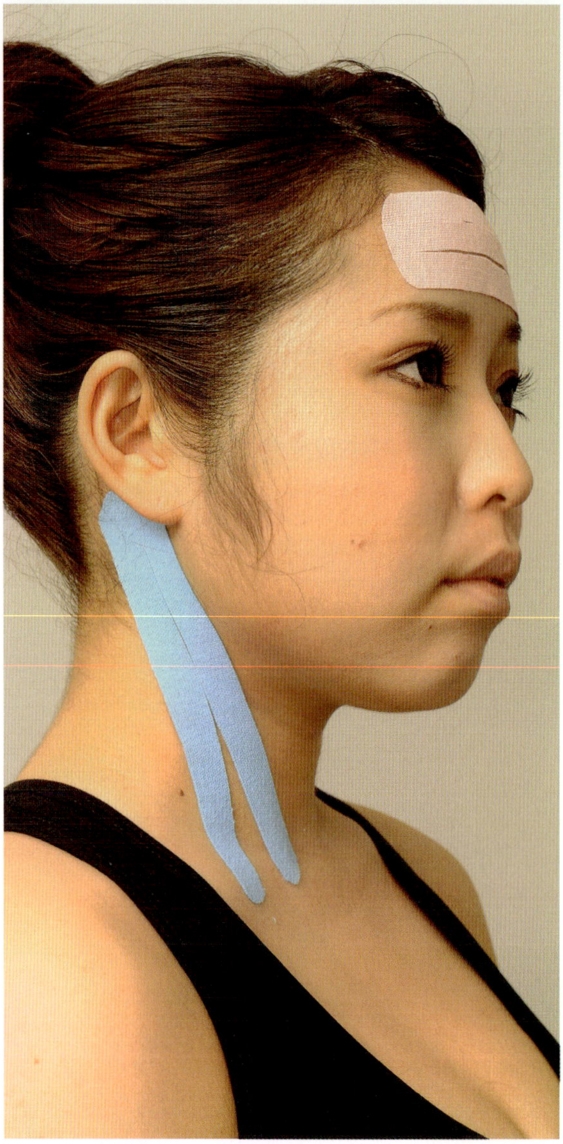

テープの貼り方 Taping

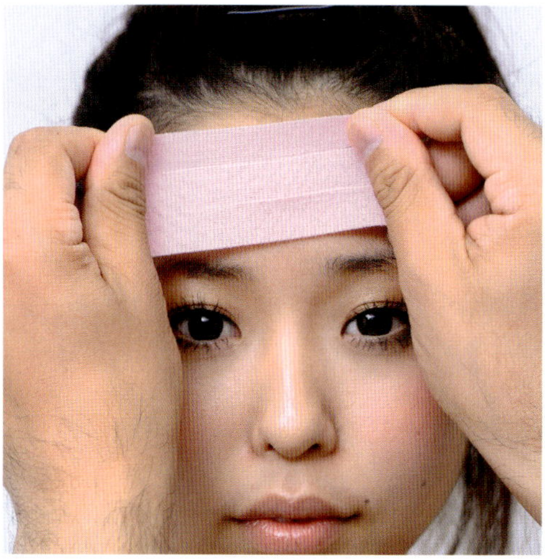

準備するテープ

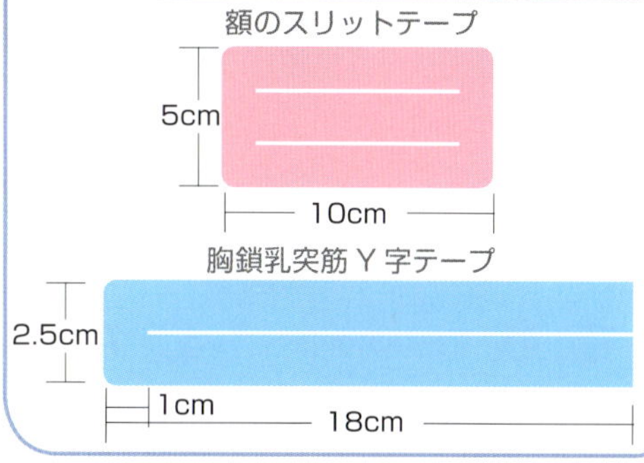

1 額のスリットテープ

I 字テープにスリットを入れ、額の中央から両側に貼っていきます。

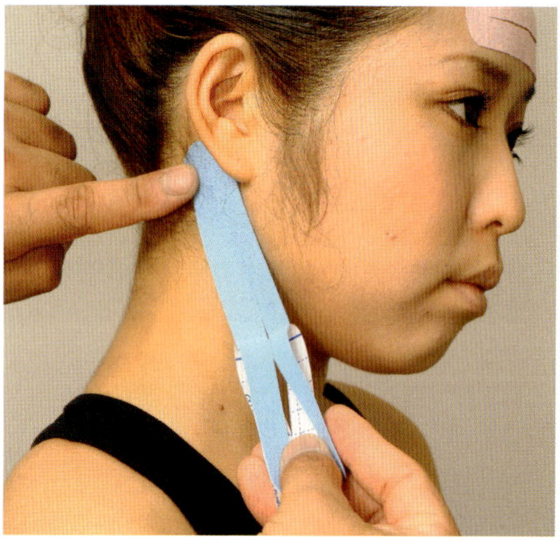

2 胸鎖乳突筋《きょうさにゅうとつきん》 Y 字テープ

Y 字テープの根元部を、耳の後ろにある骨の出っ張りに固定します。

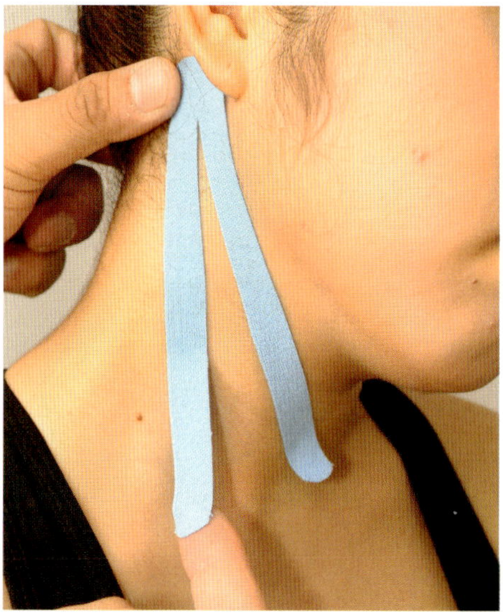

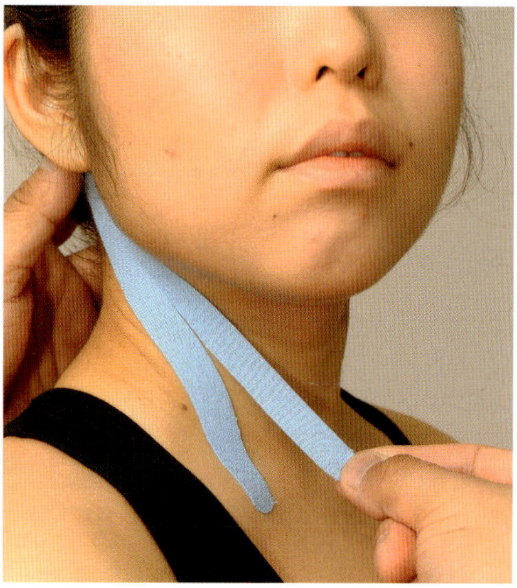

3

首を反対に傾けるように伸ばし、外側のテープを首筋に沿って鎖骨の中央に向って斜めに貼ります。

4

顔を、貼る側へ回し、内側のテープを鎖骨の内側の付け根に向かって貼ります。

近視・老眼を含む 視力低下・目の疲れ

長時間の勉強や読書、パソコンやテレビゲーム等で目を酷使すると、視力低下、眼精疲労を起こします。視力低下は目のピント調節機能が低下した状態ですが、それでも目を使い続けることで頭痛や肩こり等が起こり、それが治りにくくなった状態が眼精疲労（がんせいひろう）です。

疲れ目や視力低下がより重症にならないうちに、テーピングで改善していきます。

症 状 Symptoms

長時間、目を酷使することが多い。睡眠不足気味。目がしょぼしょぼする。かすんだりぼやけて見える。目が重く疲れる。近視、遠視、老眼といった症状がある等。

ポイント Point

目の疲労には、眉間の上を通るテープが有効。近視には額にV字テープ、老眼にはハの字テープが有効です。基本的には左右に貼りますが、ピント調整機能が正常に働かない方だけ（どちらか一方）でも良いでしょう。

効 果 Effect

眉間の上を通るテープは、しかめっ面（眉間にシワを寄せる顔）も防止します。できるだけ貼ったままでいる方が効果的ですが、外出のためできない場合は寝る前に貼り、起きたらはがすという方法を繰り返しましょう。

完成図

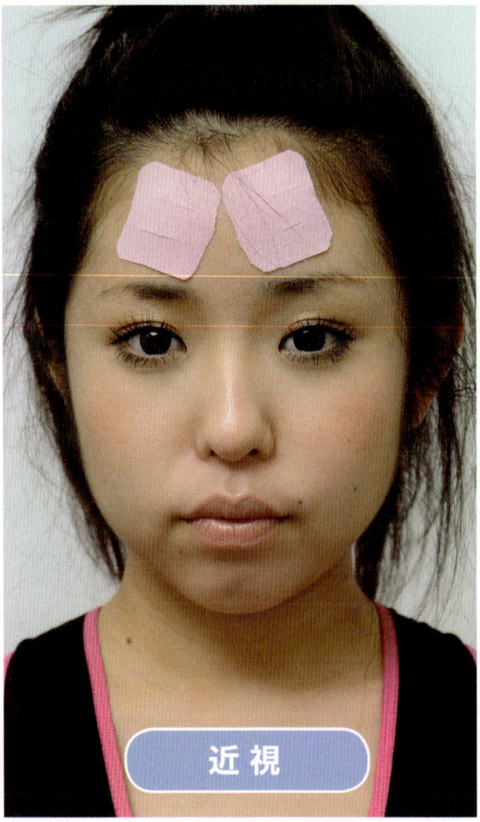

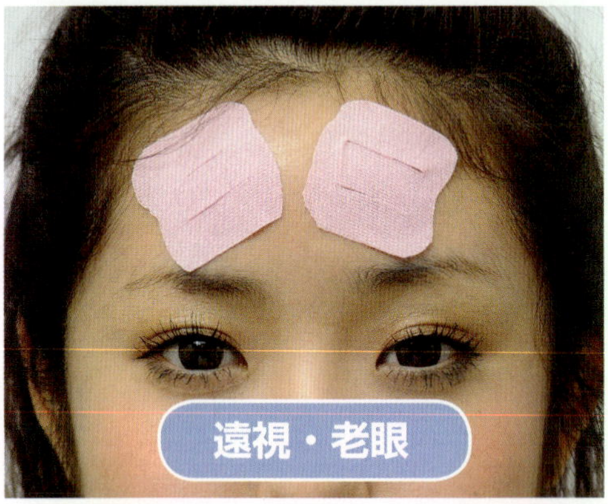

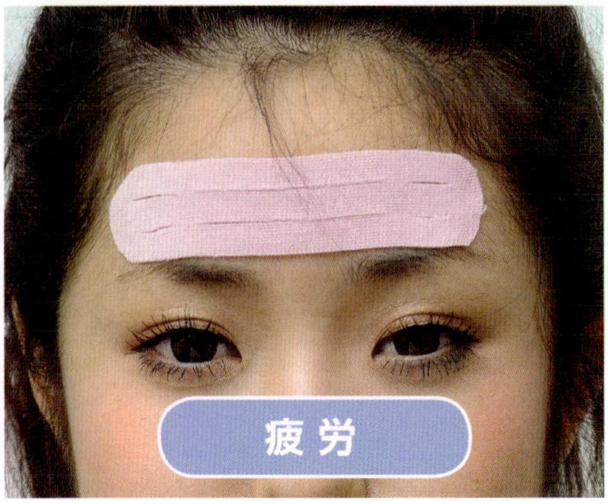

テープの貼り方 Taping

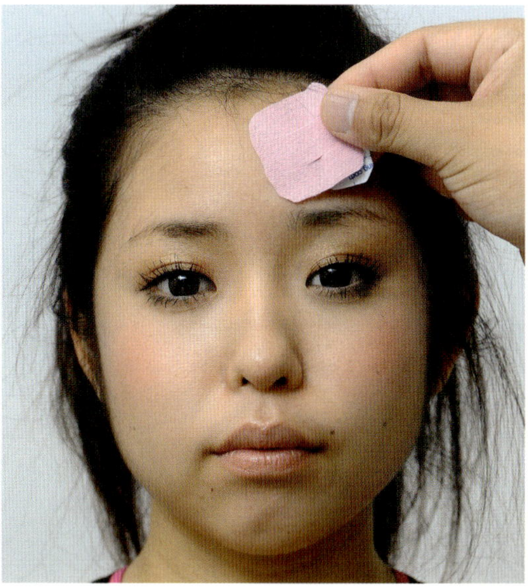

近 視

額にスリットテープ（V の字）

左右のテープが V の字になるよう、額の真ん中から斜め上に貼ります。

準備するテープ

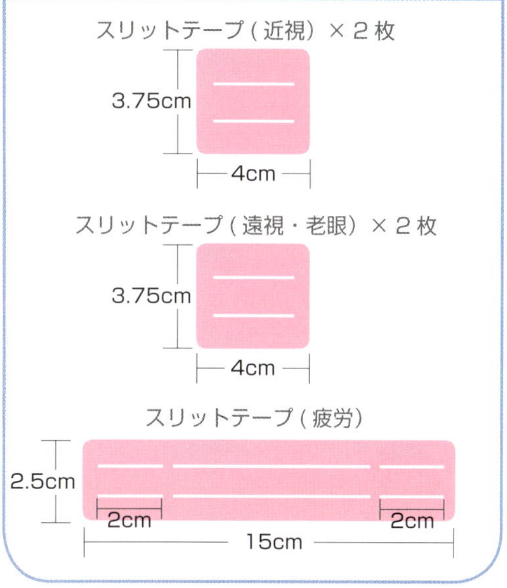

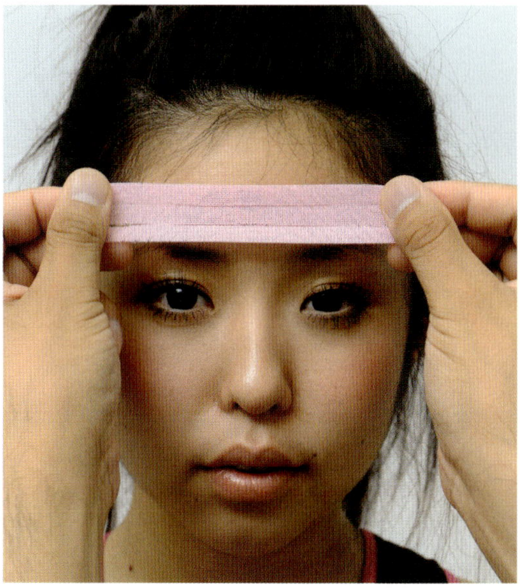

疲労

眉上にスリットテープ

眉間を中心に、両方の眉山ギリギリを通るように両側へと貼ります。

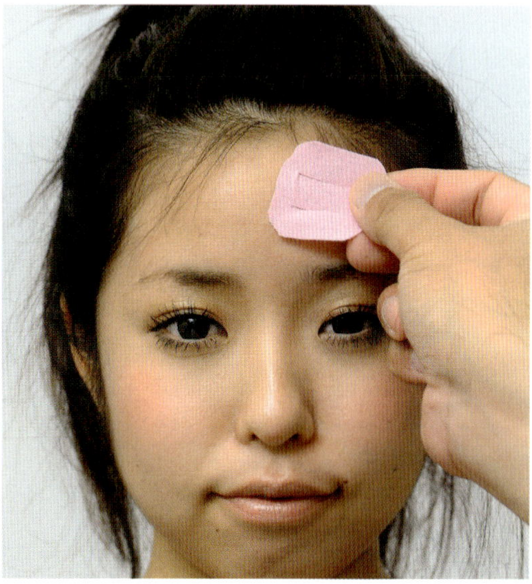

遠視・老眼

額にスリットテープ（ハの字）

左右でハの字になるよう、額の中心の少し上から眉山に向かって貼ります。

めまい・立ちくらみ

めまいや立ちくらみは、貧血、または脳溢血（のういっけつ）の場合に多く起こりますが、耳鳴りがする状態や三半規管の平衡感覚を失った場合も起こります。ここでいうめまいは、仮性のめまいと呼ばれ、身体がふらつくようになって目の前が暗くなる状態を指します。

ここでは、貧血と耳鳴りとの両方からくる症状を改善していくテーピングを紹介しましょう。

症 状 Symptoms

身体がフラフラするように感じる。頭がクラクラ、またはユラユラする。身体から力が抜けていくような感じを覚える。立ち上がると急に目の前が暗くなる等。

ポイント Point

貧血は腸と関係が深く、お腹の働きが低下している証拠です。右耳の耳鳴りには右の外腹斜筋に、左の場合は左の外腹斜筋にスリットテープを貼ります。両方ともに起こることはないので、片方だけで良いでしょう。

効 果 Effect

外腹斜筋のテーピングにより、腸の働きが活発になり、胸鎖乳突筋のテーピングで首の筋肉がほぐれ、血行不良が改善されます。これで効果が現れず、めまいが続いたり頭痛がある場合は、医師の診察が必要です。

完成図

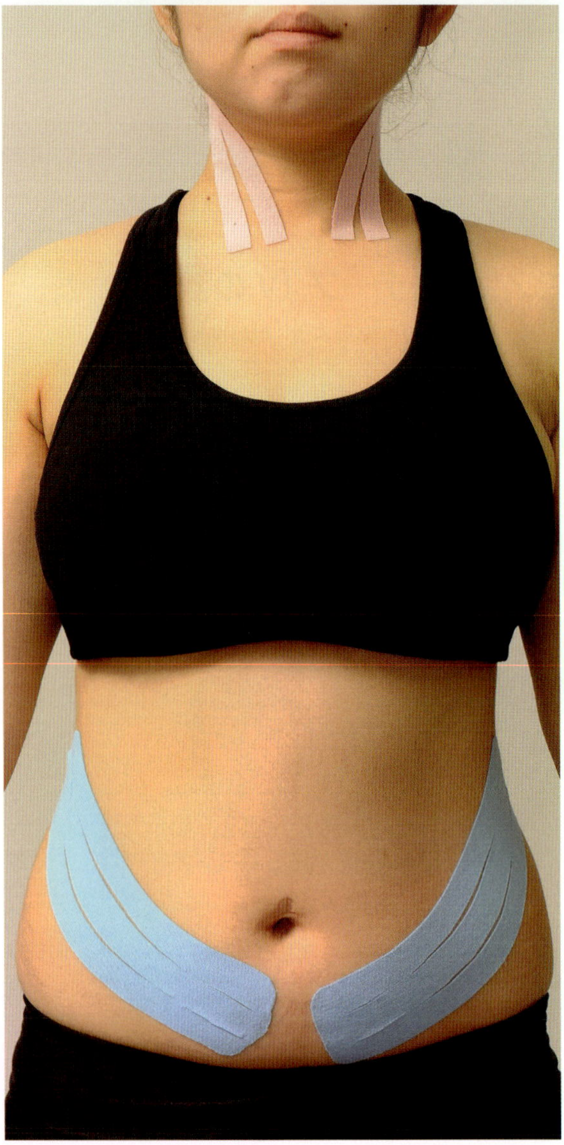

テープの貼り方 Taping

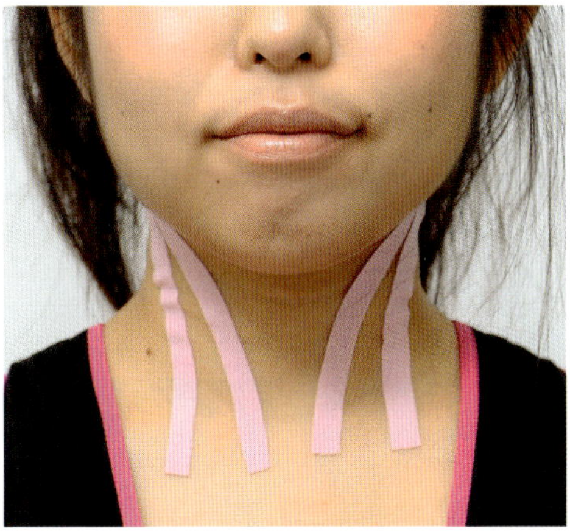

準備するテープ

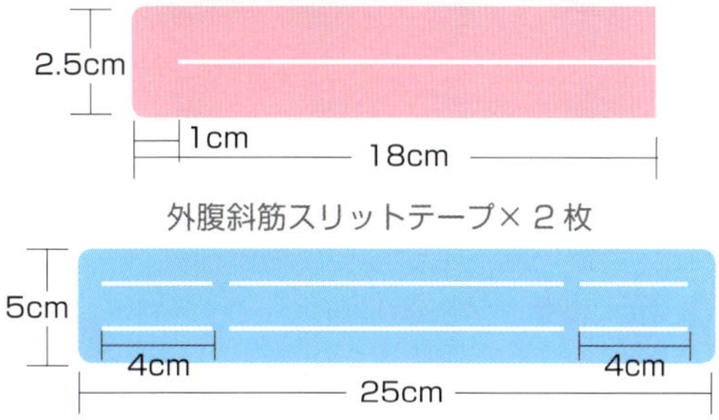

1 胸鎖乳突筋《きょうさにゅうとつきん》 Y 字テープ

Y 字テープの根元部を耳の後ろにある骨の出っ張りに固定し、首を傾げるようにして貼っていきます。

2 外腹斜筋《がいふくしゃきん》スリットテープ

仰向けになり、へその、できるだけ下にテープの一端を固定します。

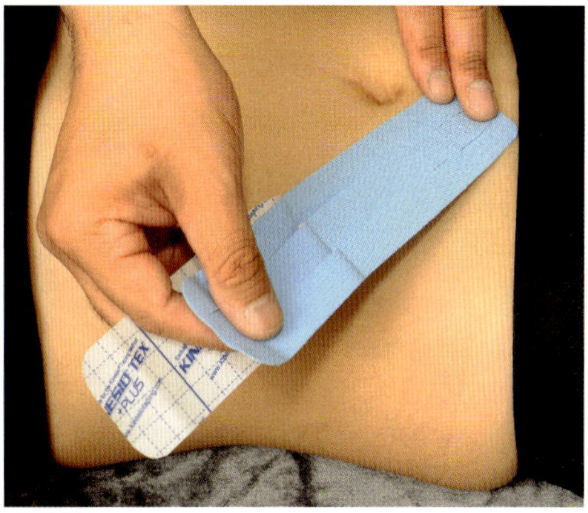

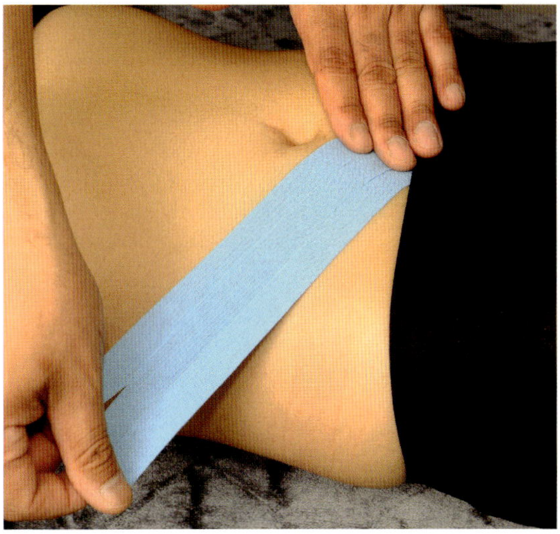

3

そのまま皮膚の遊びを取りながら、肋骨に向かって斜め上に貼っていきます。

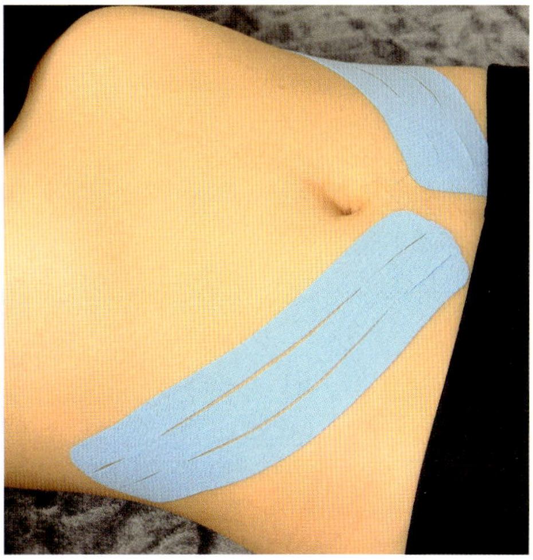

4

耳鳴りが右に生じた場合は右に、左に生じた場合は左に貼ります。

鼻づまり

　カゼの症状や鼻炎による鼻づまりは、鼻自体の不快感だけでなく、頭部全体に多大な不快感を与えます。とくに、慢性的な症状やアレルギーからくるものに多いのは、頭が重く感じられることです。それがひどくなると頭痛になることもあります。

　したがってここで行うのは、鼻の通りをよくして頭をスッキリ軽くするテーピングです。

症 状 Symptoms

鼻をかんでもすぐにつまる。息苦しく、鼻の奥から頭部にかけて圧迫感がある。頭重感が長く続き、精神的なストレスも溜まりがち。時には頭痛になることもある等。

ポイント Point

鼻筋に沿ったテープの方を先に貼り、額のテープを組み合わせてT字になるように貼ります。一見、単純ですが鼻の通りをよくするためには効果テキメン。なるべく長時間、貼ったままでいることが改善の近道です。

効 果 Effect

鼻筋のテープは、鼻を快通させ、額のテープは頭をスッキリさせるので、頭重感は解消されます。外出する人は、寝る前等室内にいるときに、テーピングを行いましょう。

完成図

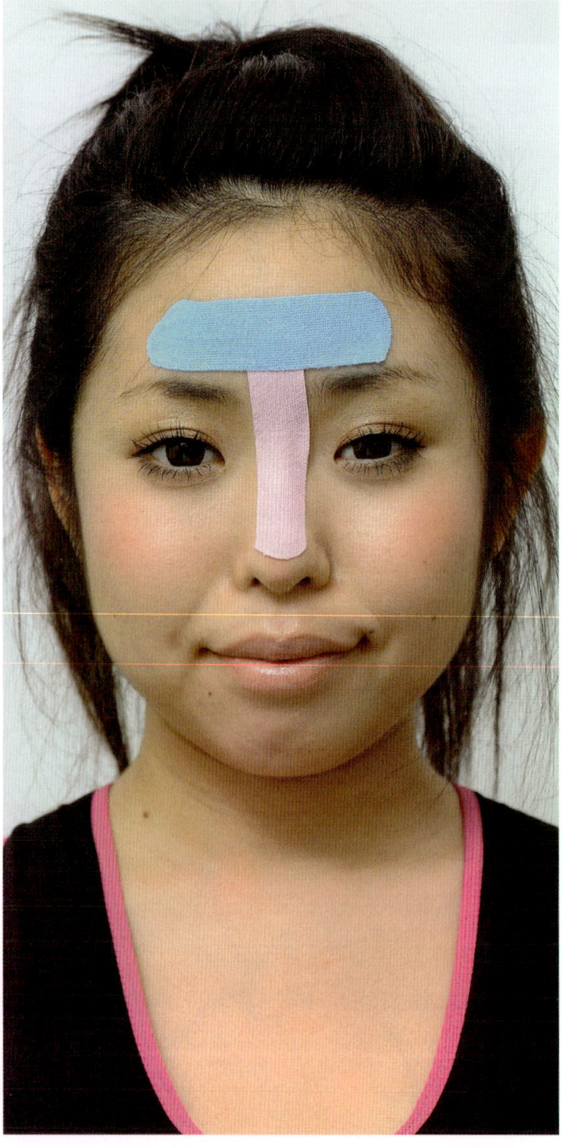

テープの貼り方 Taping

準備するテープ

T の字テープ

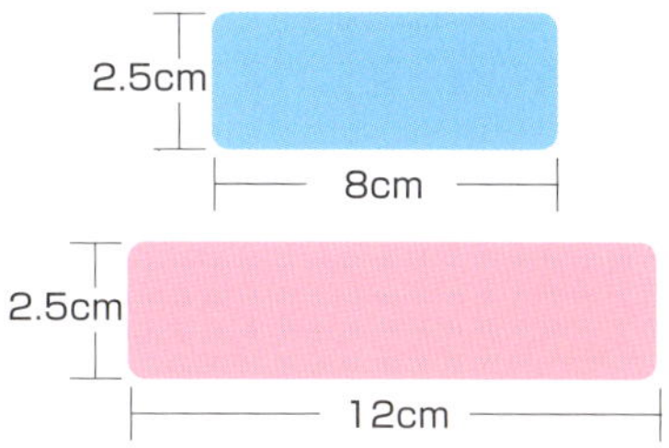

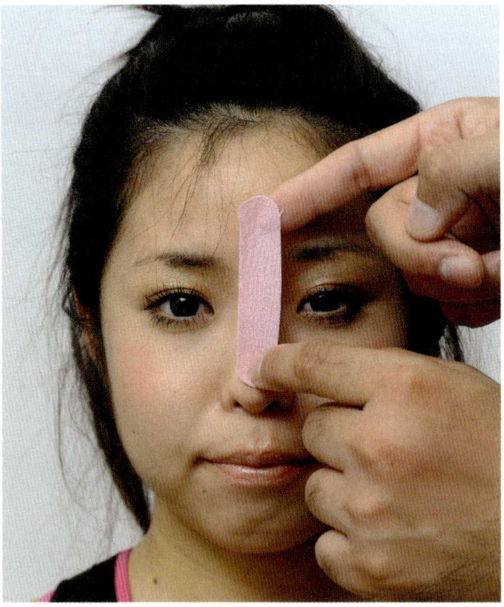

1 T の字テープ

I 字テープの一端を鼻の頭に固定します。

2

そのまま眉間まで貼っていきます。

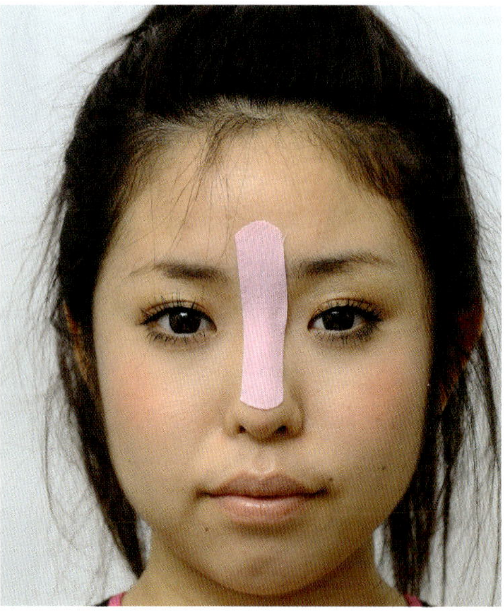

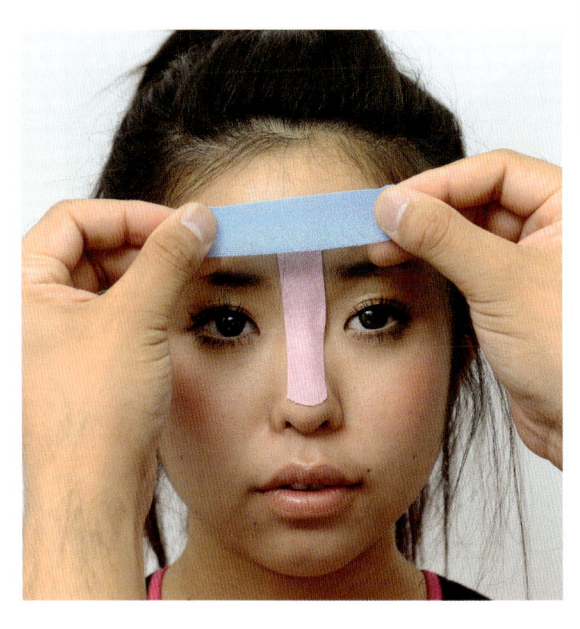

3

I 字テープの両端を持ち、その中央を眉間部に固定して鼻のテープと垂直になるよう貼っていきます。

首の後ろのコリからくる偏頭痛

カゼの症状、寝不足、目の使いすぎ、肩コリ等、頭痛の原因は多岐にわたり、それによって痛みの状態もさまざまです。

ここでは、首の後ろ側にある筋肉の使いすぎで起こる、偏頭痛を取り上げます。長時間、同じ姿勢で仕事をし続けていると起こりやすい、筋肉性の筋緊張性頭痛のひとつ。それを改善するテーピングです。

症状 Symptoms

首の後ろ側がコリ固まり、後頭部に鈍い痛みが続く。または、頭部の左右どちらかに痛みが起こり、なかなか治らない。長い時間、同じ姿勢を続けて仕事をしていて起こる。

ポイント Point

首の後ろの筋肉が緊張してこっている場合は、肩コリも伴っています。首の後ろにある頭を支える後頚筋にX字テープを貼り、首の後ろの靭帯にスリットテープを貼ってコリをほぐします。

効果 Effect

緊張してこり固まっていた筋肉がほぐれ、血行がよくなるに伴って首や肩が軽くなり、頭痛は解消されます。もしも効果が認められない場合は、医師の診断を受けてください。

完成図

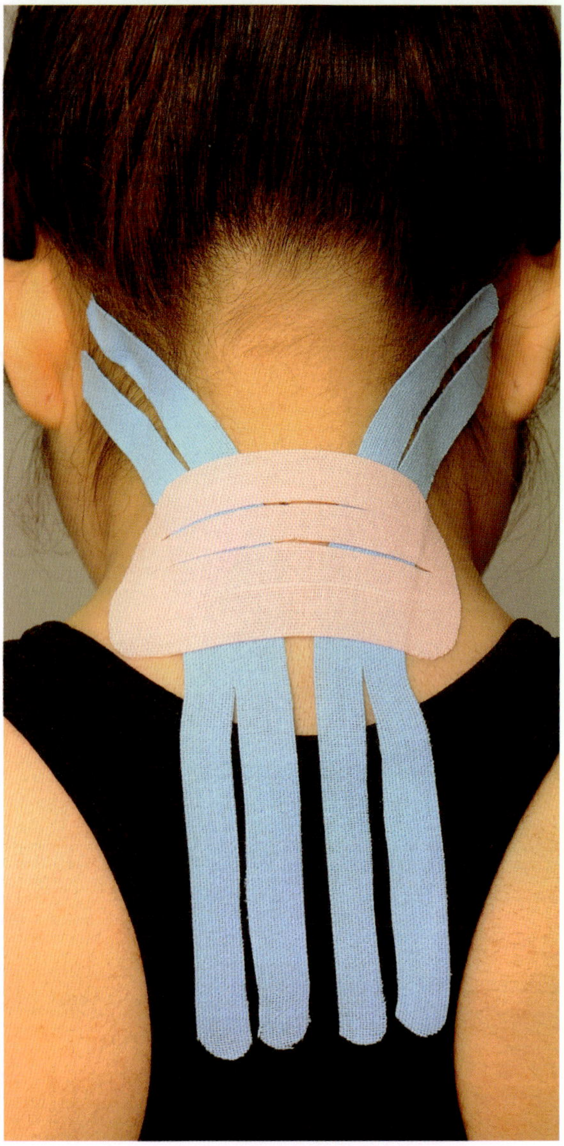

テープの貼り方　Taping

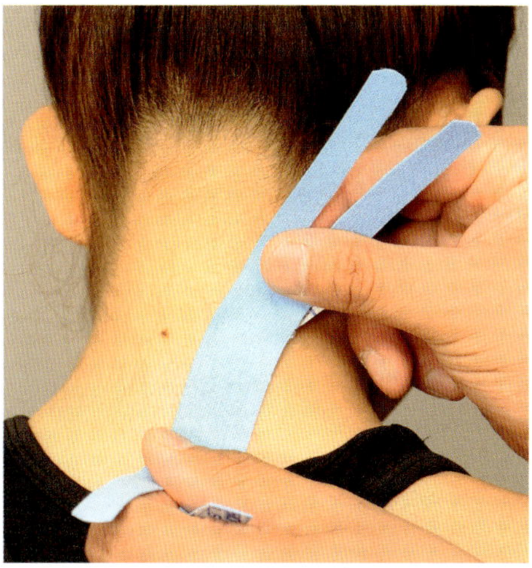

準備するテープ

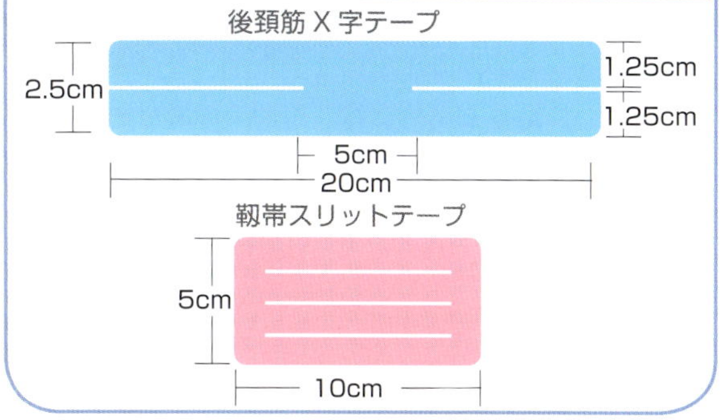

1 後頚筋 X 字テープ

首を前に曲げ、首の後ろにでっぱる骨の右側に X 字テープの中心を貼ります。

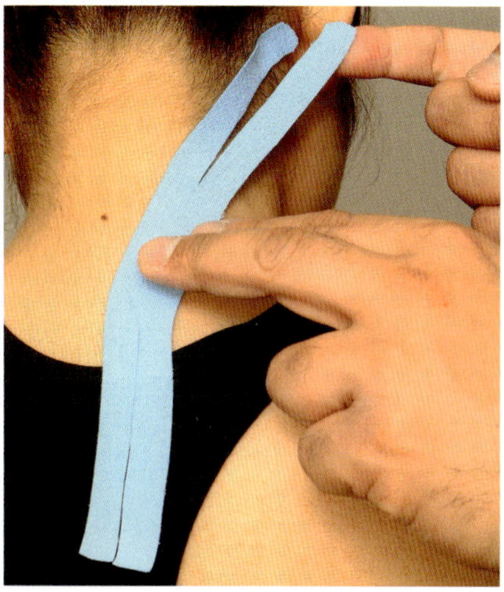

2

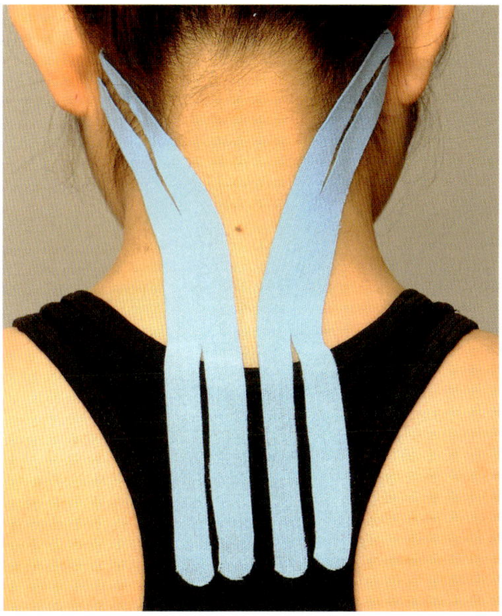

3

そのまま首を左へ倒し、X 字テープの上の一端を耳のうしろの骨のでっぱりを挟むように貼ります。首を戻し、前に曲げた状態で X 字テープの下の一端を背骨のでっぱった骨の脇にそれぞれ写真のように貼ります。左側も同様に貼ります。

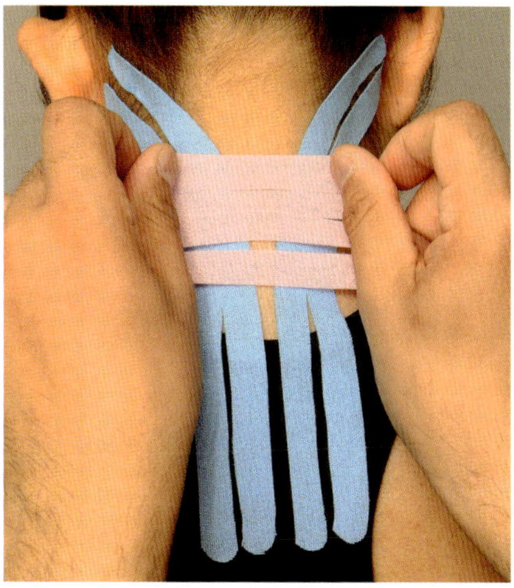

4 靭帯スリットテープ

首を前に曲げ、首の後ろにでっぱる骨に、スリットテープの中心を合わせて貼ります。

三叉神経痛（顔面の痛み・麻痺）

顔面部にめぐる3つの知覚神経が関った顔面神経痛で、顔の片側にビリッとした電激痛が走る症状です。その痛みは歯磨きや洗顔、ひげ剃り、食事、会話等で誘発され、初期には部分的に鈍痛を感じる程度ですが、進行するに伴って激痛になります。

日常生活に大きな支障をきたしてしまう前に、テーピングで改善しましょう。

症 状 Symptoms

顔の片側で三叉神経が通っている、耳の周辺部から顎のラインに沿って口角まで、または頬を横切り小鼻の脇まで、ビリッと痛みが走る。ときには痛みとともに、顔面の引きつりが起こる等。

ポイント Point

三叉神経に沿った形のテーピングになります。神経痛の場合はテープにスリットを入れ、麻痺の場合は引っ張りあげるのでスリットは入れずに貼ります。ある程度、長い時間貼っていることが改善への近道です。

効 果 Effect

神経への刺激が和らぐため、それまでビリッビリッと走っていた痛みが緩和されます。食事や会話等も、痛みの不安を抱えることなく行えるようになっていくので、できるだけ貼り続けましょう。

完成図

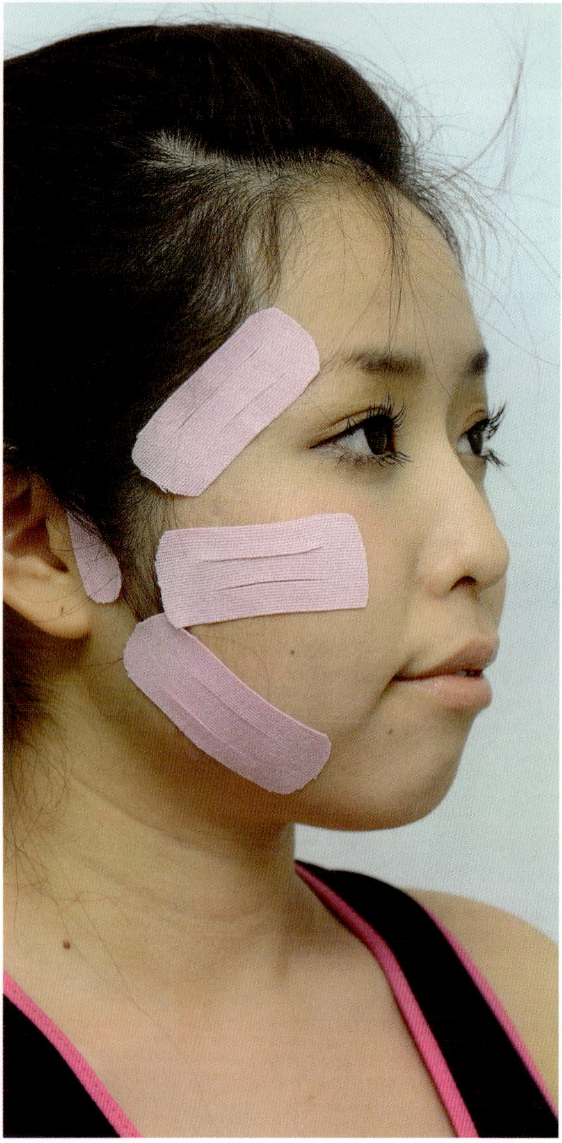

テープの貼り方 Taping

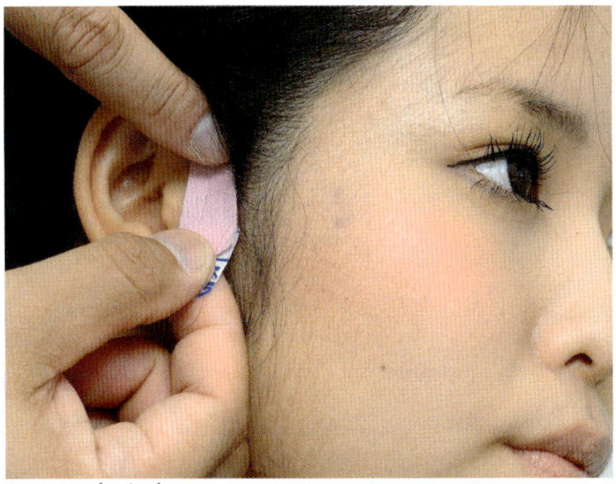

1 三叉《さんさ》神経スリットテープ

4cm のテープを耳の前、もみあげの生え際に合わせ上部を固定します。

準備するテープ

スリットテープ

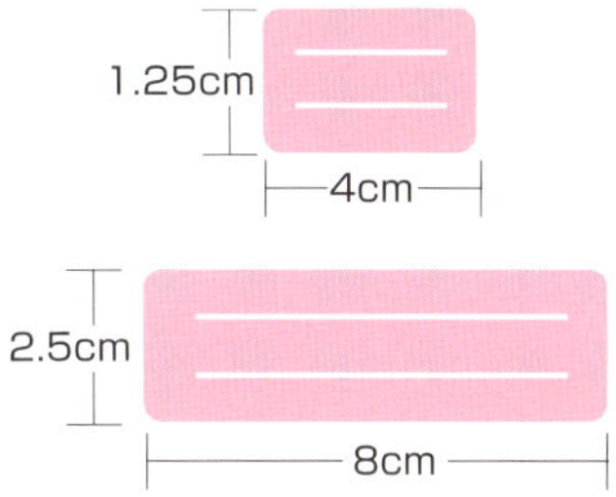

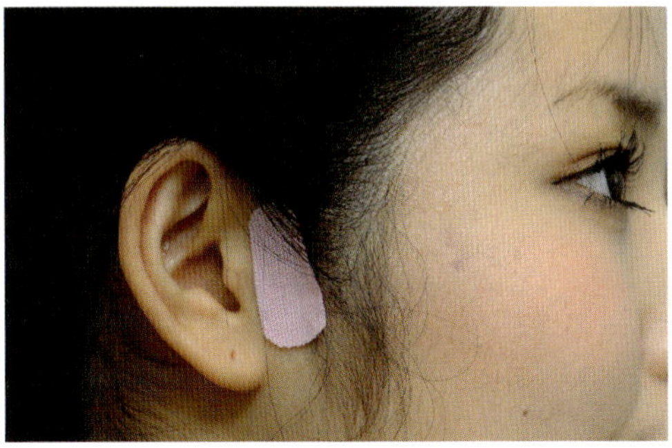

2 そのまま貼り、完成させます。

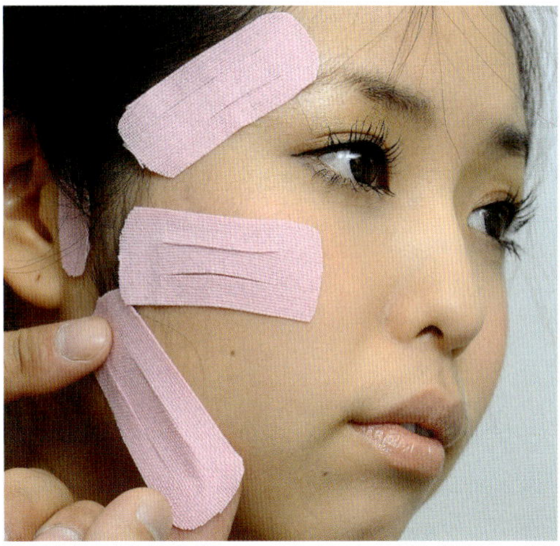

3 8cm のテープ３本それぞれの一端を、今、貼ったテープの斜め上、横、斜め下に固定。それぞれ眉尻、鼻、顎へ向かって貼っていきます。

ヘルペス

ヘルペスはウィルス性の皮膚疾患で帯状疱疹ともいい、神経の通り道に痛みのある水泡の発疹が帯状に現れるのが特徴です。頭部のヘルペスは、三叉神経痛の原因のひとつとされています。

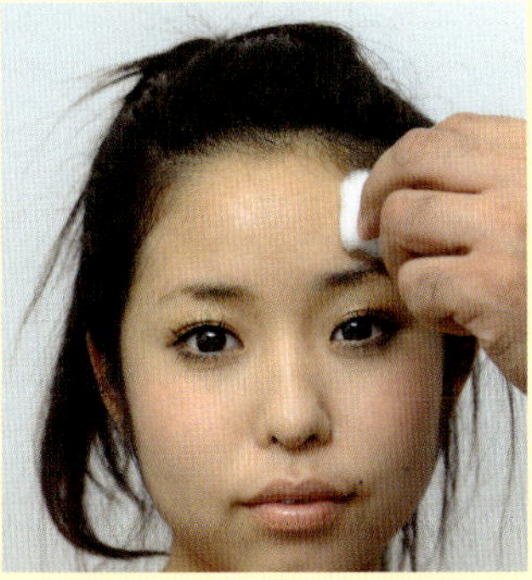

1 テープを貼る前に水泡をつぶし、消毒用のアルコールを脱脂綿等で塗布します。

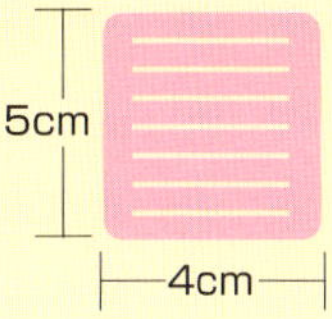

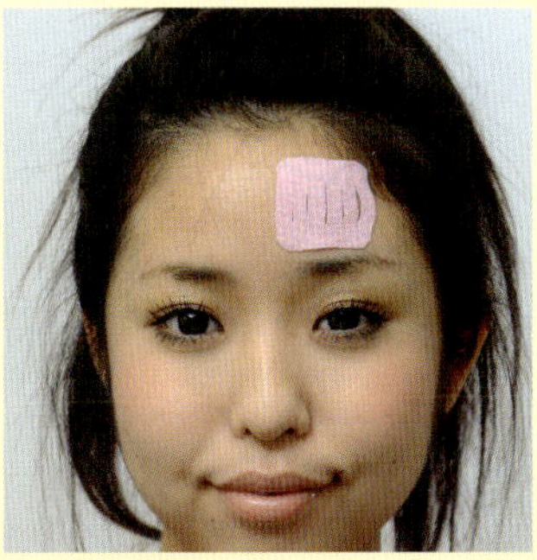

ヘルペススリットテープ

2 患部に、スリットが縦になるようにしてテープを貼ると１日で乾き、痛みもすぐにとれます。

Column-2

キネシオテーピング協会資格

キネシオテーピングを目的別に習得できる

CKTI：指導員

Certified Kinesio Taping Instrutor

キネシオテーピング法に学ぶ人に、修得すべきポイントを体験させ、正しく指導することができる方です。講師として積極的にキネシオテーピングの普及を行いたい方の可能性を広げます。

CKTP：プラクティショナー

Certified Kinesio Taping Practitioner

キネシオテーピング法を理解し、治癒力増進を目的として実際の施術に使用することが可能な方です。キネシオテーピングによって体験してきた経験を、現場での応用に幅広く活かすことができます。

CKTT：認定トレーナー

Certified Kinesio Taping Trainer

キネシオテーピング法の基礎知識を修得し、キネシオテーピングを実践できる方です。正しい知識でキネシオテーピングを他者にアドバイスすることが可能です上級資格を目指す方の前提資格となります。

KTAM：一般会員

Kinesio Taping Association Member

キネシオテーピング法を知りたいすべての方の入り口です。キネシオテーピング協会認定の講座の受講でキネシオテーピングの世界がスタートします。

KINESIO TAPING ASSOCIATION

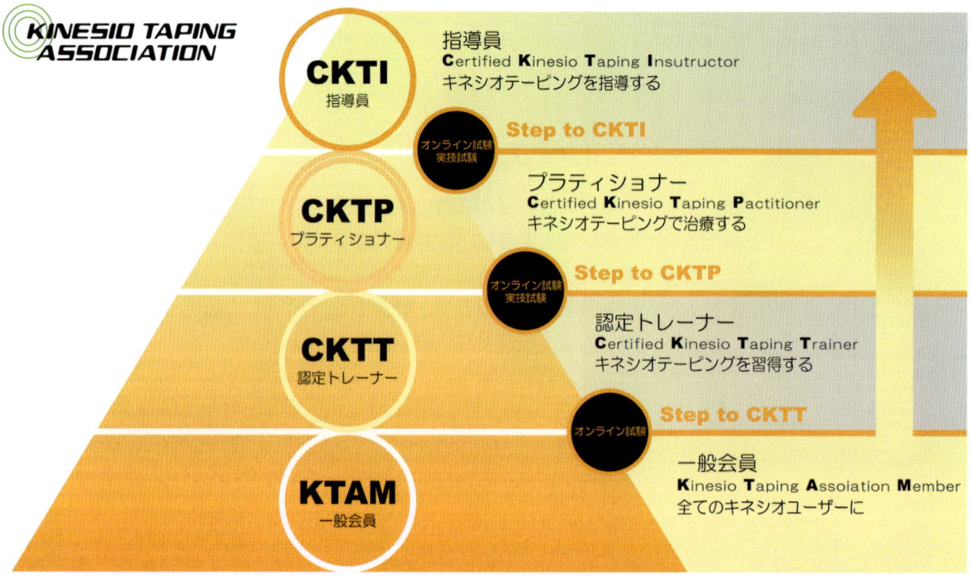

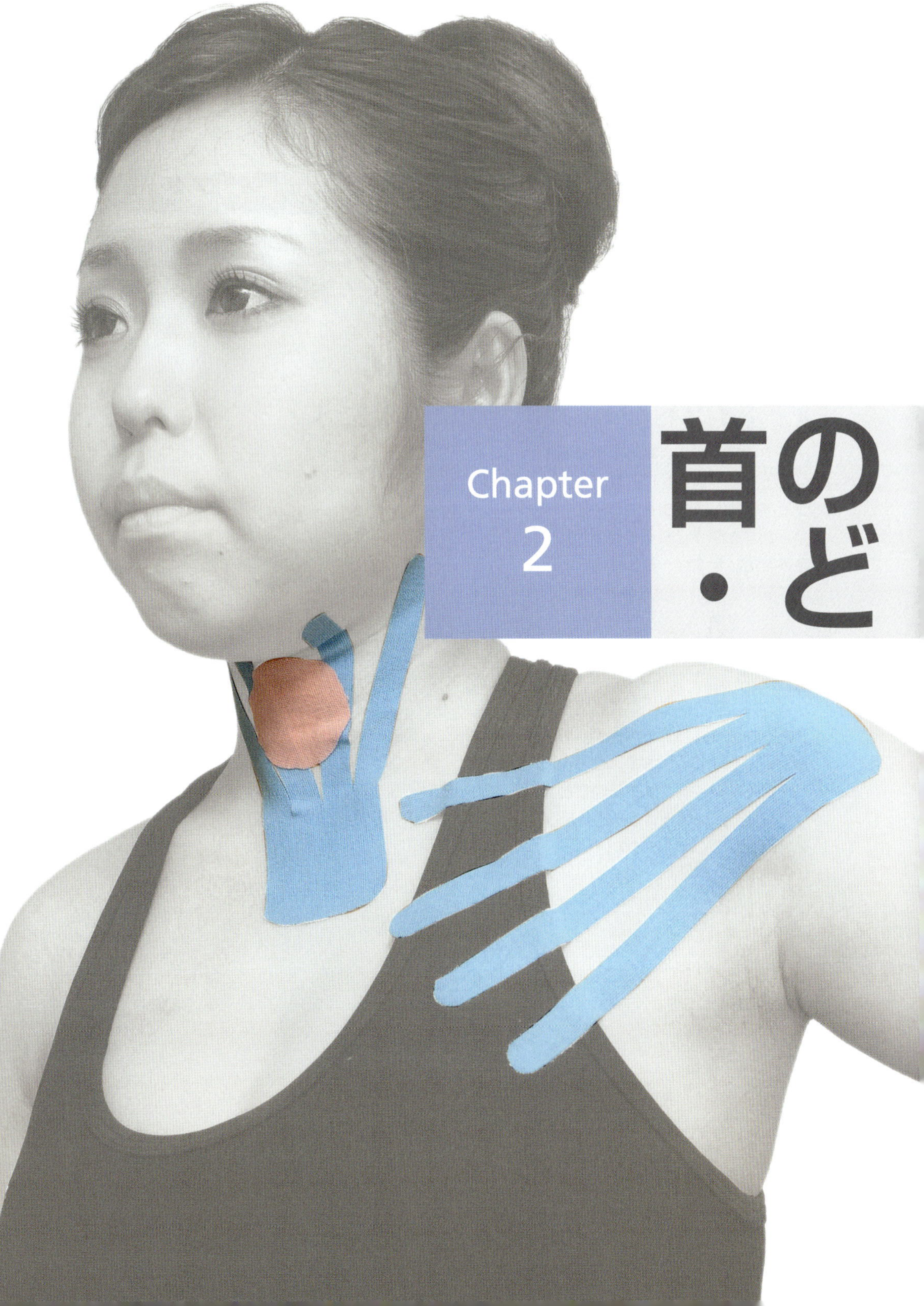

Chapter 2
首・のど

首を左右に倒すと痛い（肩こり・寝違え・血行不良）

朝起きて首を回そうとしたら痛くて回せないといった寝違えも、１日放っておくと治まる軽度な筋違いから、皮下の筋膜が切れている、いわゆる肉離れに近い状態の場合もあります。いずれにせよ、早く治そうとして動かしたりマッサージすると、炎症が余計にひどくなるので要注意。ここでは、むち打ち等までも考慮したテーピングを行います。

症 状 Symptoms

首の骨を支える筋肉が無理矢理伸ばされた状態で、首を左右に倒そうとしたり回そうとすると痛い。予測はできず、ある日突然起こる。過去に交通事故等の原因がある等。

ポイント Point

テープは基本的に、痛めた首の筋肉に沿って貼りますが、三角筋にも貼って補強力を高めます。テーピングのとき首を曲げて貼ることが大切。痛みを感じますが、貼り終えると楽になるので少しだけ我慢しましょう。

効 果 Effect

テープを貼り終わると痛みが薄れ、首が楽になっていきます。なお、よく寝違えを起こす人は寝る前にあまり食べすぎないようにすると、寝違えを起こしにくくなります。

完成図

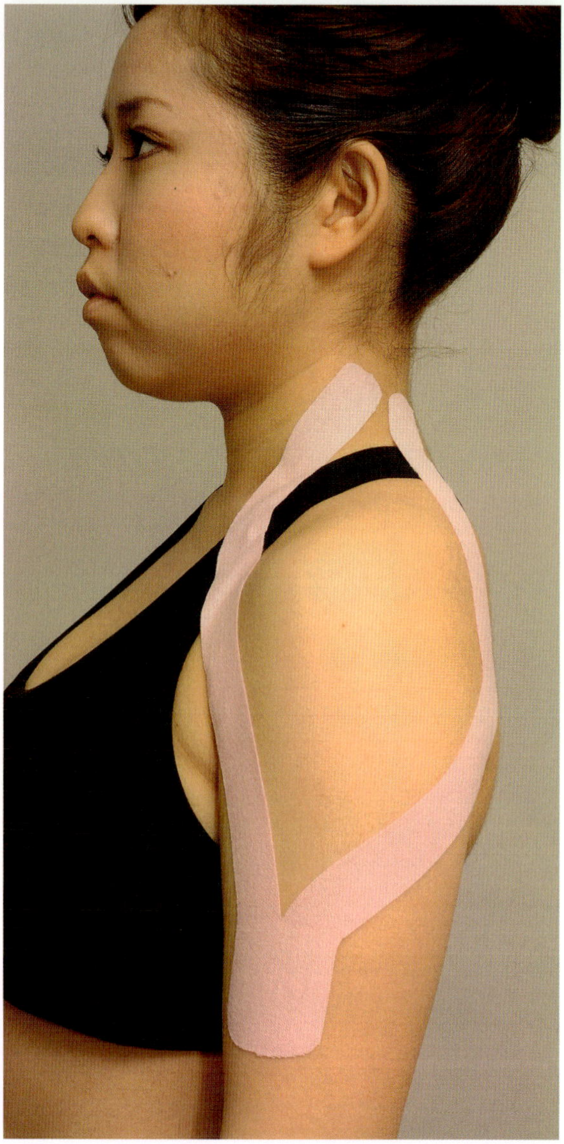

テープの貼り方 Taping

準備するテープ

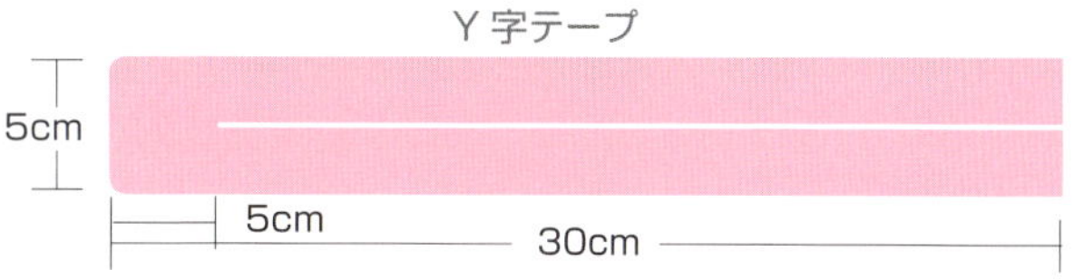

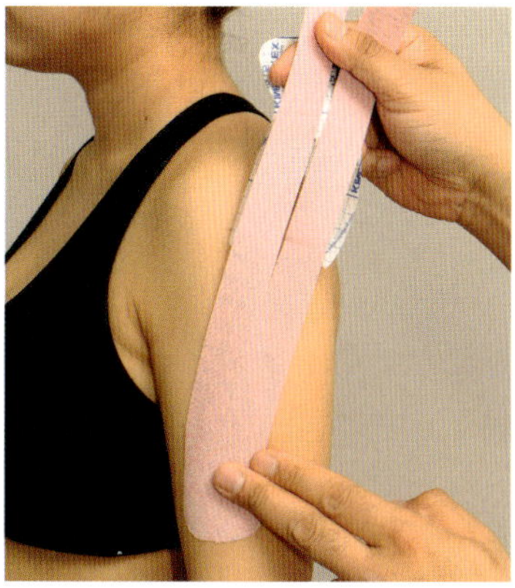

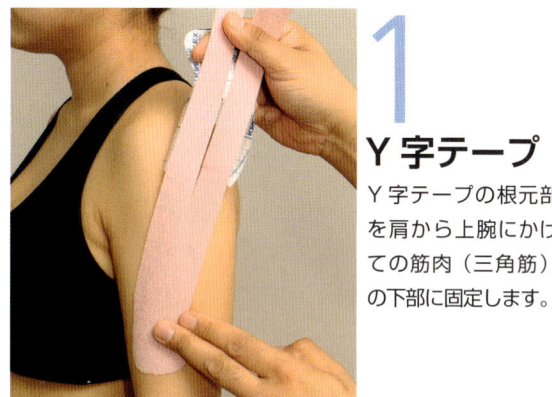

1

Y 字テープ

Y 字テープの根元部を肩から上腕にかけての筋肉（三角筋）の下部に固定します。

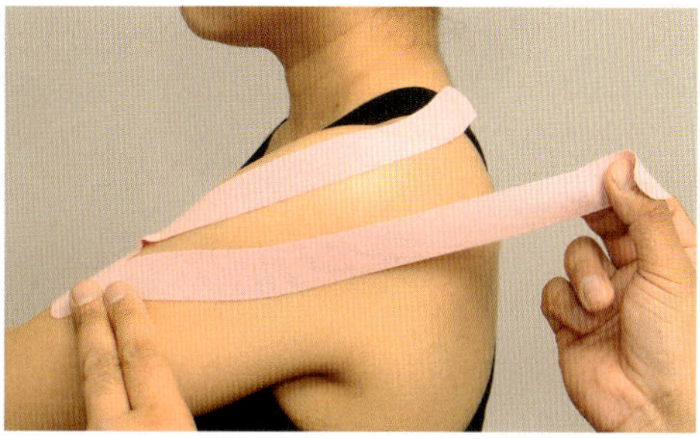

2

腕を体の前へ出し、Y 字に後ろ側の一端を三角筋を外側から包むように貼ります。

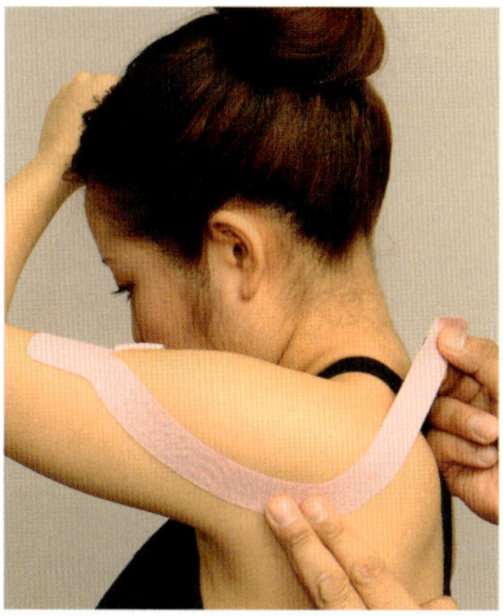

3

肩甲骨の所までテープを貼ったら首を前へ曲げ右を向くようにし、テープを首の後ろから耳の後ろへ向かって貼ります。

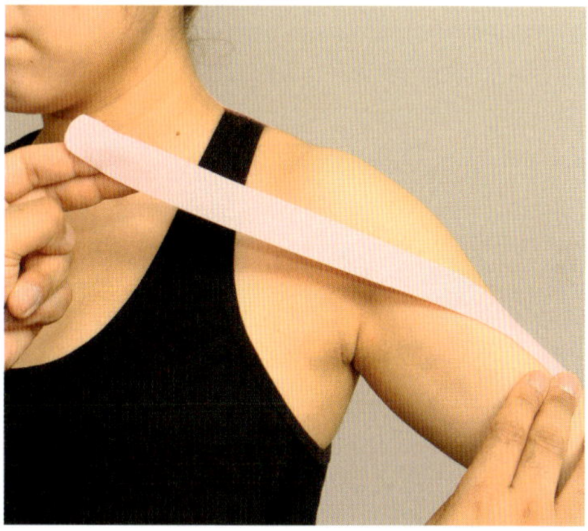

4

腕を外に回して後ろに引き、Y 字の前側を三角筋を包むように鎖骨の中央まで貼ります。

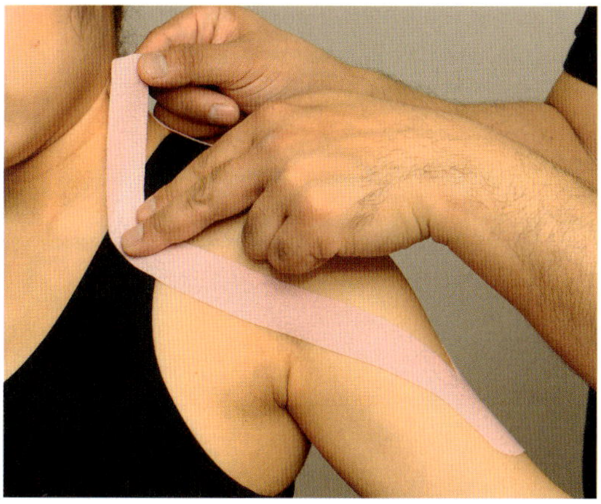

5

鎖骨の中央までテープを貼ったらアゴを少しあげ、顔を左へ向くように動かしながらテープを耳たぶの後ろから降りてきた線とのどぼとけの高さの首のシワが交わる点へ向かって貼ります。

口呼吸を鼻呼吸に変える

鼻には吸った空気を浄化する機能が備わっているため、もともと鼻呼吸が自然な形です。しかし、現代人には口呼吸者が増加中。浄化されない空気が直接体内に入ることで口腔内やのどを乾燥させ、細菌等が進入しやすくなる等、口呼吸に良いことはありません。

いびきや顔のたるみ、肌荒れ等の原因にもなる口呼吸を、本来の鼻呼吸へ導きましょう。

症 状 Symptoms

日常生活の中で、気が付くと口が開いている。眼が覚めたとき、唇が乾いている、口の中がネバネバしたりのどがヒリヒリする、口臭がある。カゼをひきやすい等。

ポイント Point

鼻づまりでない限り、口呼吸は無意識のうちに行われているので、鼻呼吸を意識的に行うためにも開口止めのテープを使います。このとき、会話ができるようにスリットを入れて縦に貼ります。

効 果 Effect

開口を防ぎ、意識的な鼻呼吸から自然な鼻呼吸へと導き、いびき、口臭、歯周病や顔のたるみ等が改善されていきます。なお、鼻づまりの場合はP37 を参照してください。

完成図

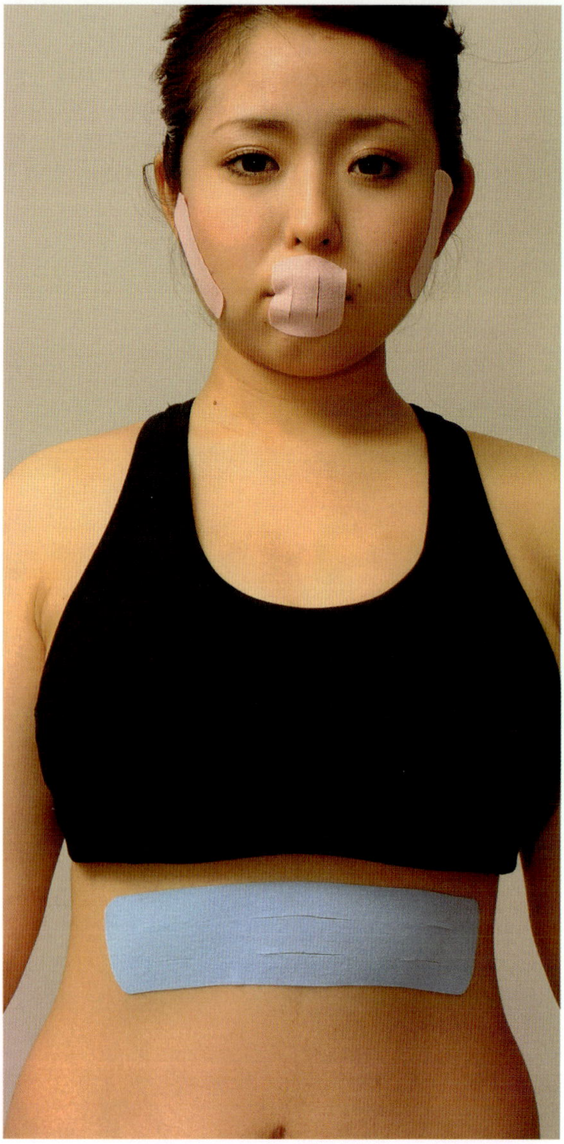

テープの貼り方　Taping

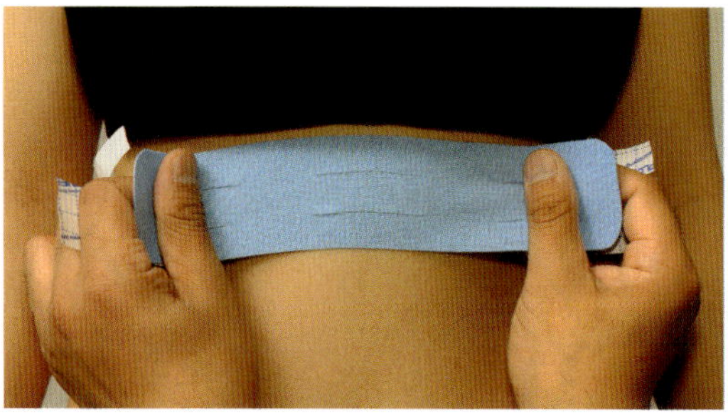

1　横隔膜《おうかくまく》前面スリットテープ

30㎝のテープに右図のようなスリットを入れます。中央をみぞおちのやや上に固定し、テープの両端を脇に向かって貼っていきます。

準備するテープ

横隔膜前面スリットテープ

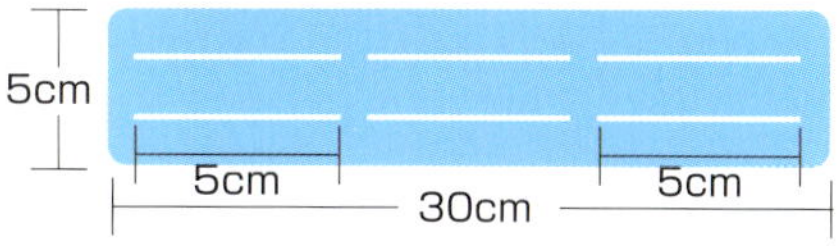

内側翼突筋テープ×２枚

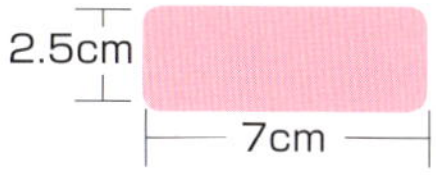

開口止めスリットテープ

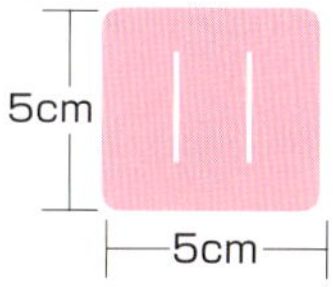

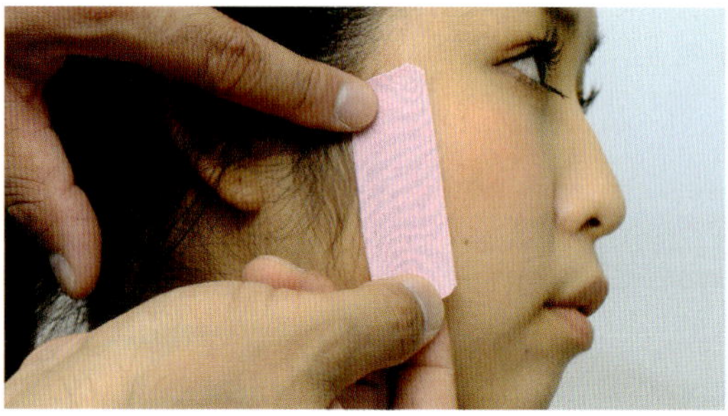

2　内側翼突筋肉《ないそくよくとつきん》スリットテープ

I字テープの一端を目尻の下に固定します。唇を閉じたまま顎を下げて筋肉を伸ばし、その筋肉に沿って貼っていきます。

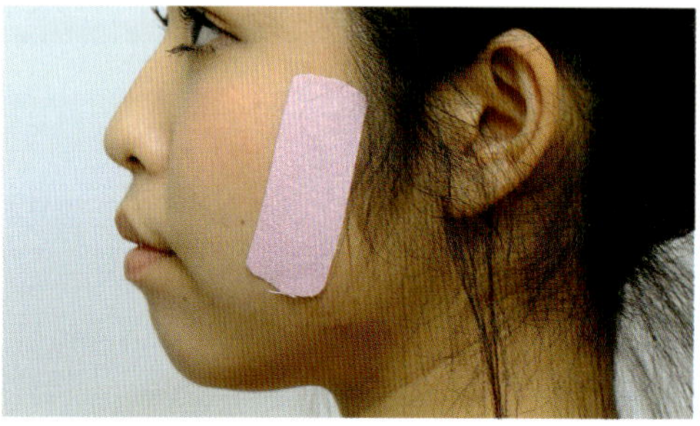

3

右側も同様に貼ります。

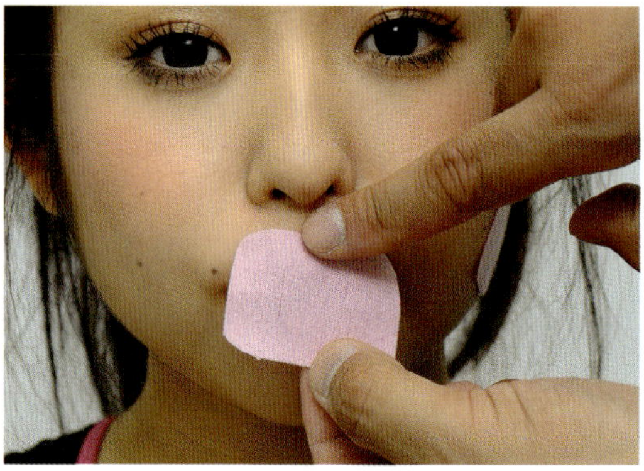

4　開口止めスリットテープ

口の幅に合わせたテープにスリットを入れ、縦方向になるように一端を鼻の下に固定します。

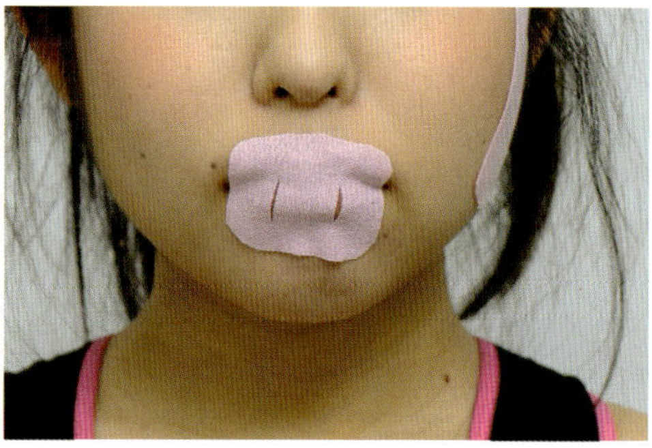

5

そのまま唇を通り、顎に向かって貼ります。

咳が出てのどが苦しい・痛い（痰対策）

通常、咳が出てのどが痛いときはカゼの第３期症状が考えられます。第２期の症状とされるくしゃみ・鼻水・鼻づまりを起こしたウィルスがリンパ液とともに下り、のどや肺に影響を及ぼして痰や咳が出るようになるのです。ここでは、気管の炎症を改善することでのどの痛みをとり、また、痰も出なくなるというテーピングを行います。

症 状 Symptoms

のどの奥が痛い。痰が絡まる、咳が出て苦しい。カゼをひいて、くしゃみ・鼻水・鼻づまりが治ってきた状態。気が付くと口呼吸をしている等。

ポイント Point

広頚筋や大胸筋にはリンパテープを用います。このとき、筋肉を伸ばした状態にして貼ることが大切です。また、カゼをひきやすい人は口呼吸と大いに関係しているのでP47 を参照し、鼻呼吸に変えると良いでしょう。

効 果 Effect

気管の炎症が鎮まり、リンパの流れが良くなるため、痰が絡まなくなると同時に咳が止まります。のどの痛みがとれ、楽になっていきます。

完成図

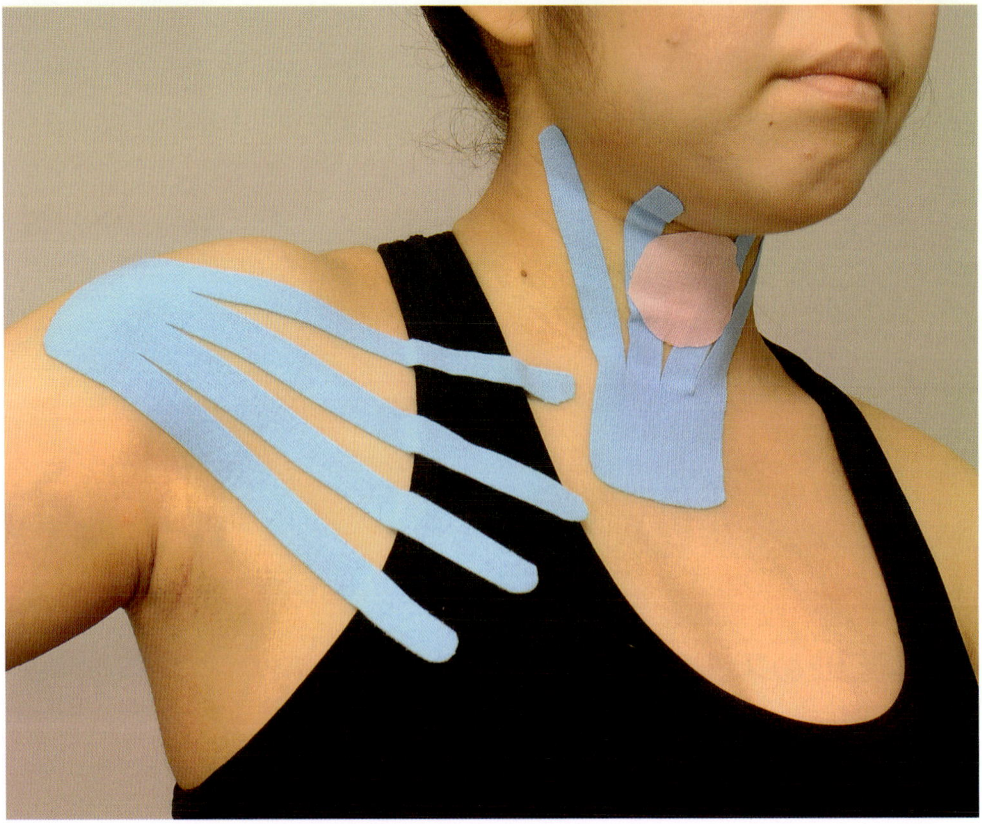

テープの貼り方　Taping

準備するテープ

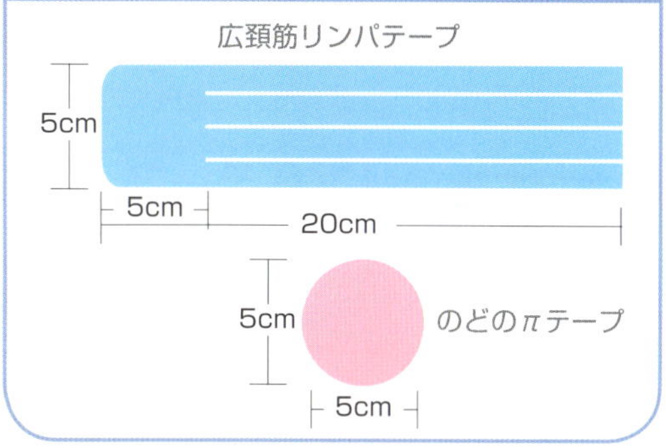

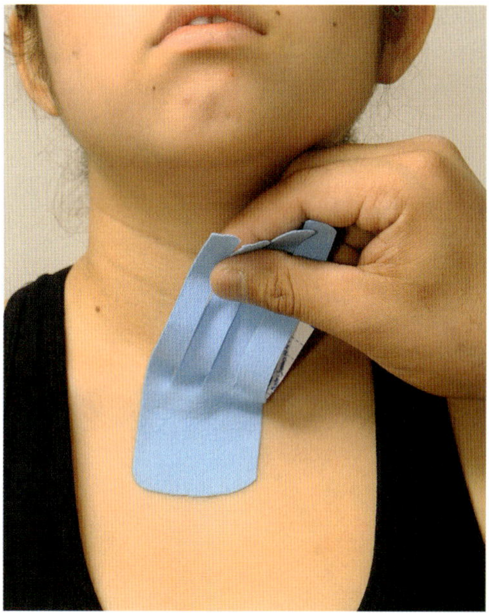

1 広頸筋《こうけいきん》リンパテープ

上図のように、テープに４等分の切れ目を入れ、その根元部を胸の中央およそ脇の下ラインの高さに固定します。

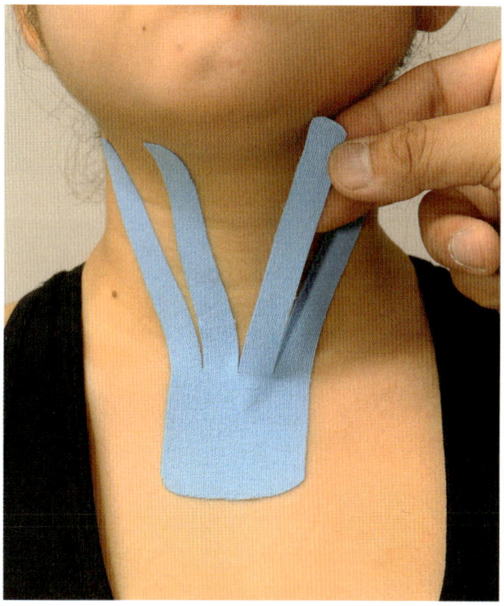

2

上を見るように顎を上げ、４等分の外側を耳の下方向へ、内側はのど仏を挟むように、それぞれ貼っていきます。

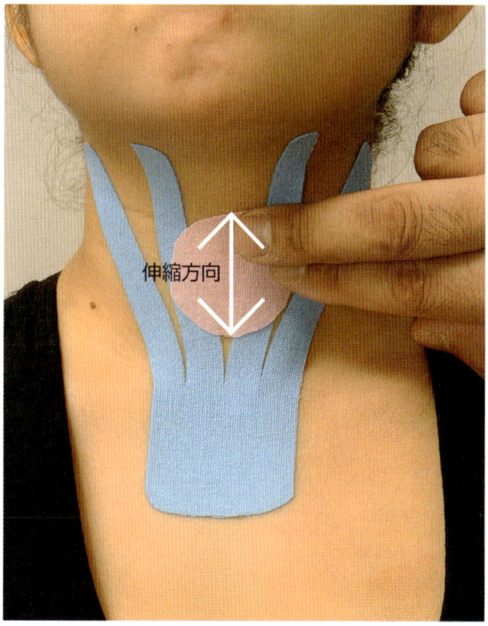

3 のどのπ《パイ》テープ（円状）

円状に切ったテープを、のど仏の上を目安に、広頸筋リンパテープの内側内に貼ります。

テープの貼り方 Taping

準備するテープ

大胸筋リンパテープ

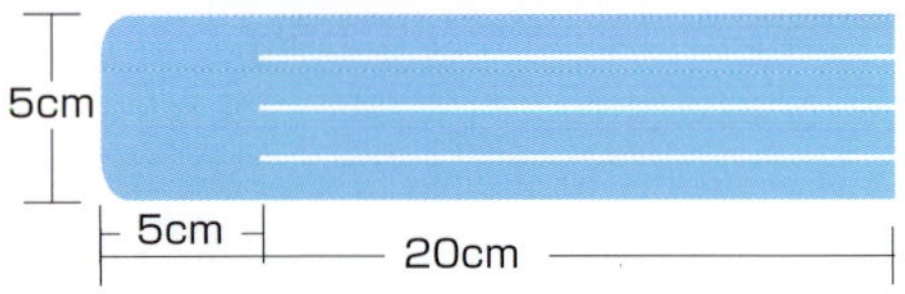

4 大胸筋リンパテープ

腕を上げ、リンパテープの根元部を肩よりやや下に固定します。

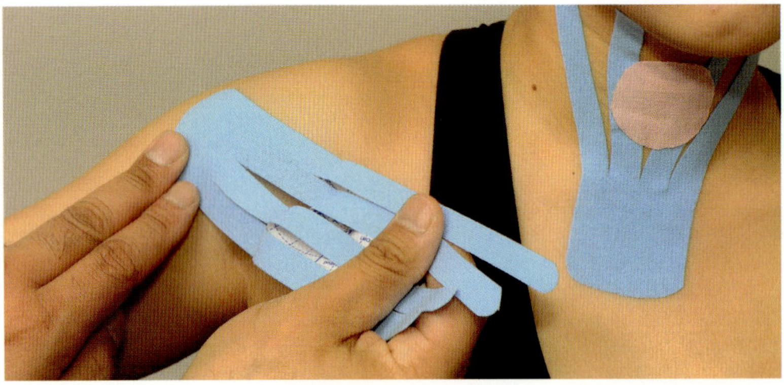

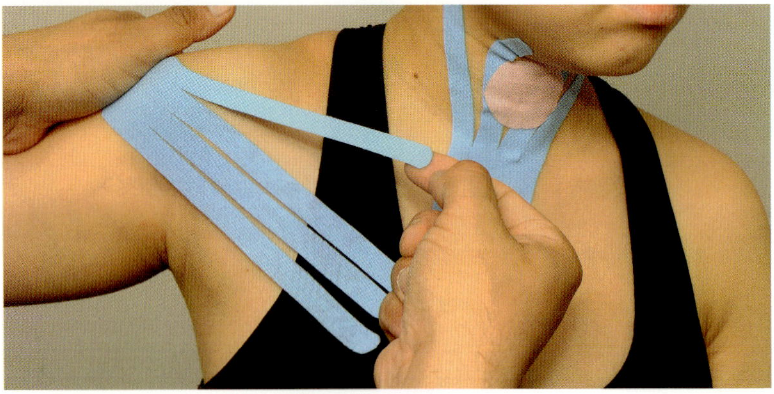

5

上げた腕を後ろに引き、顔を貼る側と反対に向けて大胸筋を伸ばしてテープを貼っていきます。

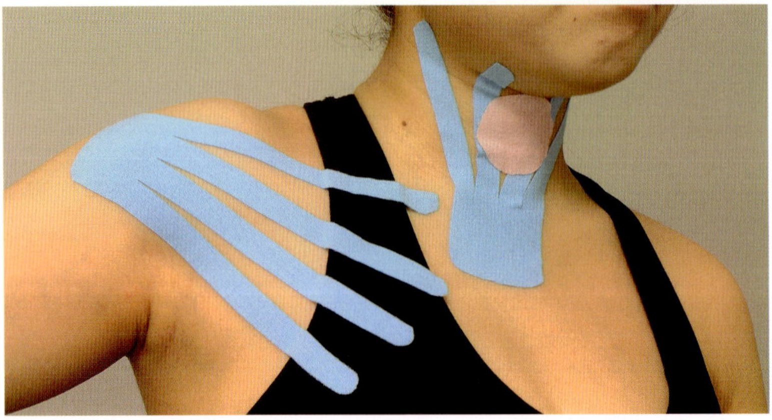

6

写真の要領で、４等分したテープを上から順に、熊手状に貼っていきます。

声を出しにくい

発生障害の原因にはカゼ等を含むのどの炎症も考えられますが、主には声帯の炎症外傷によるもので、発声時の声帯粘膜の振動が妨げられて起こります。声帯ものどの一部ですから、前ページで行った広頸筋リンパテープとπテープが有効でしょう。
ただし、炎症がひどく、改善が認められない場合は、医師の診断を受けましょう。

準備するテープ

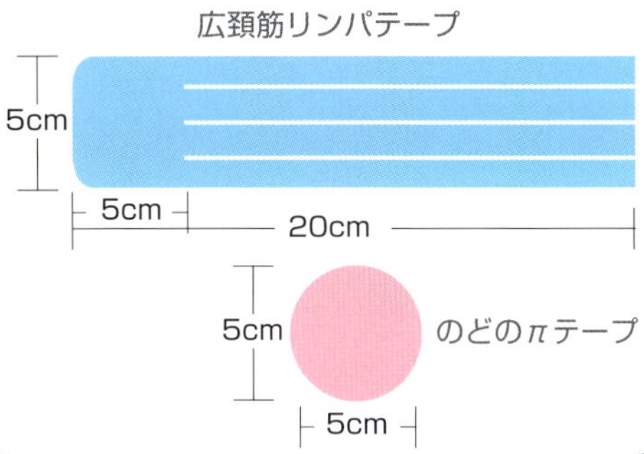

症 状 Symptoms

のどが乾いたような感じ、あるいは何か突っかかっている感じで声がかすれる、声がうまく出せない。無理に声を出そうとするとのどが痛い等。

ポイント Point

広頸筋リンパテープは、筋肉を伸ばした状態（アゴを上げた）で貼りましょう

効 果 Effect

のど全体に効果的なので声帯の炎症も鎮め、のどが楽になって声が出しやすくなります。また、このテーピングは扁桃腺に対しても有効です。

完成図

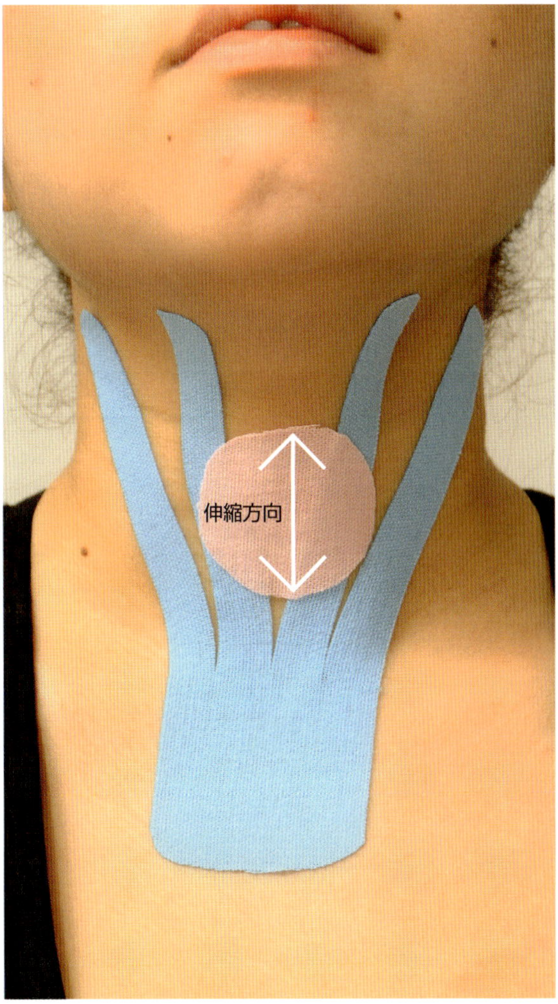

広頸筋リンパテープ ＋ のどのπ《パイ》テープ

リンパテープの根元部を胸の中央に固定し、上を見るように顎を上げて１本ずつ外側から貼っていきます。その内側の、のど仏の上に円状のテープを貼ります（P49 参照）。

Column-3

キネシオテーピング資格試験

キネシオテーピング協会認定

CKTT（認定トレーナー）資格試験

オンライン試験で実施
全国 130 箇所で受験可能！
JJS テストセンターにて

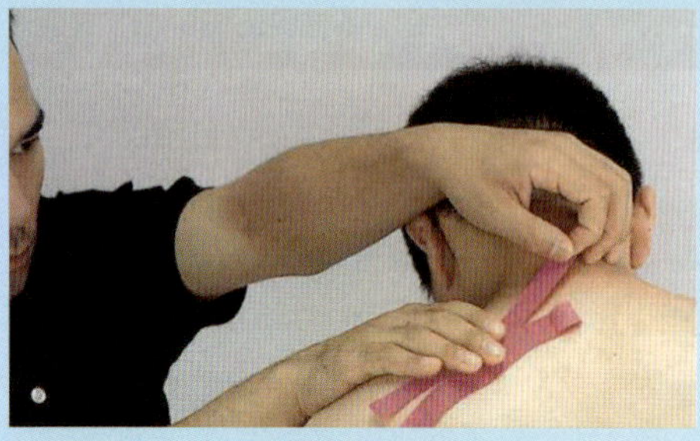

キネシオテーピングは、伸縮性のテープを人体に貼り、自然治癒力を促す技術です。単なるテーピング技術ではなく、皮膚・筋肉・筋膜・リンパ等から多角的に人体や障害を見立てることができます。

ＣＫＴＴ（認定トレーナー）は、キネシオテーピング法の基準を習得し、キネシオテーピング協会が正式に認定する資格です。

また、ＣＫＴＰ（プラクティショナー）やＣＫＴＩ（指導員）の上級資格を目指す方の前提資格となります。

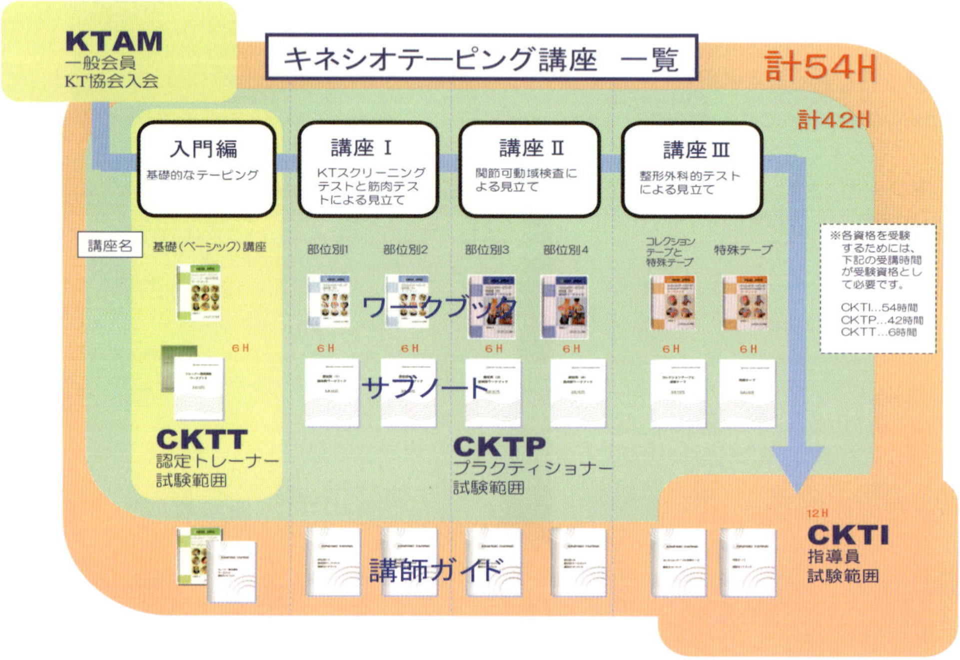

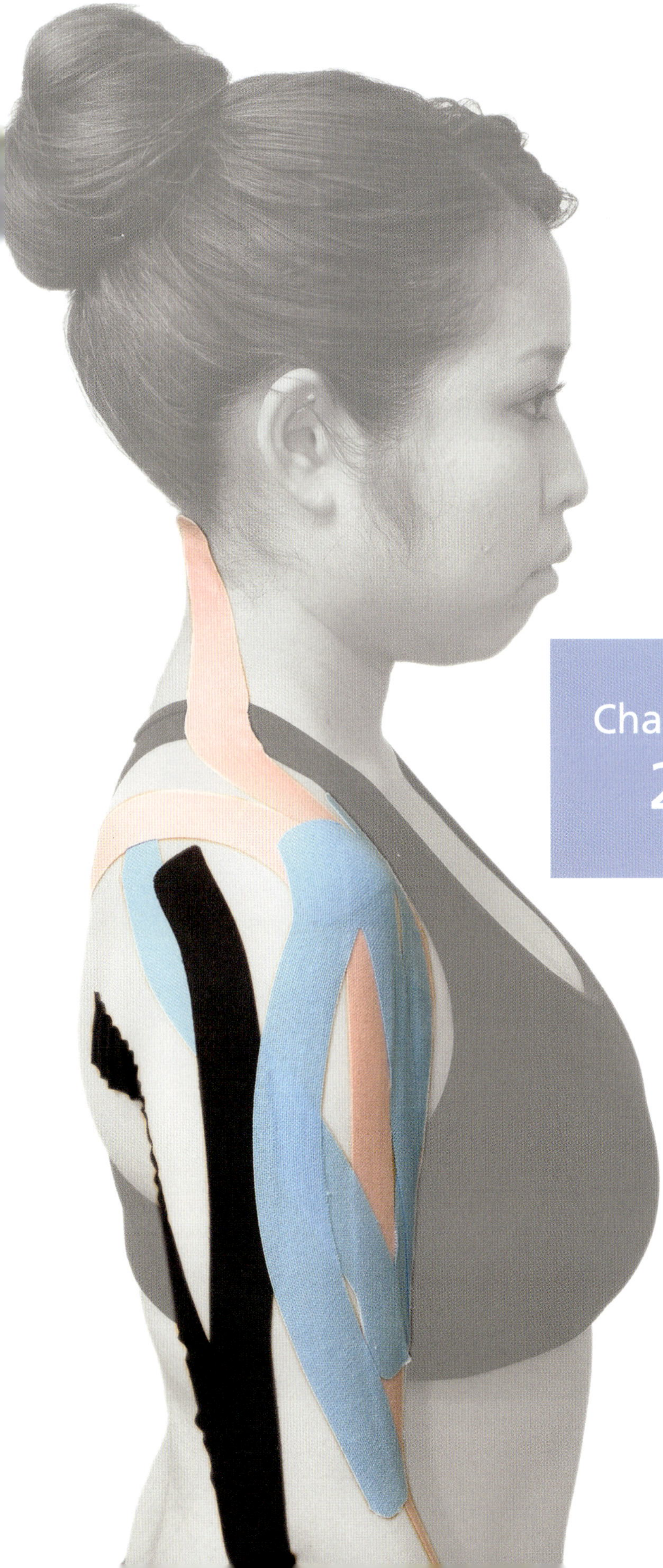

Chapter 2 肩

姿勢が悪い、腕の使いすぎによる肩コリ

いわゆる肩コリの典型で、文筆家やコンピューターのオペレーター等、手先をよく使う人の職業病といっても過言ではありません。溜まった疲労物質が首の方にくると血圧が上がり、胸の方にいくと心臓疾患に、首の奥の方では頚椎のヘルニアになり、腕のことだけでは済まなくなります。典型とはいっても肩コリを軽視せず、早めに改善しましょう。

症 状 Symptoms

手先をよく使う仕事をしている。姿勢もよくない。腕から肩、肩甲骨の周辺が重く、こった状態、また、だるく不快感があり､鈍い痛みがある。これらが慢性状態になっている。

ポイント Point

肩から腕、肩から胸へのテーピングで腕から手先を動かす筋肉と、胸の筋肉の動きを良くします。さらに、腹部のテープにより、姿勢の悪さを改善。どちらも、しばらく貼り続けて様子を見ることが大切です。

効 果 Effect

通常の肩コリは改善されていき、だるさや痛さも治っていきます。テーピングだけでも効果的ですが、同時に、日頃から腕や手首をよく動かすとより良い効果が得られます。身体のコリを予防するには、軽い運動も必要です。

完成図

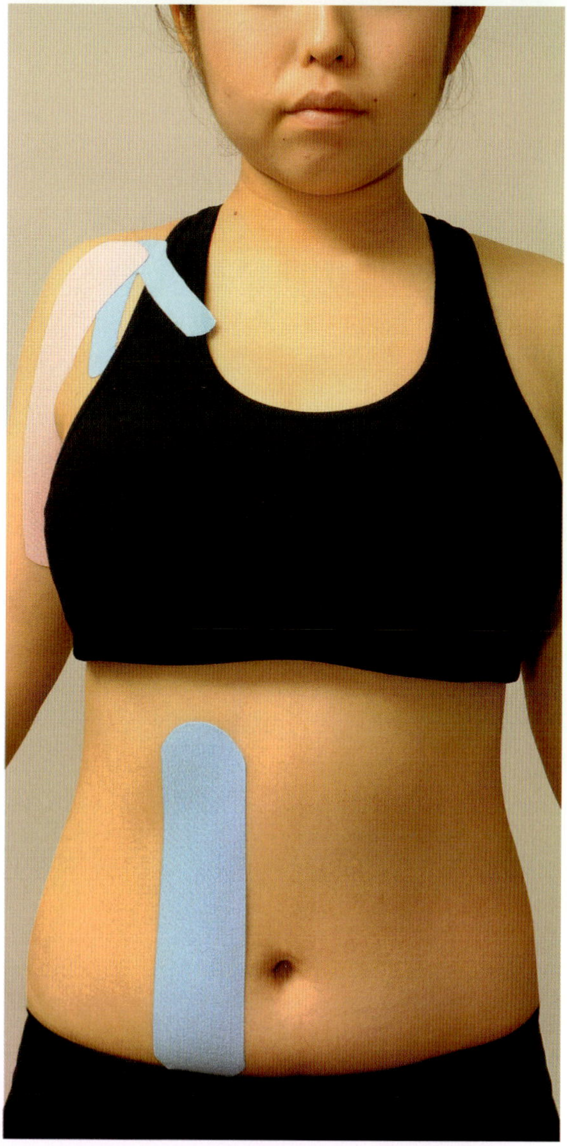

テープの貼り方　Taping

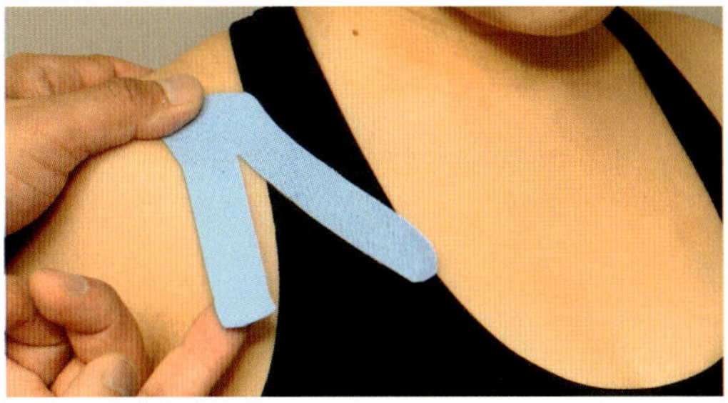

1 小胸筋《しょうきょうきん》Y 字テープ

Y 字テープの根元部を、鎖骨外側から1／3 S字のくぼみに固定します。
肩先を後ろに引いて胸を張ります。Y 字の右側を、ほぼ真っ直ぐ下に貼り、左側を胸の中心部に向かって斜めに貼ります。

準備するテープ

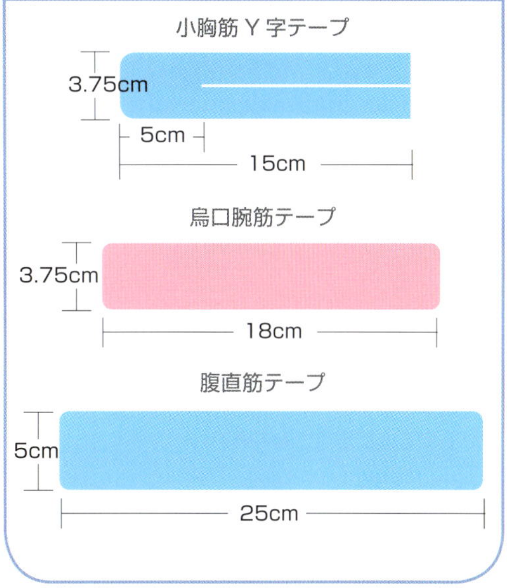

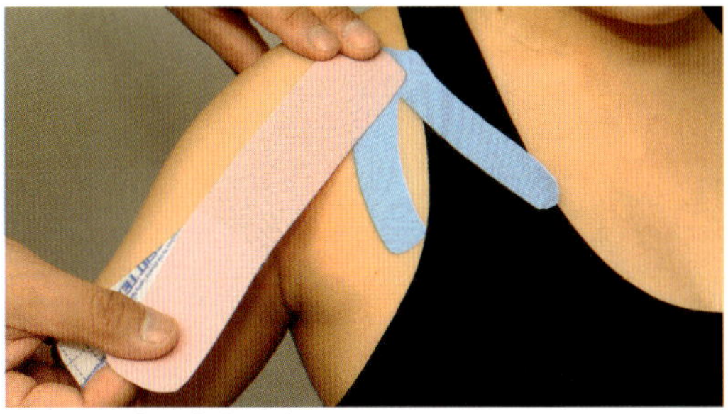

2 烏口腕筋《うこうわんきん》テープ

腕を斜めに上げ、I 字テープの一端を小胸筋テープの二股部に固定します。

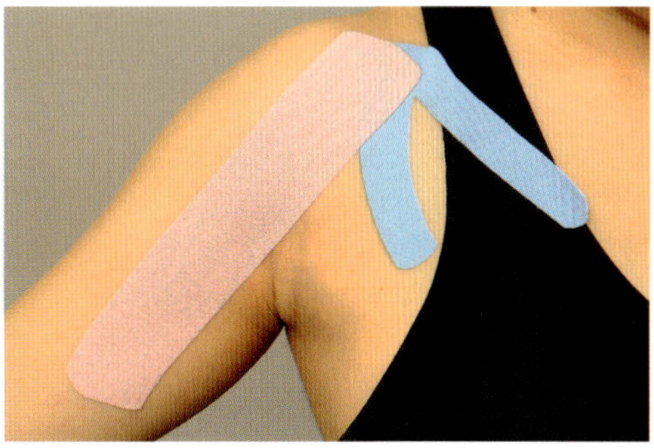

3 腕を外側に回して、後ろに引き、そのまま腕に沿って肘の内側へ向かって貼っていきます。

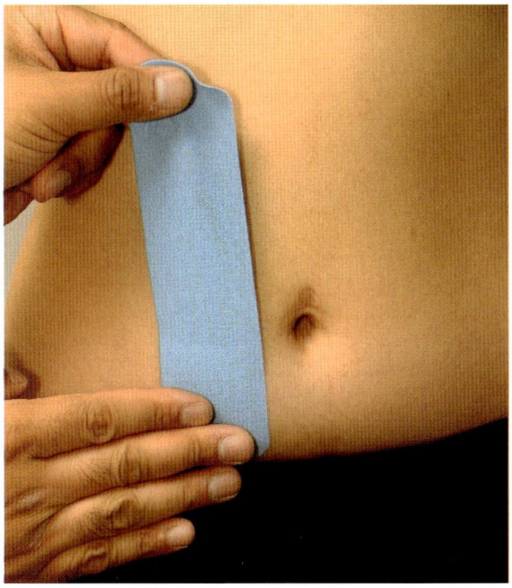

4 腹直筋《ふくちょくきん》テープ

I 字テープの一端を、お腹の中心線の脇、下腹部に固定し、お腹をふくらまして、へその脇を通るように真っ直ぐ上へ肋骨に向かって貼ります。

凍結肩

　腕を肩の上まで上げようとすると痛くて上げられない、いわゆる四十肩や五十肩。それがひどくなった状態が凍結肩です。少しでも動かすと痛むだけでなく、とくに就寝時、肩の力が抜けたとき一気に痛み出すため、その恐怖感で眠れないことさえあります。まさに凍りついて固まってしまった肩は、切れ目を多く入れたリンパテープで改善していきます。

症 状　Symptoms

四十肩や五十肩よりひどい痛みで、少しの動作でも激痛が走る。肩の力が抜けたときに痛みが襲い、眠れない、寝返りが困難等。この痛みは、肘や手まで広がることもある。

ポイント　Point

肩から腕の筋肉、肩を動かすために使う胸の筋肉に対し、リンパテープを貼ります。肩の前後にある、痛みが生じた筋肉を包むように、熊手状にテーピングするのがポイントです。

効 果　Effect

寝返りはもとより、安眠できないほどの激痛でも、このテーピングで和らげることができます。ただし、肩の痛みは、内臓からの影響も考えられるため、肩が楽になっても専門医の受診が必要です。

完成図

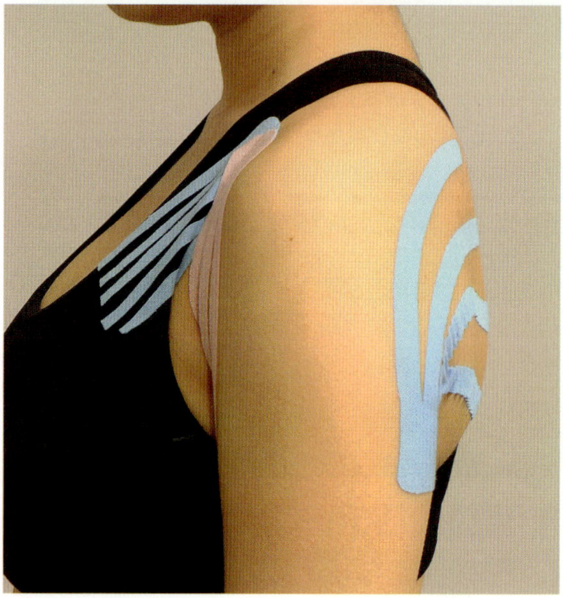

1 小胸筋《しょうきょうきん》リンパテープ

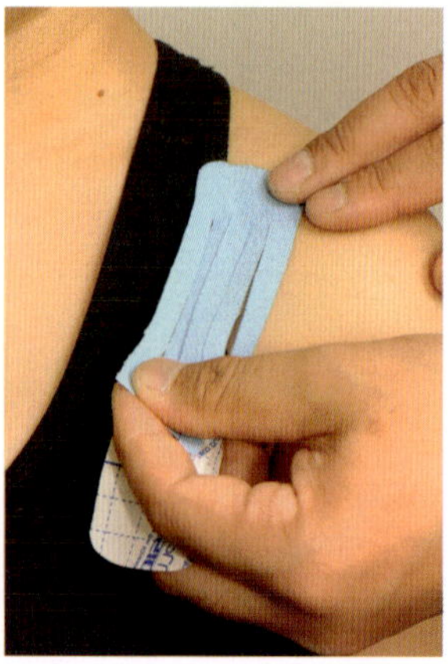

リンパテープの根元部を、鎖骨外側から1/3　S字のくぼみに固定し、一旦テープの裏紙をはがして仮置きします。

2

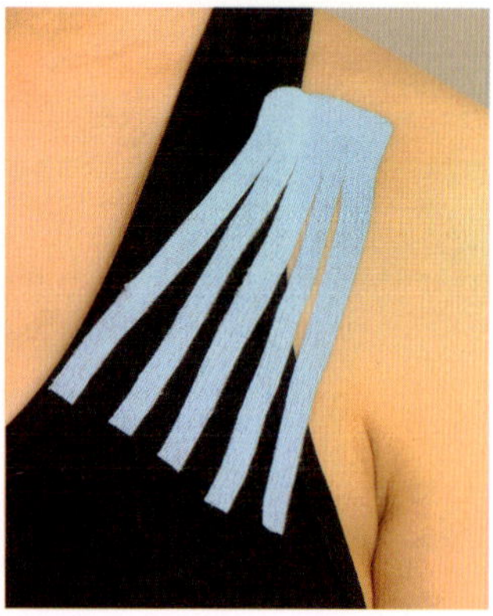

皮膚の遊びを取り、１本ずつ下へ広がるような熊手状に貼ります。

テープの貼り方 Taping

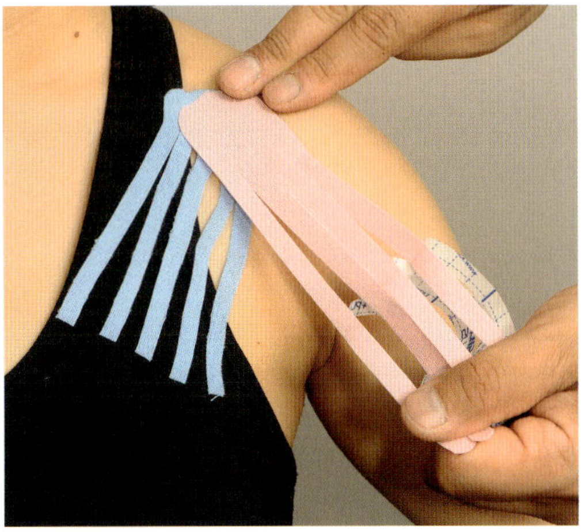

3 烏口腕筋《うこうわんきん》リンパテープ

腕をやや斜めに上げ、リンパテープの根元部を小胸筋リンパテープの根元部に、合わせるように固定し、仮置きします。

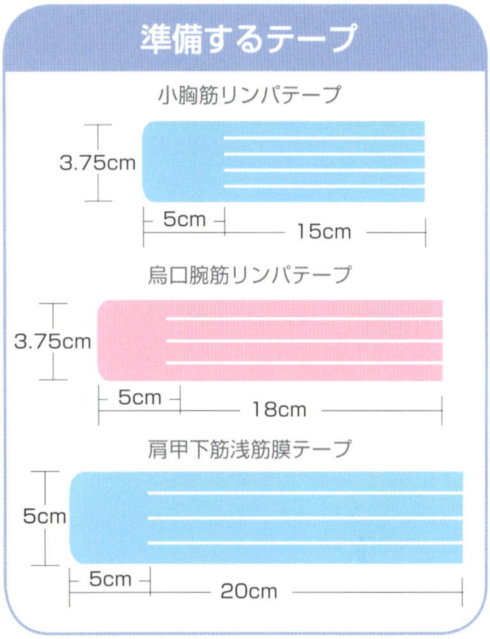

4

腕を外側に回して後ろに引きます。そのまま腕に沿って１本ずつ一定の間隔で肘の内側へ向かって貼り、完成させます。

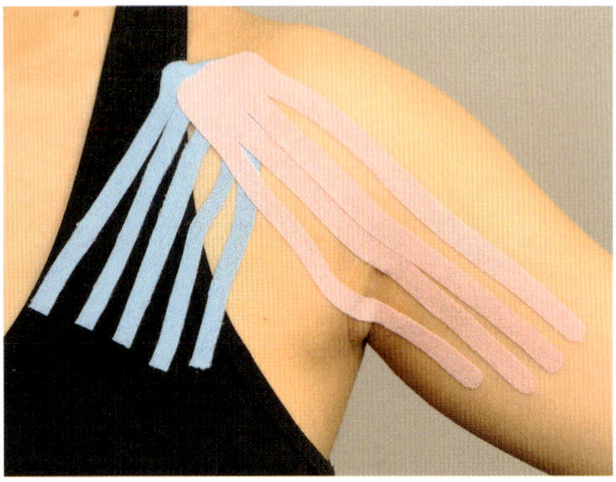

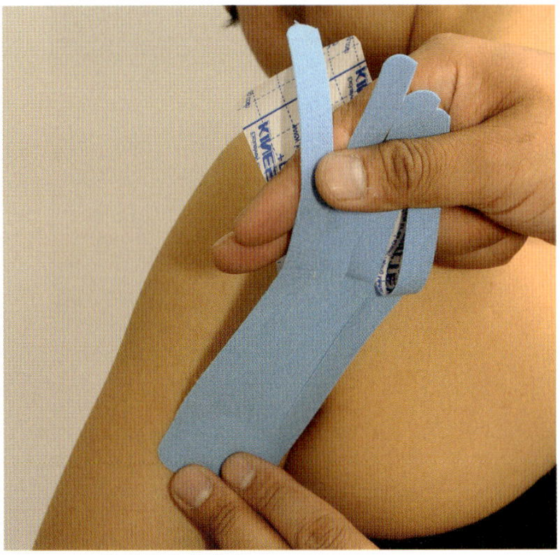

5 肩甲下筋《けんこうかきん》浅筋膜テープ

肘を曲げて腕を胸の前へ。浅筋膜テープの根元部を脇の下側の上腕に固定。一旦仮置きします。

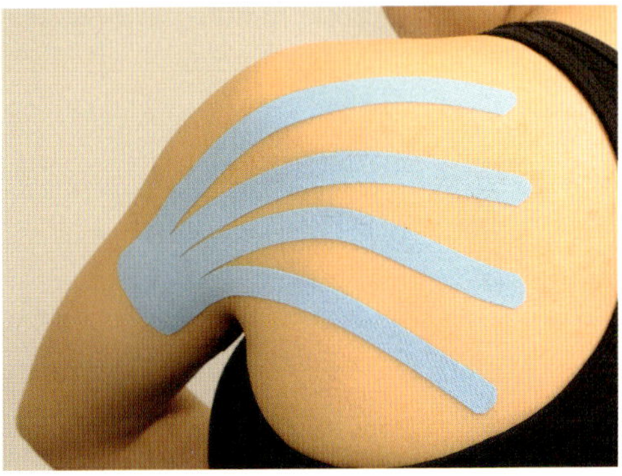

6

腕は５のままで筋肉を伸ばした状態で保ち、下の２本と上の２本で肩甲骨を囲むように貼ります。

持つ、投げる動作で痛い肩の痛み

野球肩であったり、重い物を持つことが多いと筋肉疲労で肩は痛みます。また、違和感を伴った辛い痛みのときは、肩の靱帯が伸びてしまって関節がぐらつくようになることが主な原因です。

久しぶりに激しい運動をする人、肩に負担がかかるスポーツや仕事をしている人に起こりやすいので、このテーピングを覚えておくと便利です。

症 状 Symptoms

物を持ったり投げたりしようとすると、肩の関節周辺が痛い。痛みだけでなく、何となく違和感がある。肩に負担のかかる仕事、またはスポーツをしている等。

ポイント Point

腕の筋肉の使いすぎが原因で起こる肩の痛みには、肩から上腕部にかけてのテーピングが効果的。上腕部のテーピングは、肘関節のやや先の前腕部から貼ることが大切です。

効 果 Effect

主に筋肉痛が原因になっているので、効果はテーピング後すぐ現れます。腕をよく動かす仕事の場合は、仕事の前に貼っておくと、予防として有効です。

完成図

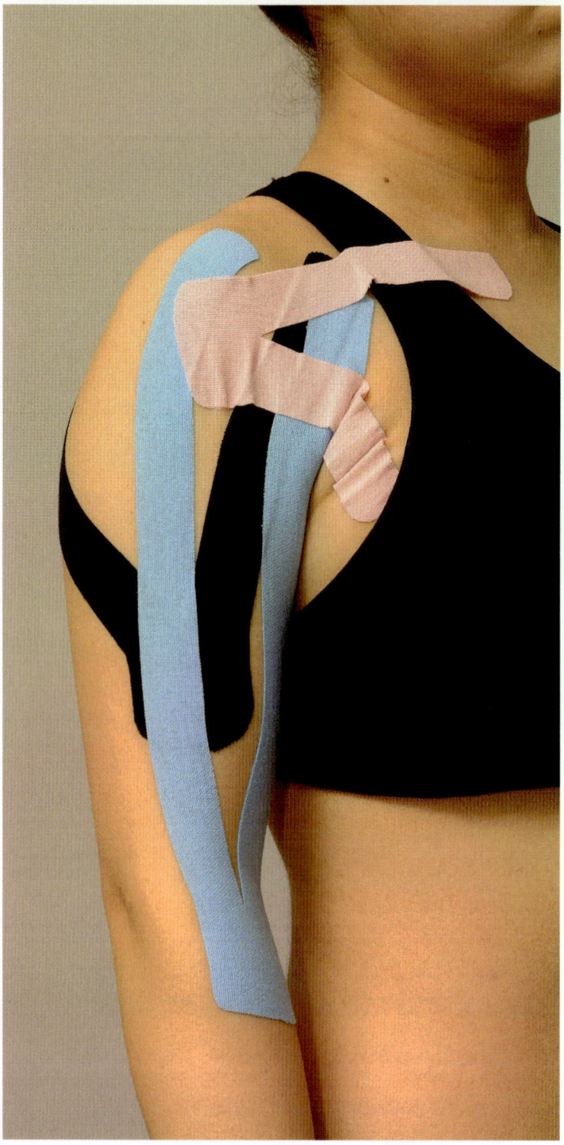

テープの貼り方　Taping

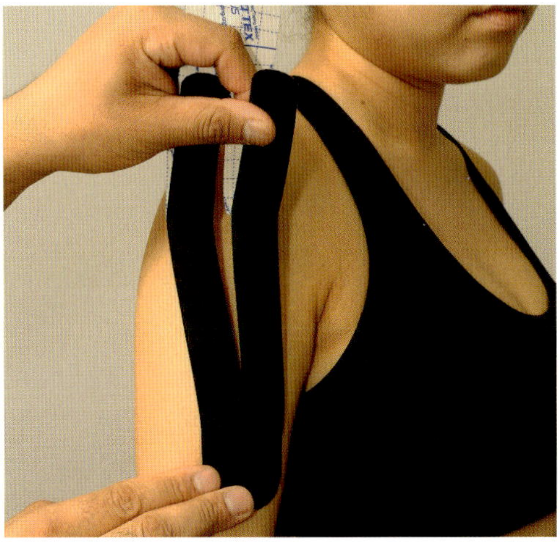

準備するテープ

三角筋 Y 字テープ

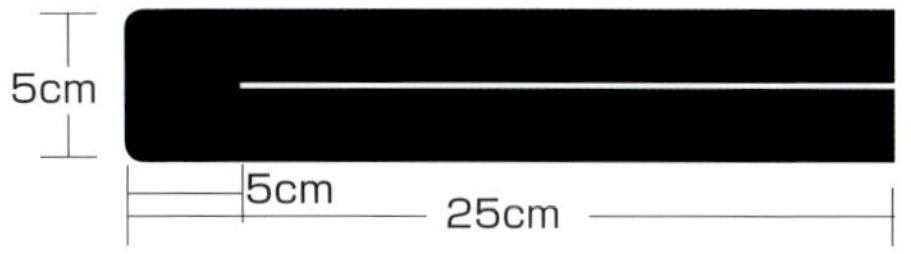

1 **三角筋《さんかくきん》 Y 字テープ**

Y 字テープの根元部を、肩から上腕にかけての筋肉（三角筋）の下部に固定します。

2 腕を外に回して後ろに引き、Y 字の内側を、三角筋を包むように鎖骨まで貼ります。

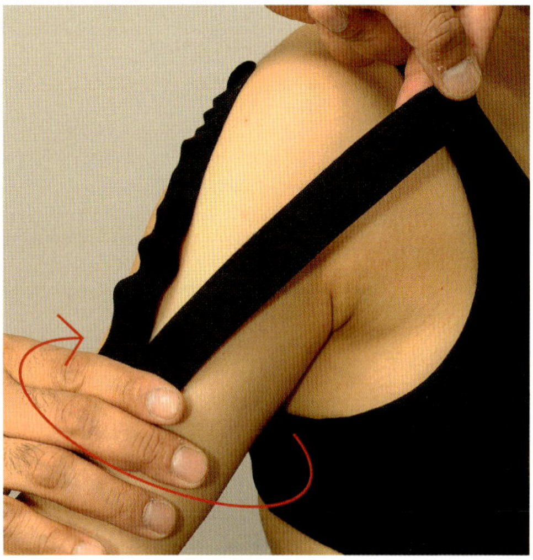

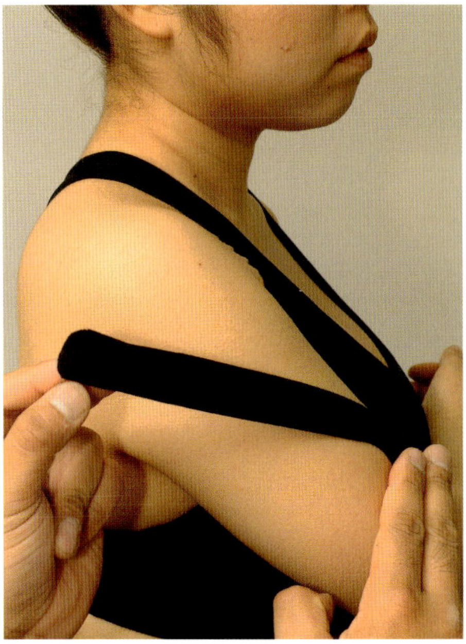

3 腕を身体の前に出し、Y 字のもう一端を、三角筋を外側から包むように肩甲骨（肩甲棘）まで貼ります。

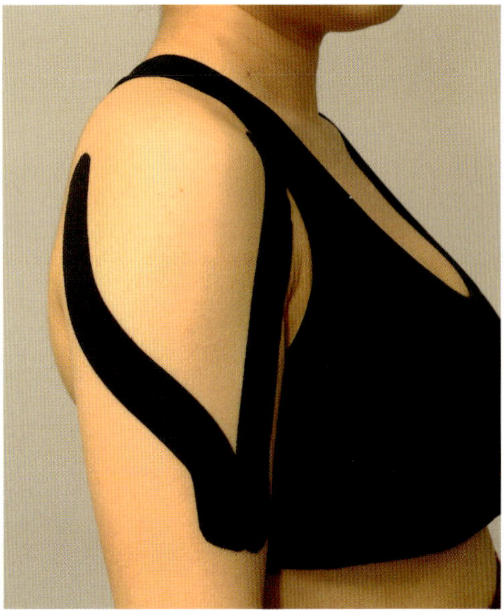

4 三角筋 Y 字テープの完成です。

テープの貼り方 Taping

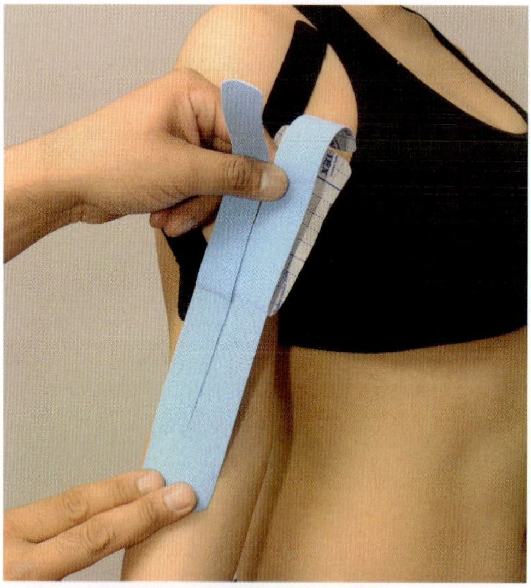

準備するテープ

上腕二頭筋 Y 字テープ

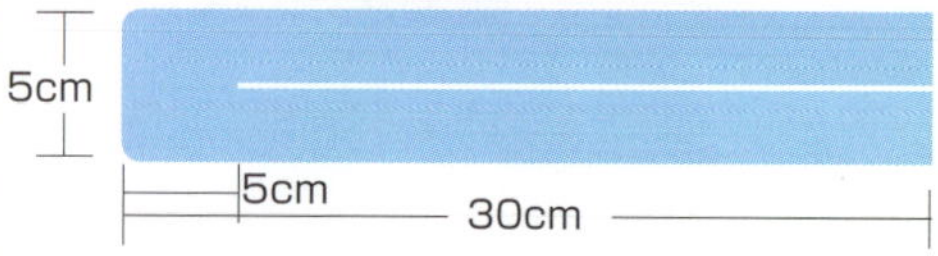

5 上腕二頭筋《じょうわんにとうきん》Y 字テープ

腕をやや外側に回し、肘関節のやや下に Y 字テープの根元部を固定します。

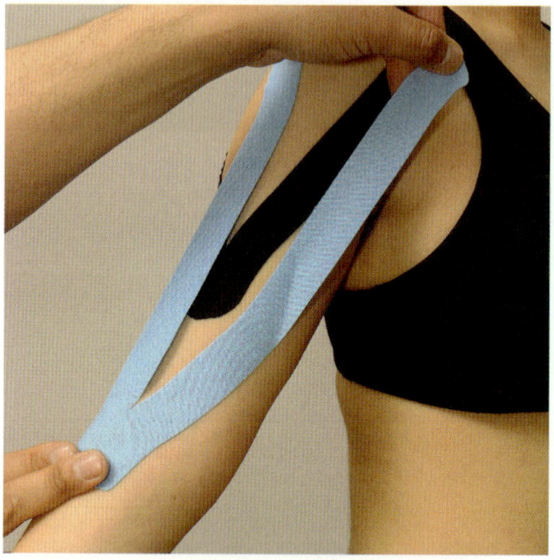

6 腕を斜めに上げて後ろに引き、Y 字内側の一端を上腕二頭筋を包むように鎖骨まで貼っていきます。

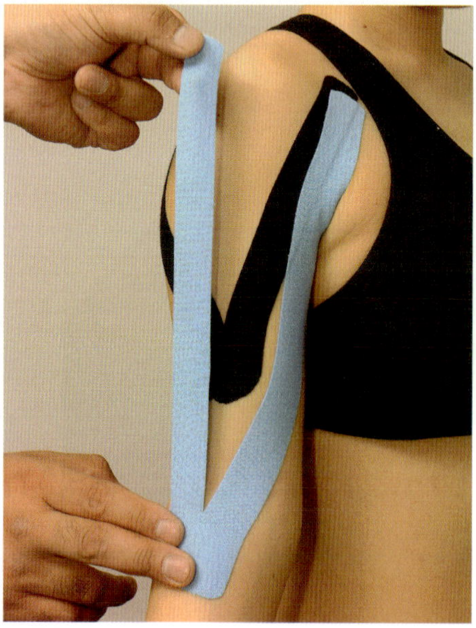

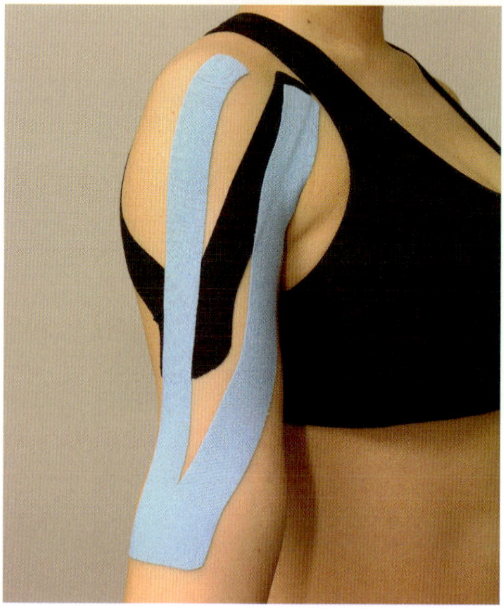

7 脇を閉じるようにして、Y 字外側の一端を上腕二頭筋を包むように肩まで貼ります。

8 Y 字部分が上腕二頭筋を包むように貼れたら完成です。

テープの貼り方 Taping

準備するテープ

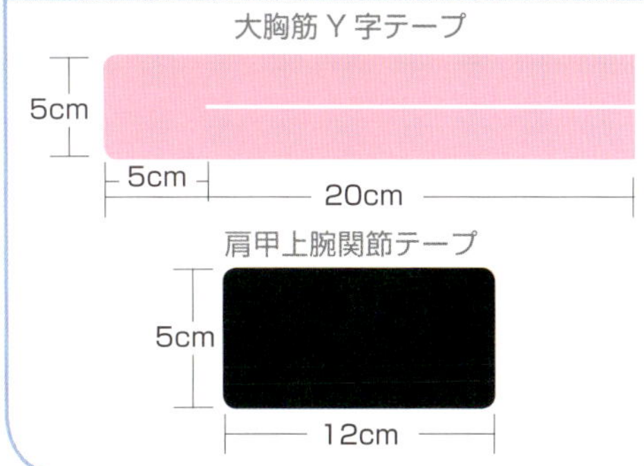

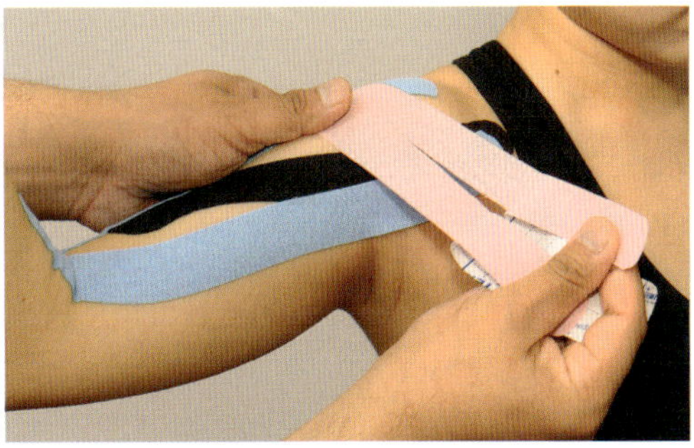

9 大胸筋《だいきょうきん》 Y 字テープ

腕を上げ、Y 字テープの根元部を腕の付け根位置、8の外側に置くように固定します。

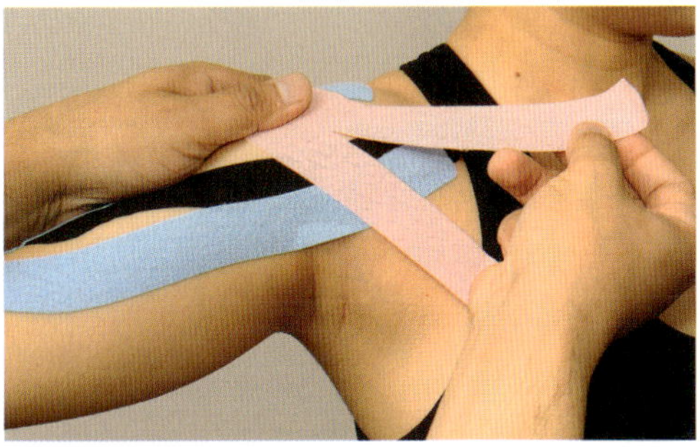

10

貼る側と反対方向に顔を向け、腕を後ろに引いて胸を張り、Y 字の上側一端を鎖骨に向かって貼ります。

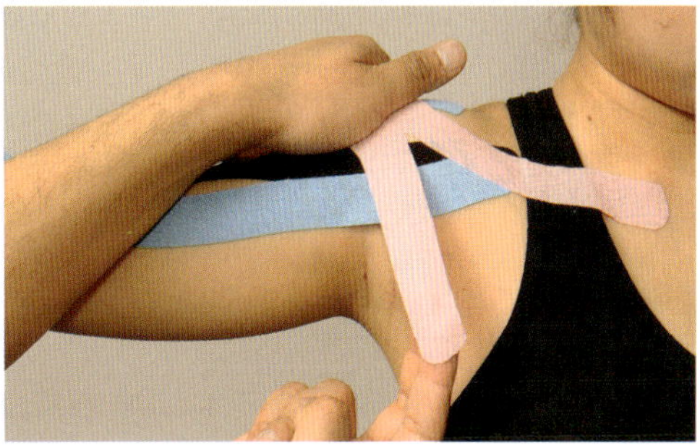

11

顔は反対を向いたまま腕をさらに上げ、Y 字のもう一方を脇に沿って貼ります。

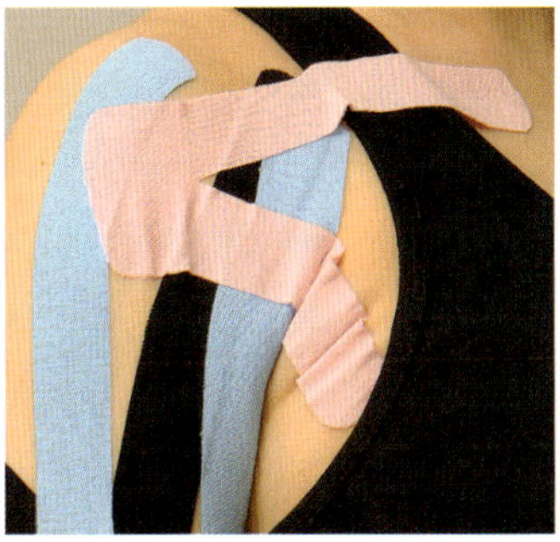

12

腕を下ろしたとき、テープにシワが寄っていることがポイント。

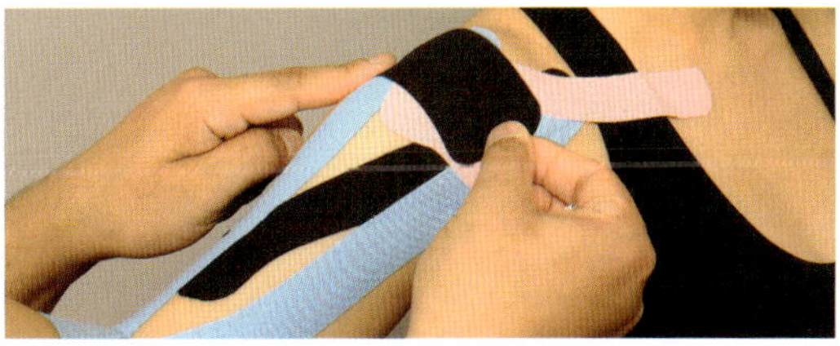

13

腕を９０度に上げ、腕を外側に回しながら、関節を包むように貼っていきます。

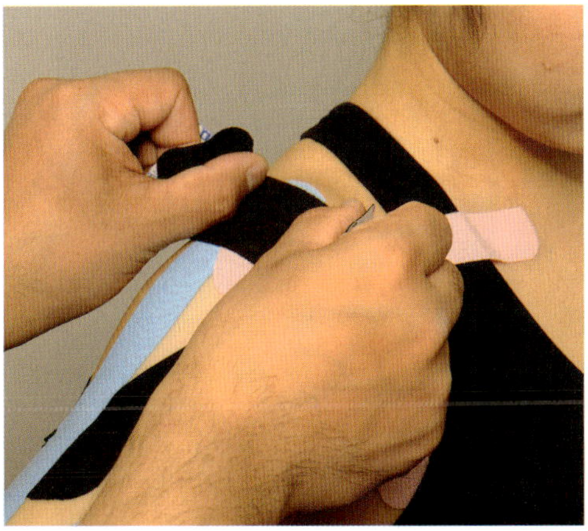

14 肩甲上腕関節《けんこうじょうわんかんせつ》テープ

I 字テープの中央を 50％くらい引っ張り、肩先に合わせます。

肩が脱れやすい（片麻痺）

片関節の構造が不安定で、筋肉が発展途上の子供の頃はとくに肩が脱れやすく、これを習慣性肩関節脱臼といいます。また、脳溢血（のういっけつ）の後遺症として多い片麻痺は、障害が起こった脳とは反対側の肩が外れて痛みを生じる運動神経麻痺のひとつです。キネシオテーピングはこの両方に使え、片麻痺等では世界中の理学療法士がリハビリに役立てています。

症 状 Symptoms

脱臼を起こして肩の関節が外れ、腕が動かせない､激しい痛みがある等。肩関節脱臼はクセになりやすいため要注意。また、脳溢血等の障害により、肩が外れて痛い等。

ポイント Point

肩が外れて下がったままになってしまう片麻痺は、１人の力ではとうていリハビリできません。そのサポートをするテーピングなので少々複雑ですが、肩関節脱臼までカバーします。重なる部分もしっかりと貼りましょう。

効 果 Effect

片麻痺や脱臼後のリハビリ、またはその予防にも効果的です。が、それに加えて、肩、背中、腕の筋肉をある程度強くすることも必要。
無理は禁物ですが、軽い負荷をかけた筋トレがお勧めです。

完成図

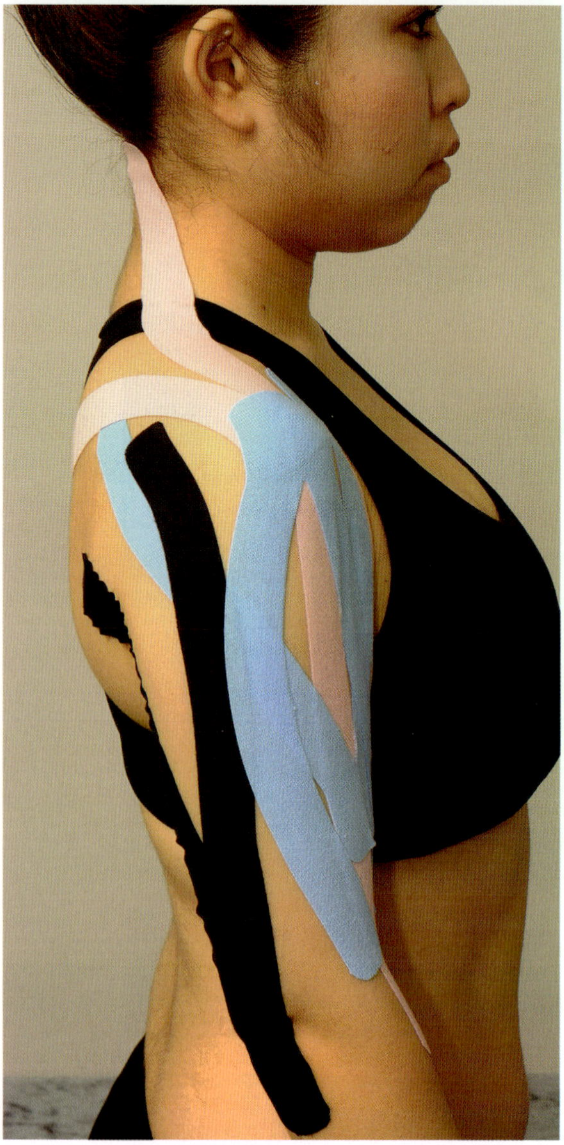

テープの貼り方 Taping

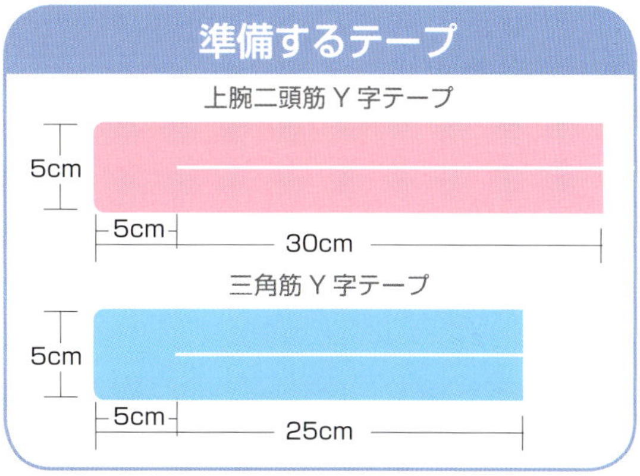

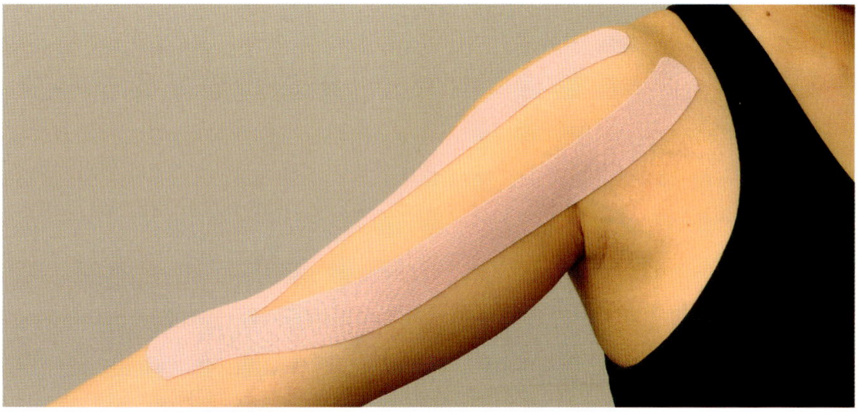

1 上腕二頭筋《じょうわんにとうきん》Y字テープ

腕の内側を上に向けて伸ばし、Y字テープの根元部を肘のやや先の前腕側に固定。Y字の内側を筋肉を包むように鎖骨に向け、外側も筋肉を包むように肩に向けて貼ります(P61参照)。

2 三角筋《さんかくきん》Y字テープ

Y字テープを、肩から上腕にかけての三角筋を両側から包むように貼ります(P60参照)。

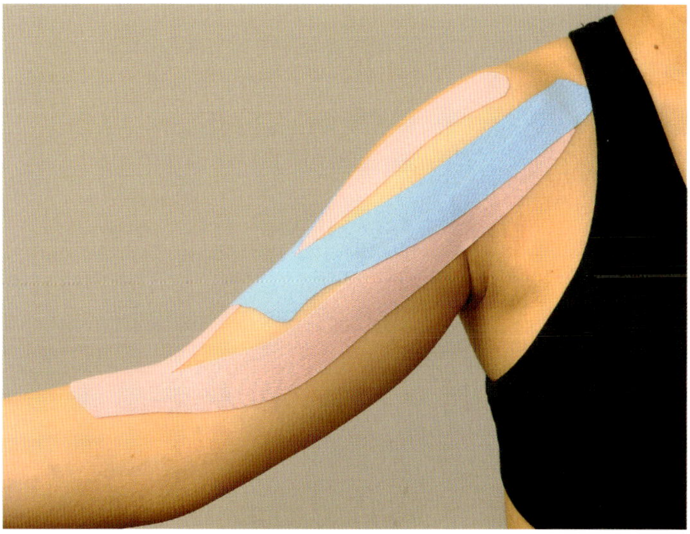

テープの貼り方 Taping

準備するテープ

上腕三頭筋 Y 字テープ

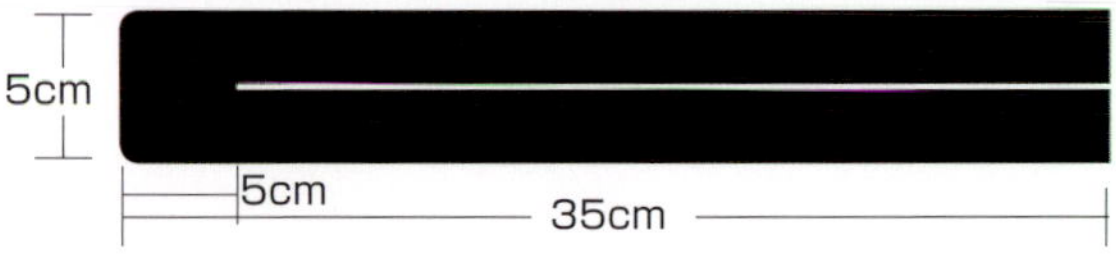

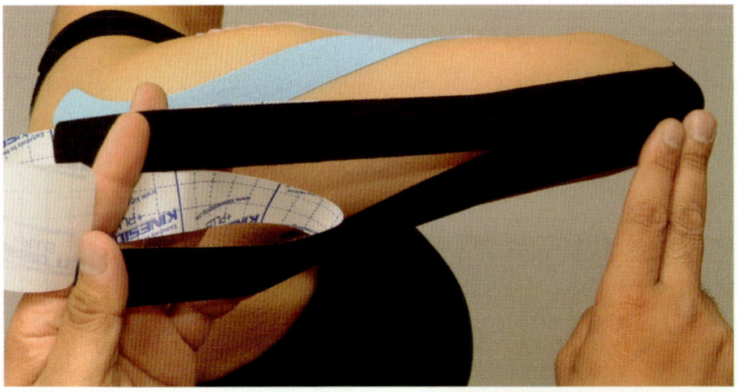

3
上腕三頭筋《じょうわんさんとうきん》 Y 字テープ

肘を曲げて腕を前へ水平に上げ、Y 字テープの根元部を、肘の先に固定。二枝部まで貼ります。

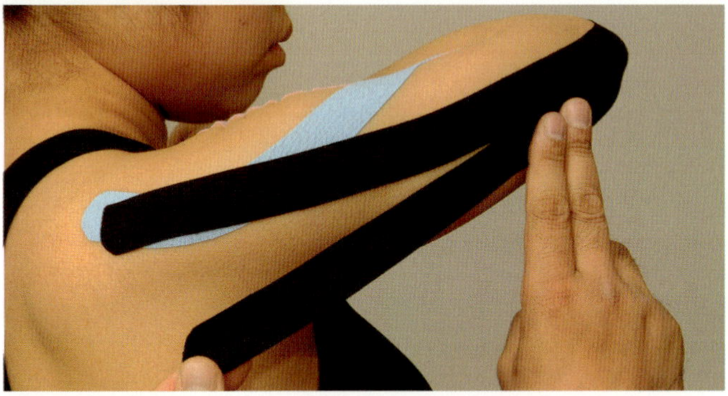

4

腕を水平よりやや上げて筋肉を伸ばし、上腕三頭筋を包むように Y 字の下を肩甲骨の外側（脇の下）に向かって貼ります。

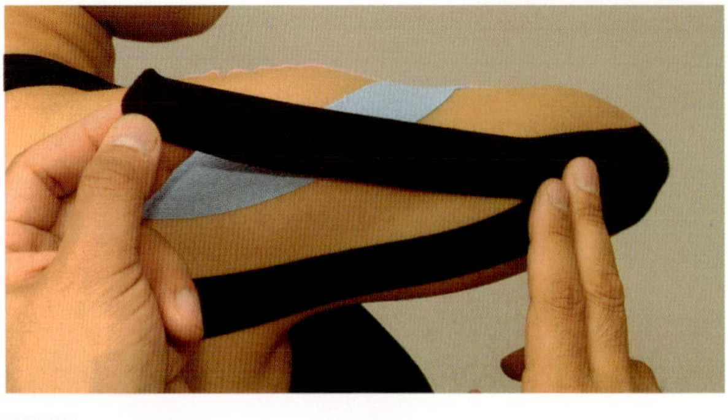

5

腕をやや上げ、上腕三頭筋を包むように Y 字の上を肩先の上部へ向かって貼っていきます。

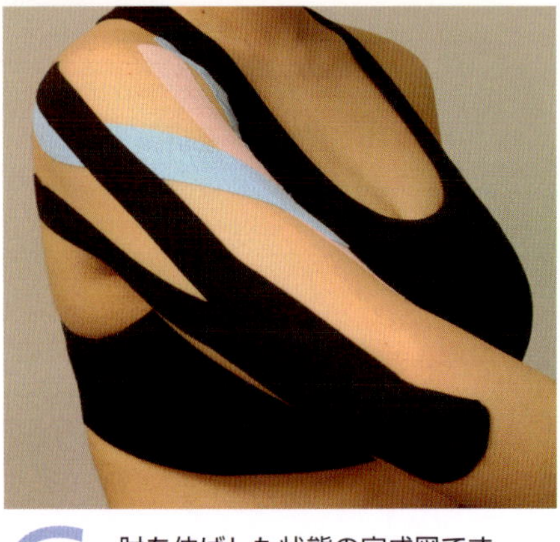

6

肘を伸ばした状態の完成図です。

テープの貼り方　Taping

7

上中僧帽筋《じょうちゅうそうぼうきん》 Y字テープ

Y字テープの根元部を肩先に固定し、仮置きします。

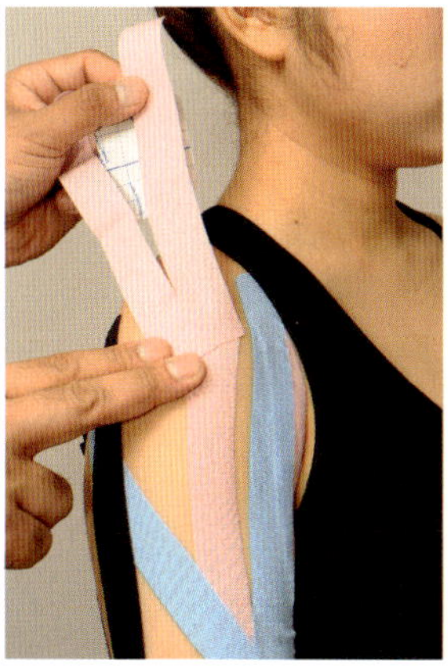

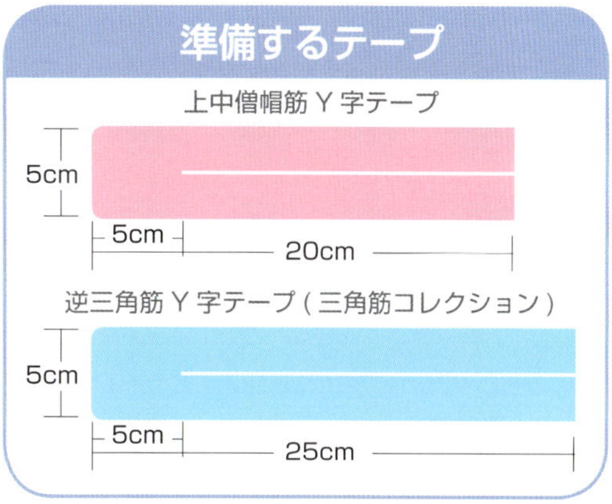

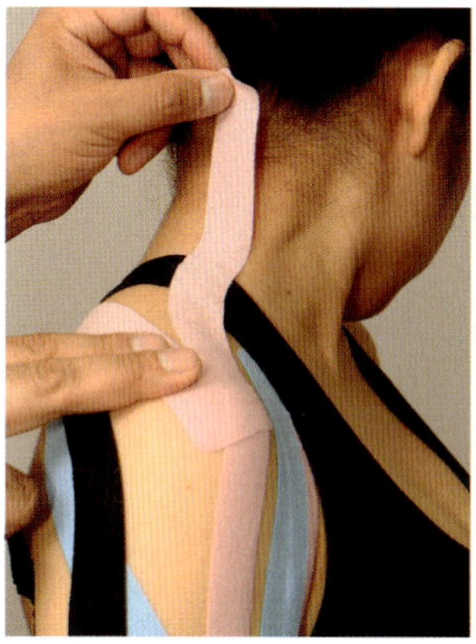

8

反対側を向いて首筋を伸ばし、首筋に沿うように貼ります。

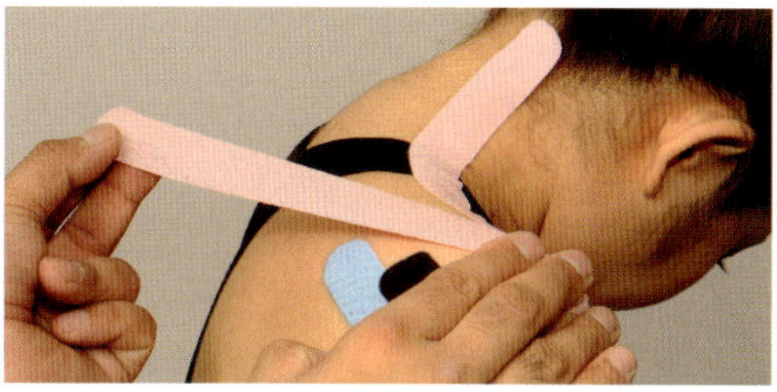

9

下を向いて背中を丸め、Y字の下側を肩甲骨の上の骨のでっぱりに沿って貼っていきます。

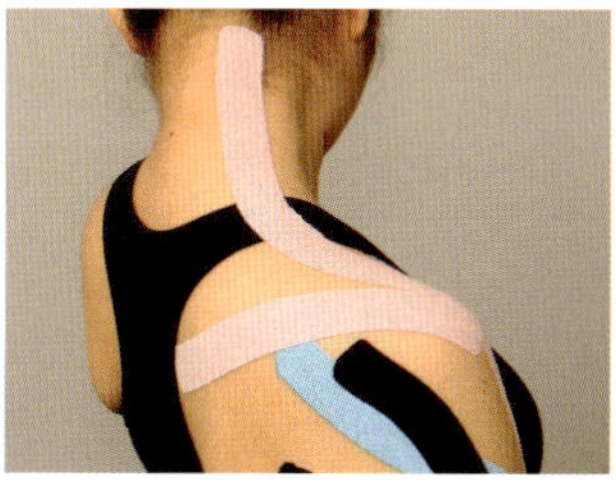

10

首を戻した状態の完成図です。

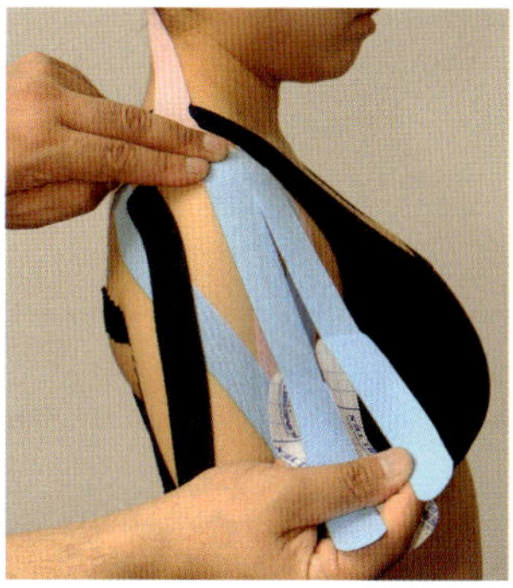

11

逆三角筋Y字テープ（三角筋コレクション）

腕は下に伸ばします。Y字テープの根元部を、肩先に固定して仮置きします。

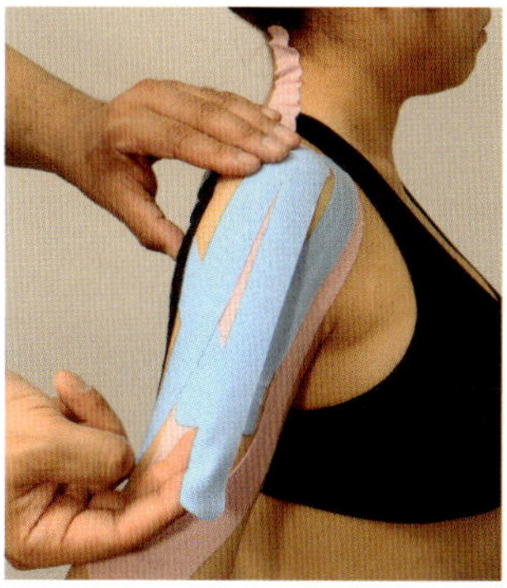

12

根本部を押さえて腕の後ろへ引きます。Y字テープの一方を、50～75%引っ張って、腕の内側から三角筋を囲むように貼っていきます。

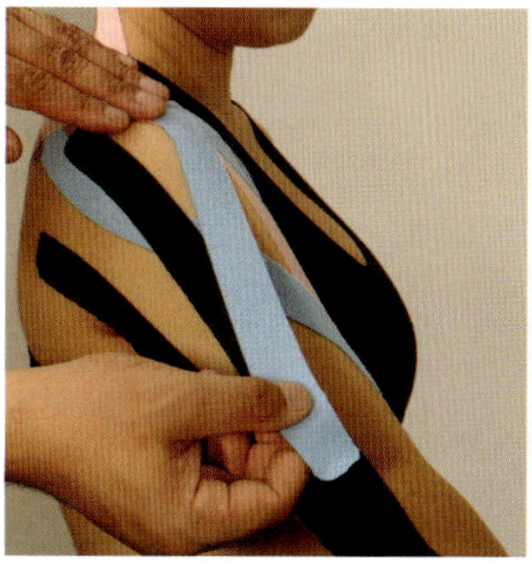

13

もう一方も50～75%引っ張って、腕の外側から、三角筋を囲むように貼っていきます（P63完成図参照）。

Column-4

キネシオテーピング協会メルマガ登録方法

キネシオテーピング協会から「お知らせ」や「メールマガジン」がメルマガ会員限定で随時発信されます。以下の手順でメールマガジンの手続きができます。

QR コードで登録する場合

① 右の「メルマガ登録 QR コード」を携帯で読み取ってください。
② そのアドレスに空メールを送ります。
③ 登録用の URL が届きます。
④ その URL にアクセスします。
⑤ 必要事項を記載します。（登録手続き）
⑥ 登録して完了です。

アドレスを直接入力して登録する場合

① アドレス（kt@mhai.jp）を入力します。
② そのアドレスに空メールを送ります。
③ 登録用の URL が届きます。
④ その URL にアクセスします。
⑤ 必要事項を記載します。（登録手続き）
⑥ 登録して完了です。

メールマガジンの配信は不定期です（年４回予定）

キネシオテーピング協会ホームページでもいろいろな情報を公開しています。
ぜひアクセスしてみてください。

http://www.kinesiotaping.jp

キネシオ新聞ダウンロードはコチラから
http://www.kinesiotaping.jp/mail_magazine

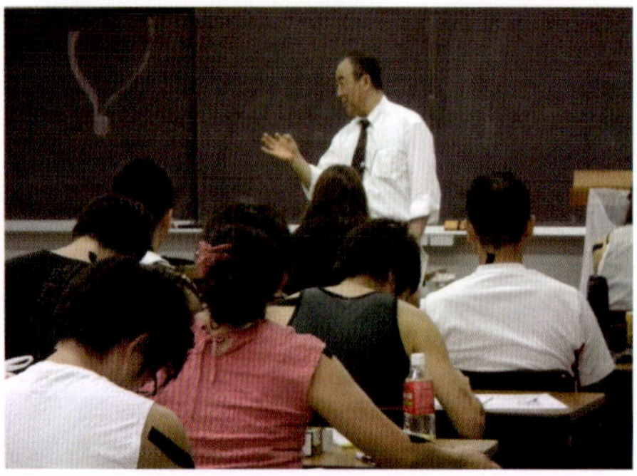

●キネシオテーピング講習会

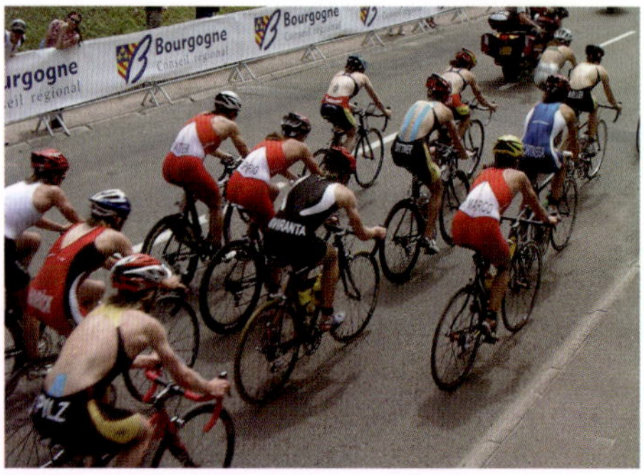

●トライアスロンにボランティアでテーピング

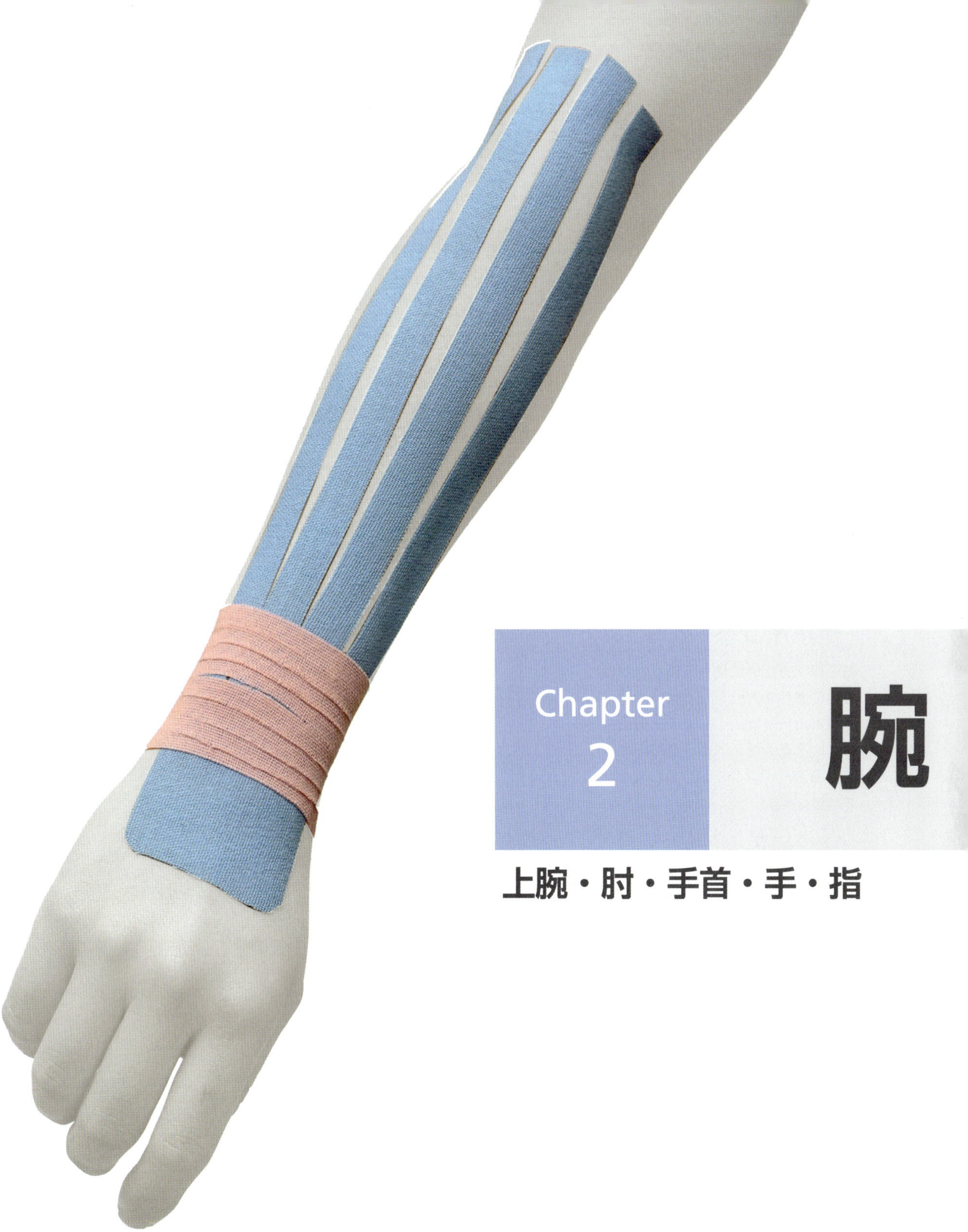

Chapter 2 腕

上腕・肘・手首・手・指

肘の内側の痛み（テニスエルボー）

いわゆるテニスエルボーの場合、上級者やプロの選手はフォアアンドで強い打球を受けるため、その衝撃が内肘へと響いて炎症を起こします。また、手首が不安定な初心者にみられるのは、打球を受けたとき手首が動き、前腕の筋肉が伸ばされて肘の内側副靭帯を伸ばしてしまうケースです。腕をよく使う人や主婦等にも多い症例なので、参考にしましょう。

症 状 Symptoms

物を強く握る動作や、タオルをしぼる等の腕のヒネリ・ネジリ動作のとき、肘の内側が痛い。ラケットを使ったスポーツで、ボール等を受けたとき、しびれるように痛む等。

ポイント Point

腕を曲げるために使う筋肉、ネジるために使う筋肉、そして肘の内側側副靭帯にテーピングします。普段から肘に不安のある人は、予防の意味でこのテーピングをしておくことをお勧めします。

効 果 Effect

痛みはすぐに治まってきますが、伸びてしまった筋肉や靭帯は、すぐに改善できるわけではありません。痛みがとれても、しばらくテープを貼り続け、重い物を持つ等の無理は避けましょう。

完成図

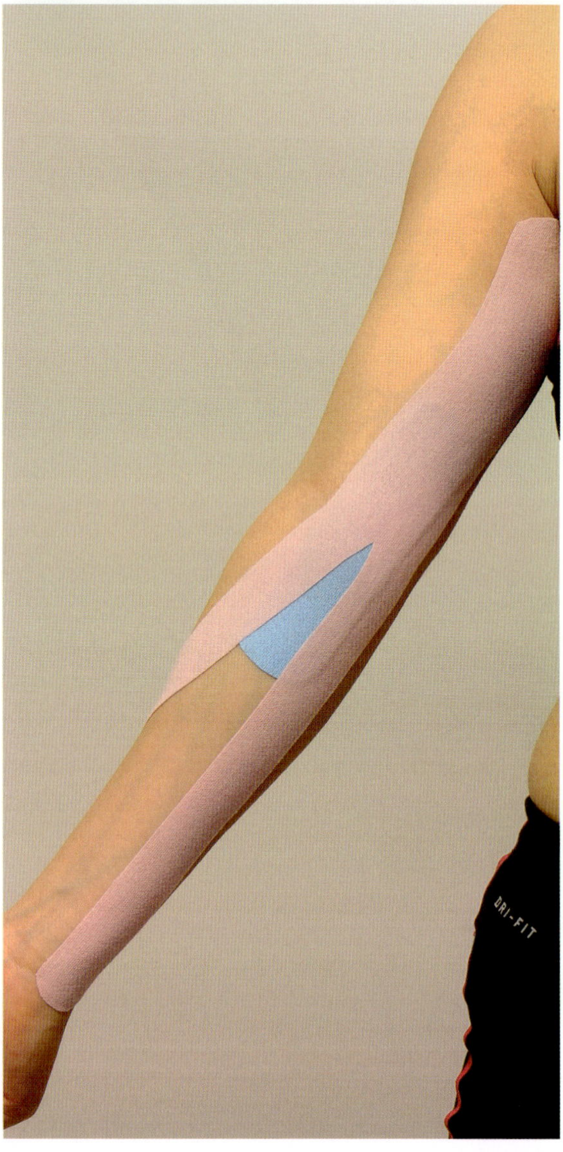

テープの貼り方 Taping

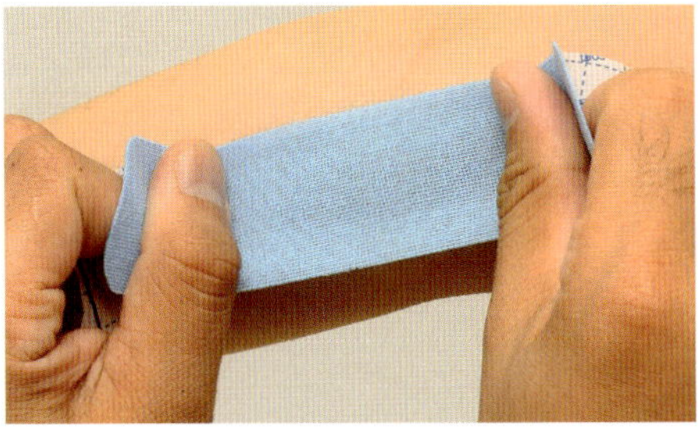

1 内側側副靭帯テープ（狭間コレクション）

肘を伸ばし、I字テープを肘内側の靭帯に合わせ中央を50%引っ張り貼ります。

準備するテープ

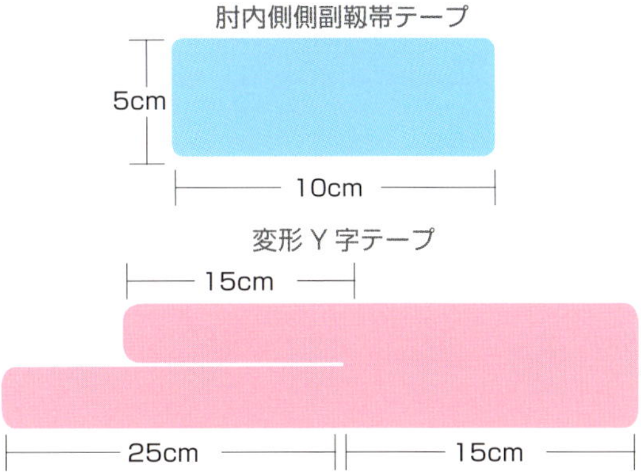

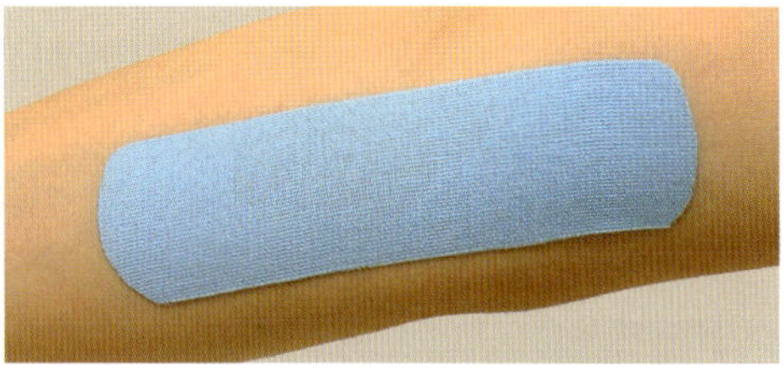

2

テープの両端は引っ張らずそのまま貼っていきます。

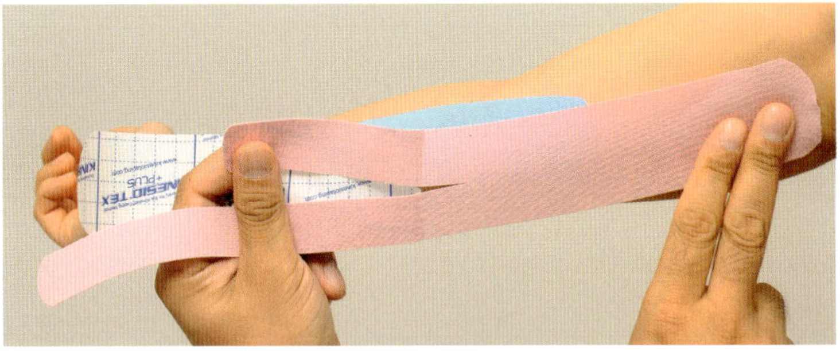

3 変形Y字テープ

肘を伸ばし腕を90°くらい上げ、手掌が上を向くようにします。テープの切り込みのない一端を腕のつけ根（小指側）に貼ります。

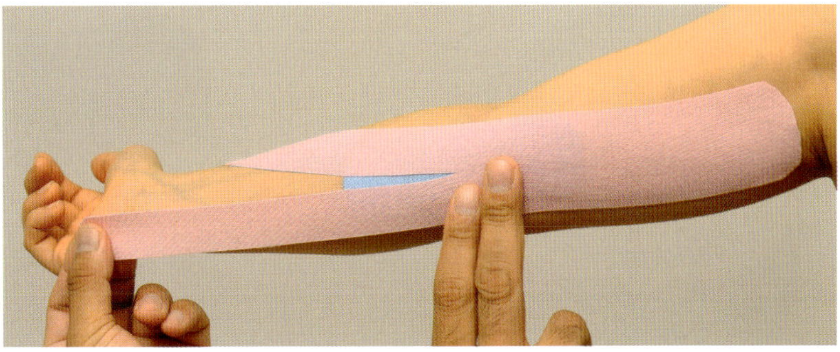

4

次に肘から先を外側へまわすようにしてY字の短い一端を手首と肘の長さの中央の母指側に向かって斜めに貼っていきます。

5

Y字の谷まで貼ったら、Y字の長い一端をそのまま肘の内側から小指側に沿って手首まで貼っていきます。

肘の外側の痛み（ゴルフ肘・野球肘）

ゴルフ肘・野球肘等といわれ、肘の外側が痛くなる障害です。とくにゴルフでは、肘をしぼった窮屈な体制から、強い衝撃を肘に受けてしまう、ダフり等が炎症の原因となります。また、テニスのバックハンドのときも、強い打球をスイートスポット外で受けてしまうと、肘に負担をかけます。こうした肘外側の症状を改善していくテーピングです。

症 状 Symptoms

誤ったフォームで打ち続け、肘に負担をかけた。肘の外側に出っ張る骨、（外側上顆）が痛み、物をつかむ、重い物を持つ、片手で支える等で負担がかかると、肘から前腕、手首までシビレも伴なう等。

ポイント Point

小さい筋肉 (回外筋・回内筋) が伸ばされると痛くなるので、そこにテーピングをします。また、腫れている場合は浅筋膜テープで腫れを引かせ、さらにひどいときは、靭帯テープをプラスします。

効 果 Effect

意外に頑固な障害なので、ある程度テーピングを続けましょう。もしも、このテーピングで足りない場合は、肘のサポーター等を加えてください。痛みが消えるまでは、肘に負担をかけないよう気を付けることが肝心です。

完成図

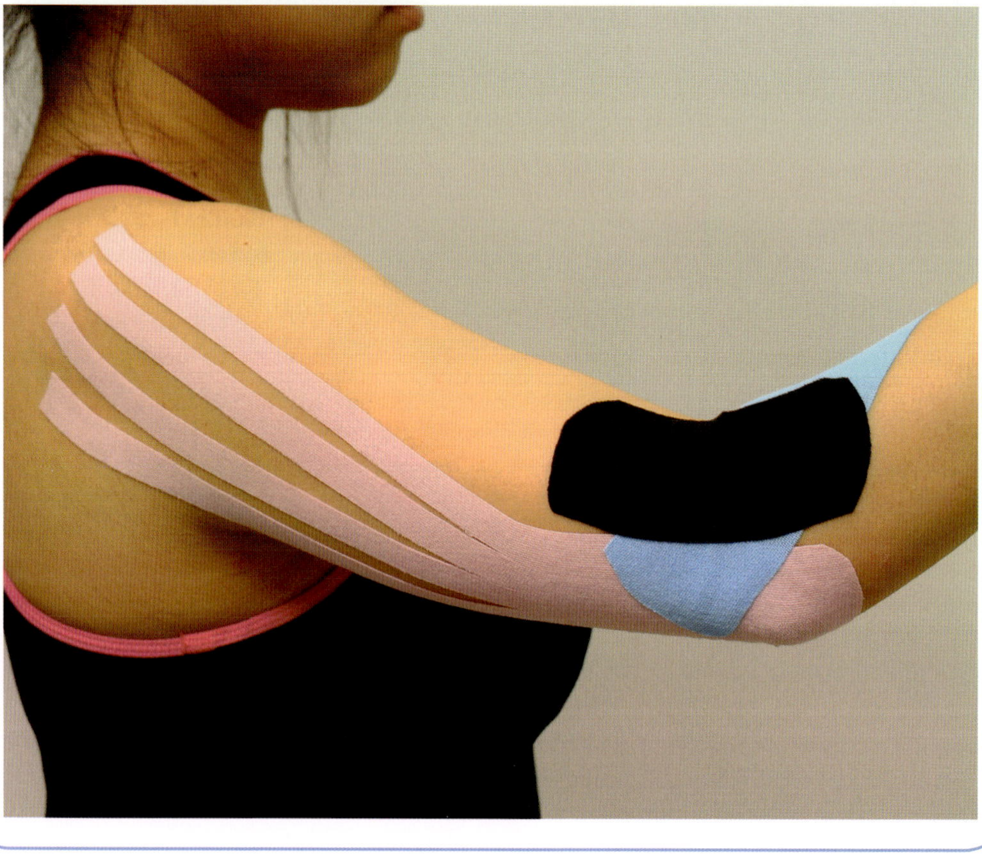

テープの貼り方 Taping

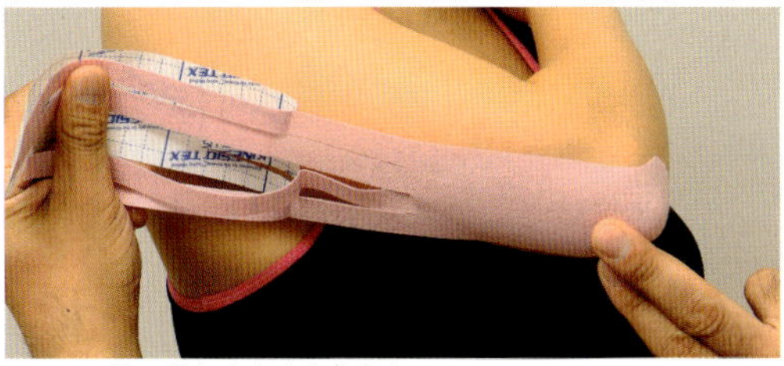

1 上腕三頭筋《じょうわんさんとうきん》浅筋膜テープ

腕を水平に上げ、リンパテープの根元部を曲げた肘の向こう側から固定。テープを仮置きします。

準備するテープ

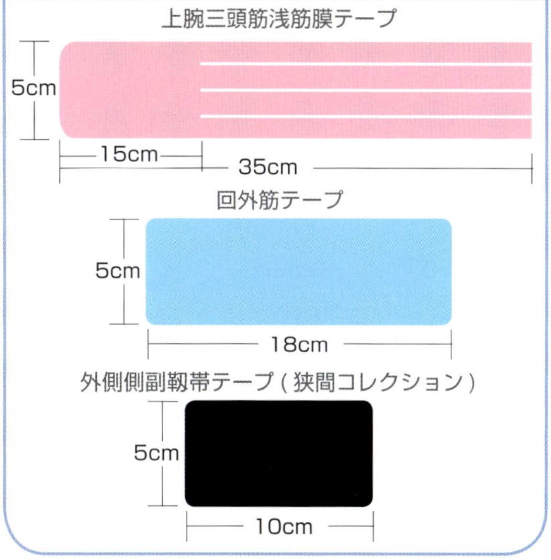

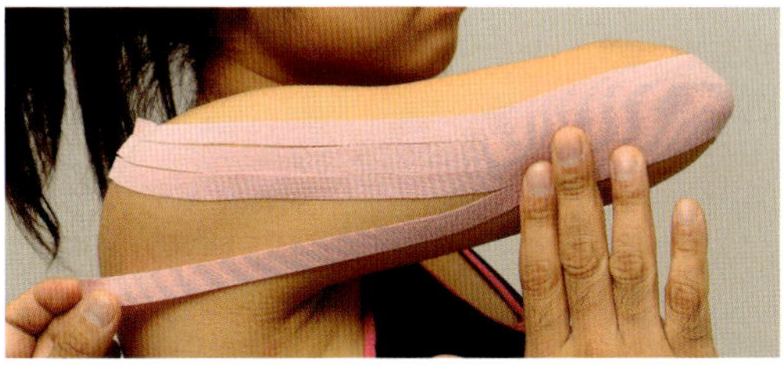

2

肘部分から皮膚の遊びを取り、1/4 本の下から、肩先に向かって貼っていきます。

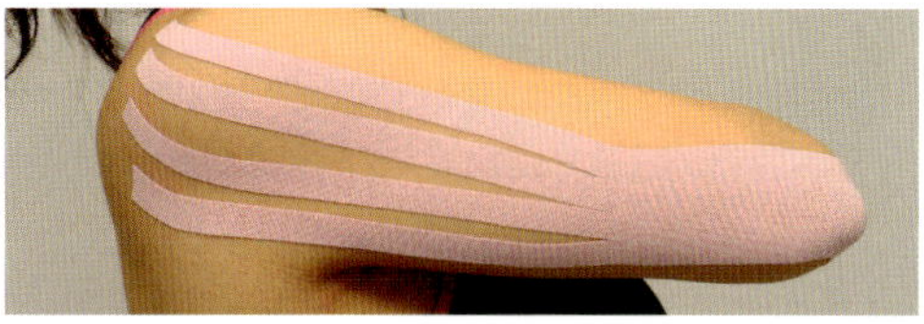

3

ほぼ等間隔に貼って完成です。

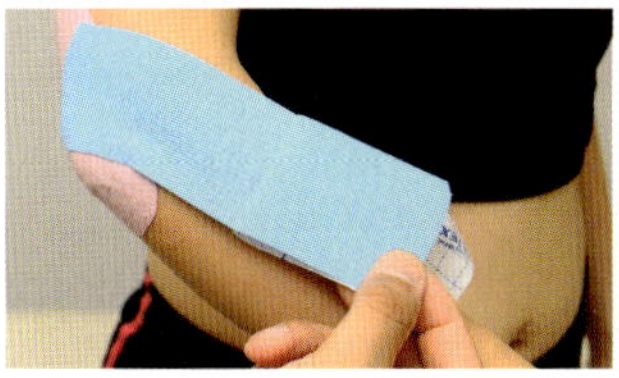

4 回外筋《かいがいきん》テープ

上腕を 3 よりも下げ、肘は直角くらいに曲げ、I 字テープの一端を肘外側のでっぱった骨に固定します。

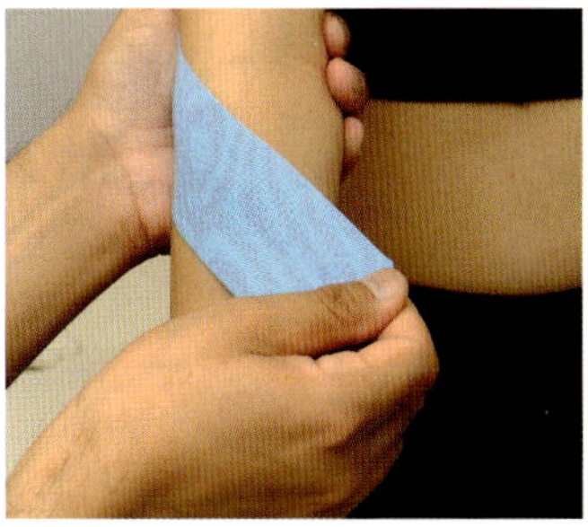

5

肘を伸ばし、腕を内側に回しながらテープのもう一端を、前腕の斜め下に向かって螺旋状に、巻くように貼っていきます。

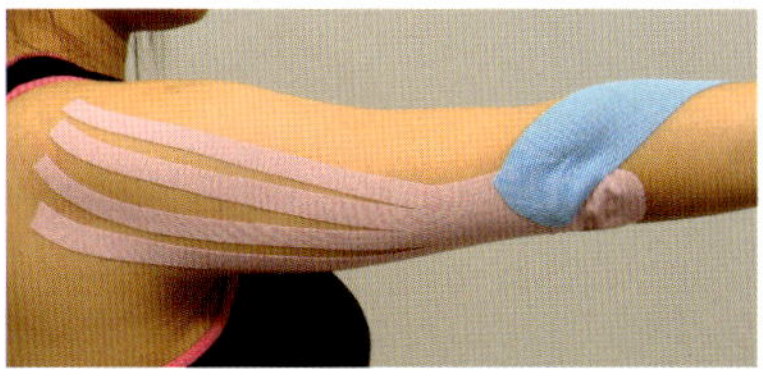

6

肘を伸ばした状態の完成図です。

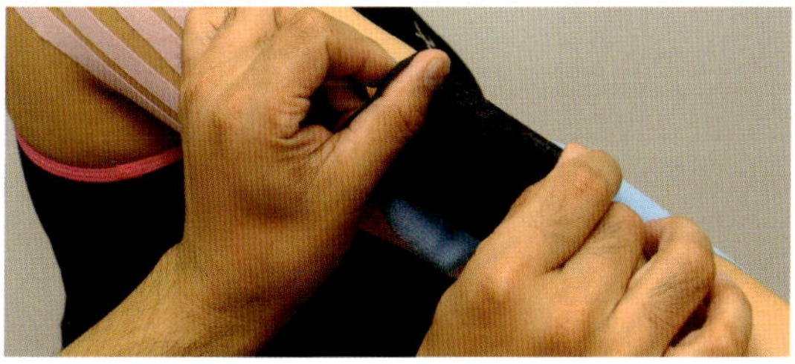

7 外側側副靭帯《がいそくそくふくじんたい》テープ（狭間コレクション）

肘を軽く曲げ、貼り始めの位置を確認します。肘を伸ばし、I 字テープを、肘外側の靭帯に合わせ、中央を 50% 引っ張りながら貼っていきます（完成図参照）。

手首の痛み（リウマチ）
指のシビレ（手根管症候群）

手首の痛みで代表的なのがリウマチです。手を使いすぎた人に多く、関節が痛みと腫れに襲われ、夜眠れなくなるとても辛い症状です。また、手首の痛みと指のシビレは伴って起こりやすく、手根管症候群はパソコン操作等の指や手の使いすぎで起こります。ここでは、両方の異常に対してテーピングを行い、痛みやシビレ、腫れを改善していきます。

症状 Symptoms

指や手首の関節が腫れていて、痛くて辛い。手を握るととくに痛い。手首が痛むだけでなく、だるい、しびれる、むくむ、感覚麻痺も伴う。ひどいときは物をつかめない等。

ポイント Point

関節の腫れをとるために、浅筋膜テープを貼ることが大切です。リウマチを、痛み止めだけで対処していると、炎症でできた膿が全身に回り、全身性のリウマチになる場合があるので、十分注意しましょう。

効果 Effect

浅筋膜テープは腫れをとるだけでなく、その名が示すように浅筋膜の動きを良くします。関節部の障害は時間をかけて改善し、手首への負担は極力かけないように。手首にできる小さなコブ、ガングリオンにも有効です。

完成図

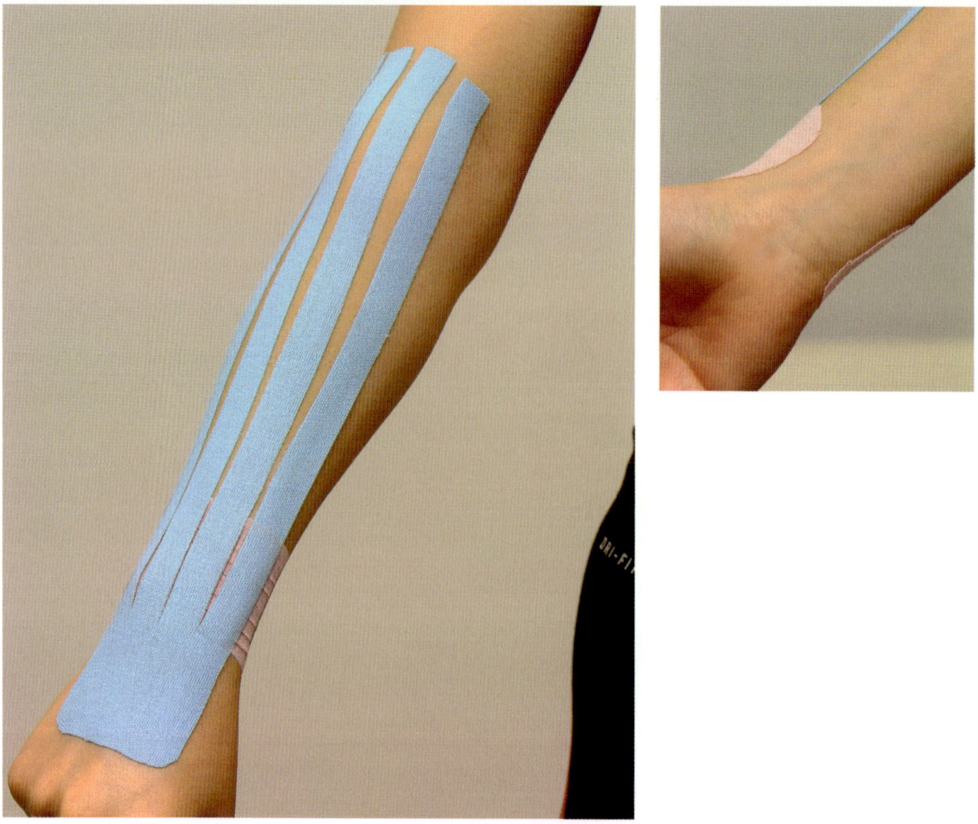

テープの貼り方 Taping

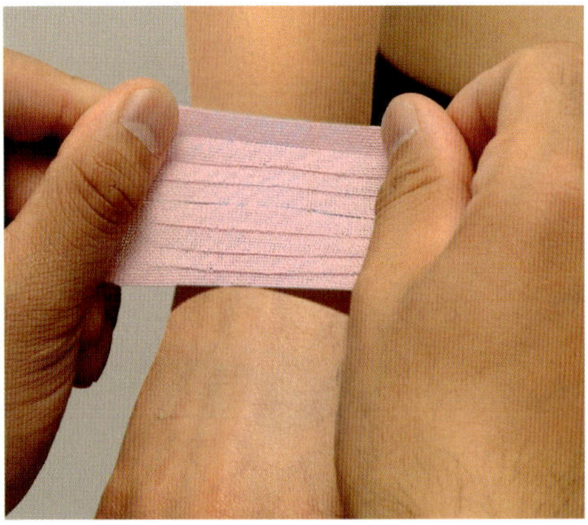

準備するテープ

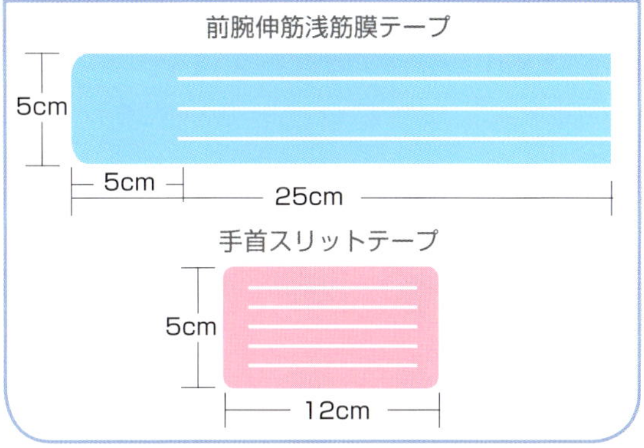

1 手首スリットテープ

スリットテープの中央を手首の甲側中心部に合わせ、両側にやや伸ばしながら手首に巻くように貼ります。

2 前腕伸筋《ぜんわんしんきん》浅筋膜テープ

手の甲を上にして腕を伸ばし、浅筋膜テープの根元部を手の甲に固定。テープを仮置きします。

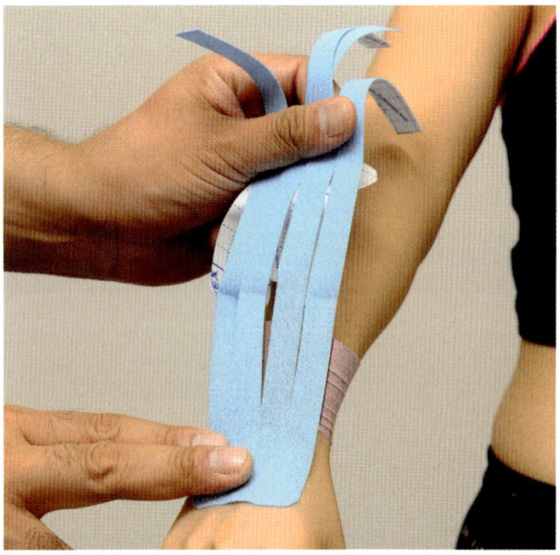

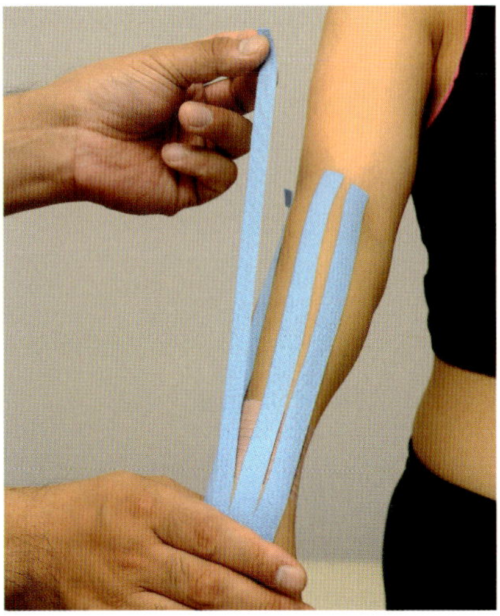

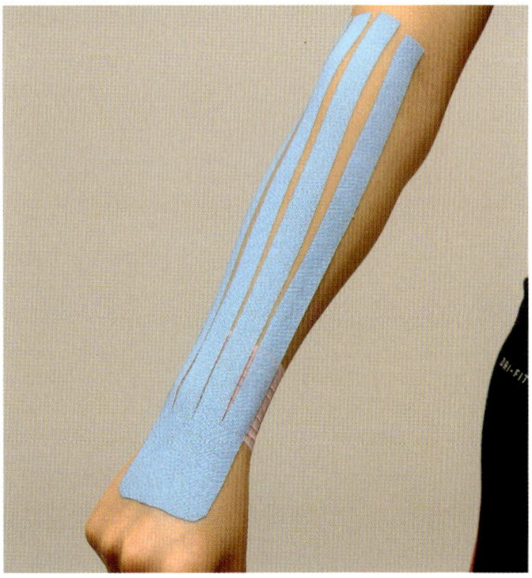

3

手首をてのひら側に曲げて筋肉を伸ばし、浅筋膜テープを熊手状に貼っていきます。

4

肘をのばした状態の完成図です。

指がのびにくい、バネ指

関節障害のひとつで、曲げた指が伸ばしにくく、無理に伸ばそうとするとバネ仕掛けのように弾けて伸びるため、バネ指といいます。

重い物を持つ、畑仕事を行う等の人達に多く、とくに女性は、更年期障害の一種としても起こります。腱に十分な栄養を送るためにも、全身のリンパと血液循環を良くするテーピングを行います。

症 状 Symptoms

痛みがひどくない代わり、指の曲げ伸ばしがスムーズにいかない。あまり痛まないからと放っておくと、腱鞘炎や関節炎に発展してしまうので要注意。

ポイント Point

まさに指の動きをスムーズにするテーピングです。ここでは親指を例にした貼り方を紹介しましょう。親指を折り込んでグーを作り、手首をよく伸ばすようにして貼ることがポイントです。

効果 Effect

血液とリンパの流れが良くなることで、指の曲げ伸ばしが楽になります。ただし、ある程度長い時間テーピングをしておく方が良いでしょう。

完成図

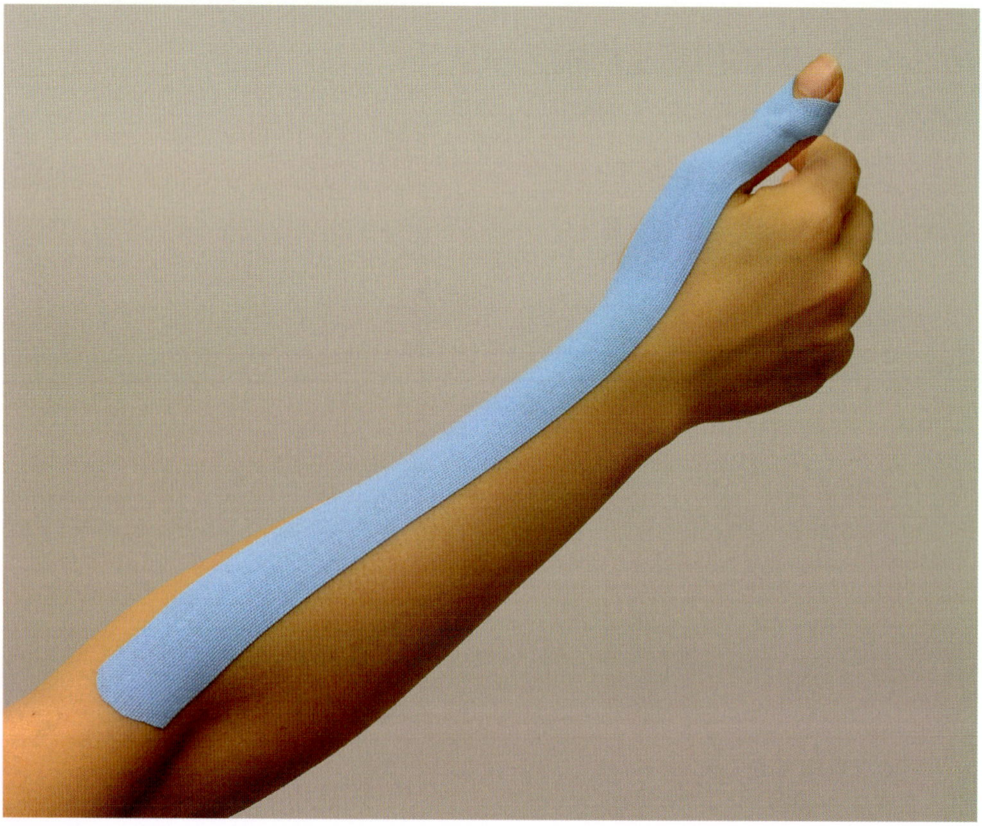

テープの貼り方　Taping

準備するテープ

長母指伸筋Y字テープ

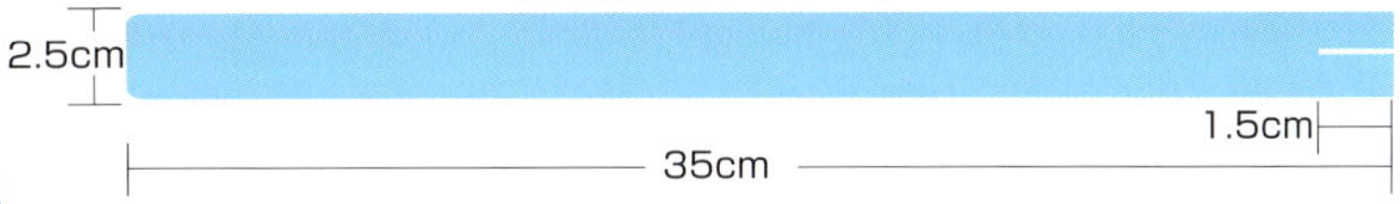

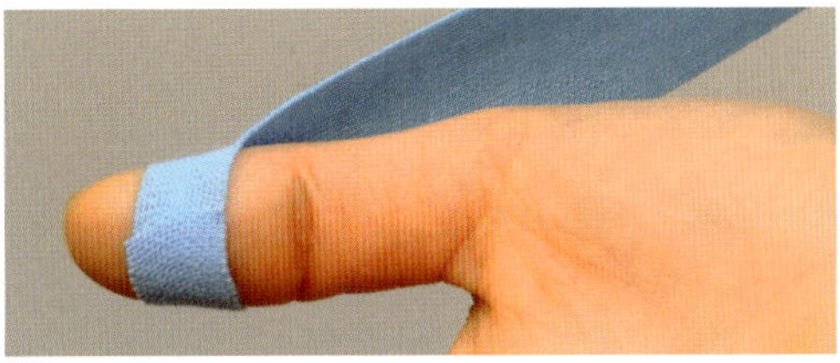

1　長母指伸筋《ちょうぼししんきん》Y字テープ

Y字テープ先の二枝側を、母指の指先に巻いて固定します。

2　手の甲を上にしてテープの一端を母指に沿うように向けます。

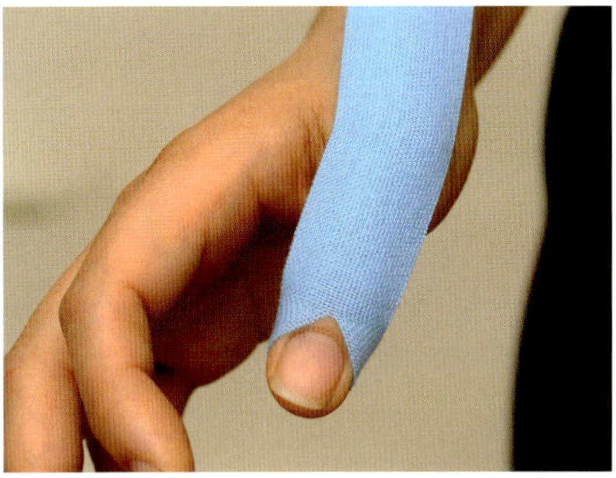

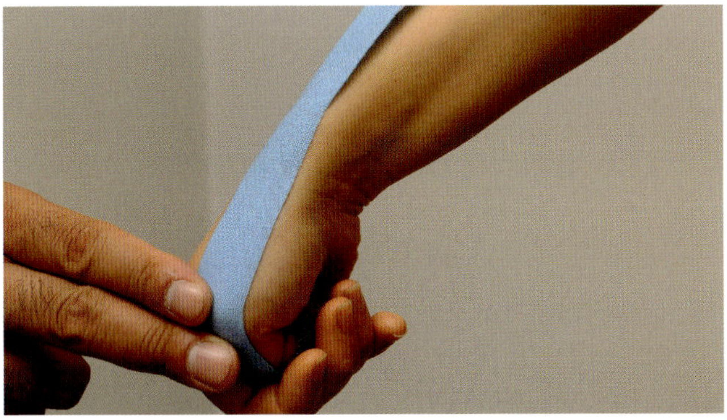

3　手首を小指側に曲げ、母指を中にしてグーを作り、母指、手首の筋を伸ばしながら母指の上面から腕へと貼ります。

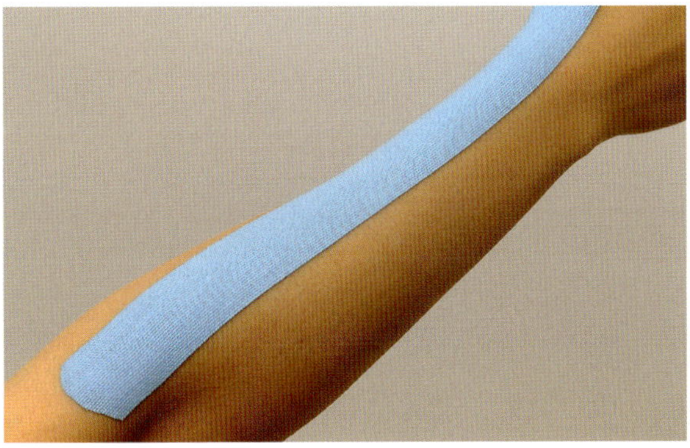

4　さらにテープを、肘に向かって貼っていきます。

突き指

突き指は、明らかに外傷性の障害です。とくに起こりやすいのはバレーボールやバスケットボールをやっているときで、指先に球が当たったその瞬間に指が反り返り、指関節の側副靱帯が伸びてしまうことが原因です。徐々に痛みが増し、関節部分が腫れてきます。同様のことが日常生活の中でも起こるので、指が変形してしまう前に改善しておきましょう。

症 状 Symptoms

指先を強く突いたり、物が指先に強く当たり、痛みに伴って腫れてくる状態。突き指には、骨折やヒビ等も考えられるため、最初はレントゲンで確認することが必要です。

ポイント Point

スポーツ選手も活用している本格的な突き指用のテーピングです。なお、突き指をしてしまったとき、指を引っ張って治そうとするのは間違いです。損傷をひどくするので、気をつけましょう。

効 果 Effect

単純な突き指ならば、靱帯テープも効果的です。スポーツを行う人や選手の場合、あるいは損傷の度合いによって、時にはホワイトテープで固定・補強することも必要です。

完成図

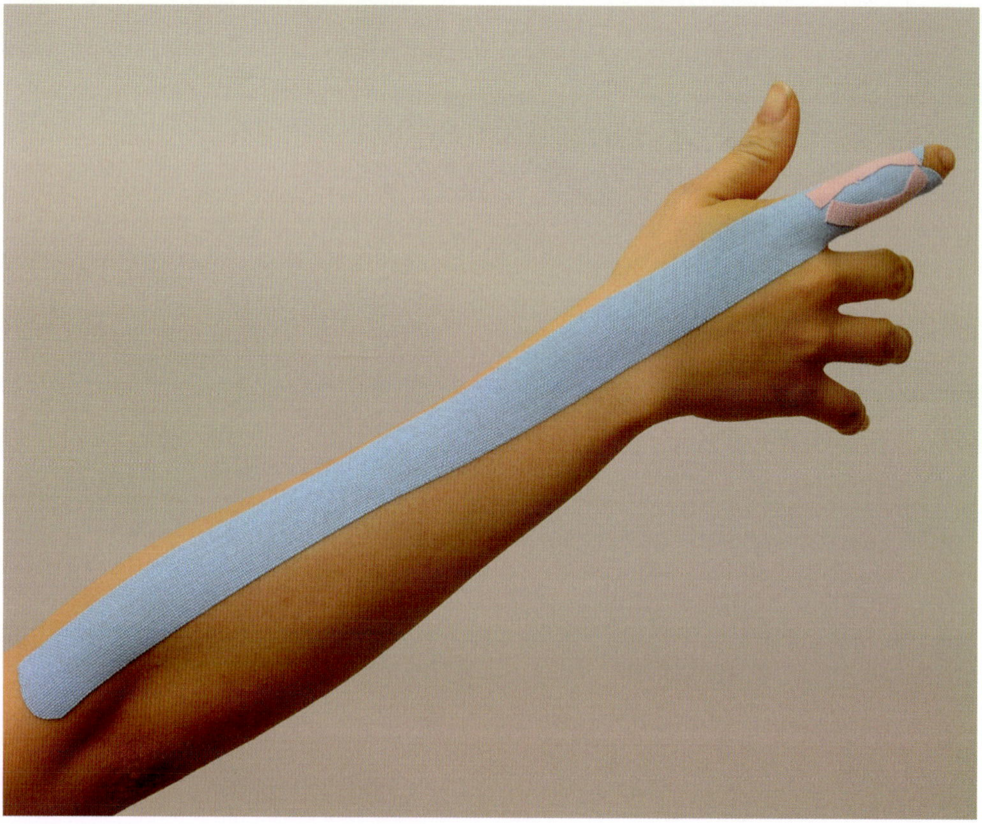

テープの貼り方 Taping

準備するテープ

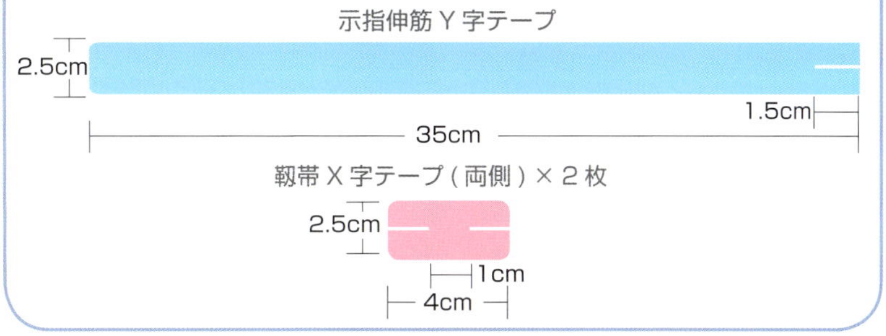

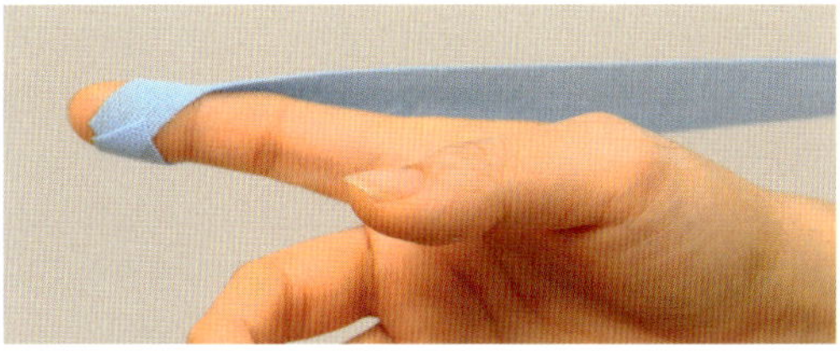

1 示指伸筋《じししんきん》 Y 字テープ

Y 字テープの先の二枝部分を、突き指した指先に巻いて固定します。

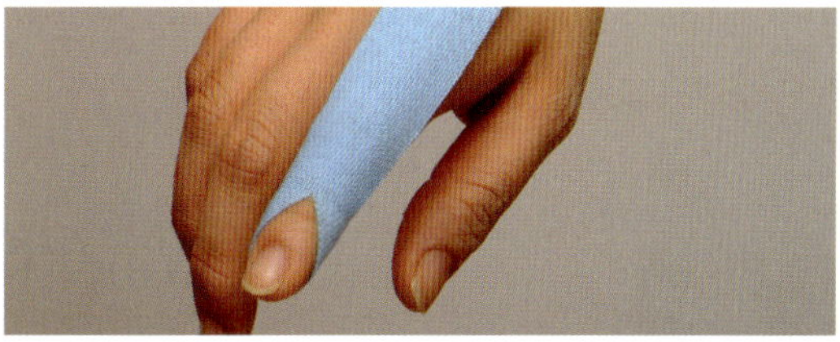

2 手の甲を上にしてテープの一端を、指の背に沿うように貼ります。

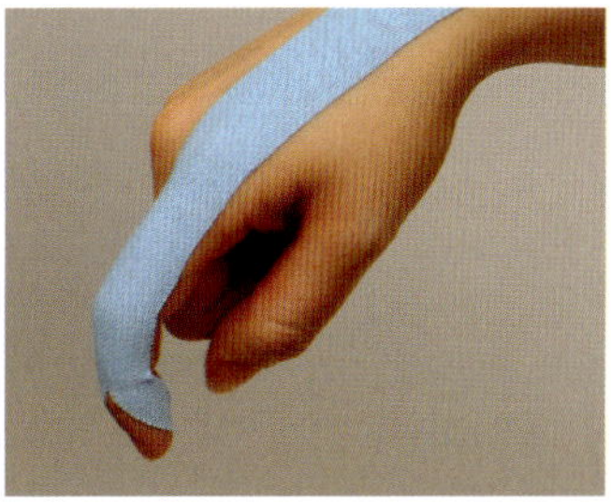

3 指を曲げ、指の背に沿って貼っていきます。

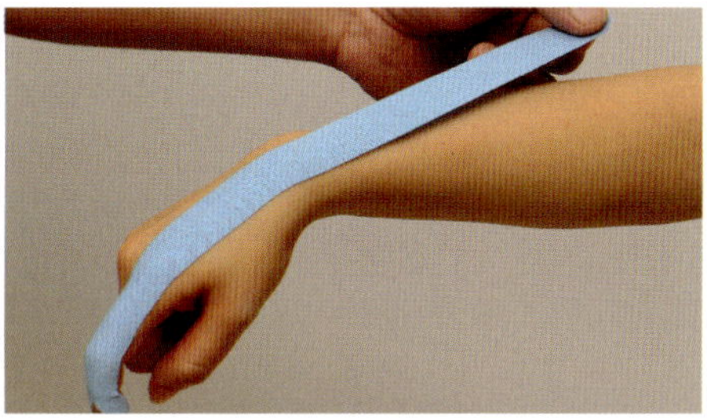

4 手首を曲げ、テープを肘（外側）に向かって真っ直ぐに貼っていきます。（完成図参照）

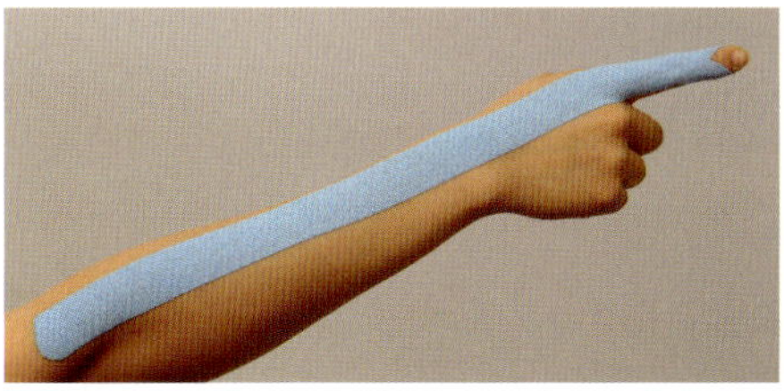

5 指から肘を伸ばした状態の図です。

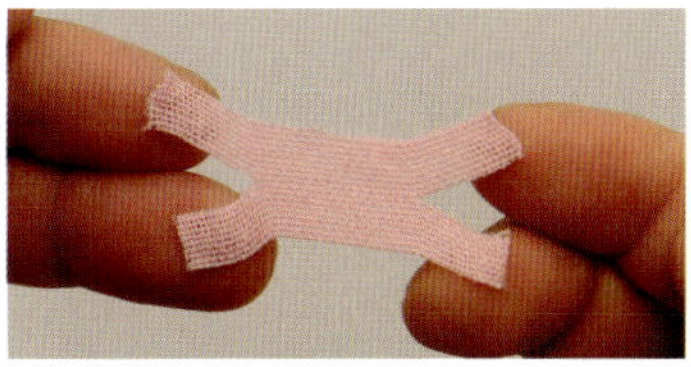

6 靭帯 X 字テープ (両側)

テープ両側に切り込みを入れ、テープの中央を伸ばし、指の靭帯部分に X 字の中央を合わせます。

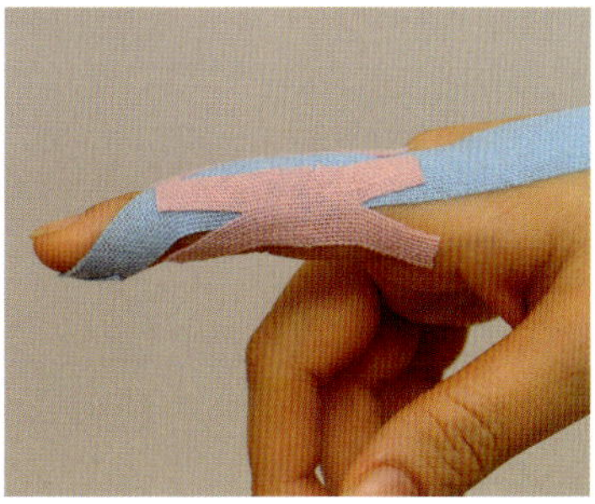

7 外・内、両側の靭帯部分に X 字状に貼って完成です。

親指の付け根の痛み（腱鞘炎）

なぜか一番多く起こりやすいのがパチンコをしている間。玉の強さが調整する手を固定していると、指に力が入っていて時々戻らなくなる状態がそれです。頬杖をついているときや、携帯のメールを打っている場合も例外ではなく、腱が伸びすぎて炎症が起こるので腱鞘炎といいます。伸びた腱に対するテーピングを行い、痛みを解消しましょう。

症 状 Symptoms

親指の動きがスムーズでない。指先を動かすと、手首から親指にかけて痛みやシビレを感じる。とくに親指の付け根に痛みが出やすく、親指を内側に折るとさらに痛む等。

ポイント Point

親指の腱鞘（腱の通り道で筒状のさやのこと）と手首を動きから保護するように貼ります。親指に力が入りすぎていたり、手先を使い過ぎることが原因なので、手はなるべく動かさないように心がけましょう。

効 果 Effect

痛みは早く解消されます。しかし腱鞘炎というのは、動作がスムーズでなくなったあとの、悪化した状態が引き起こしているため、月単位でテープを貼り直しながら、根気よく改善していく方法が効果的です。

完成図

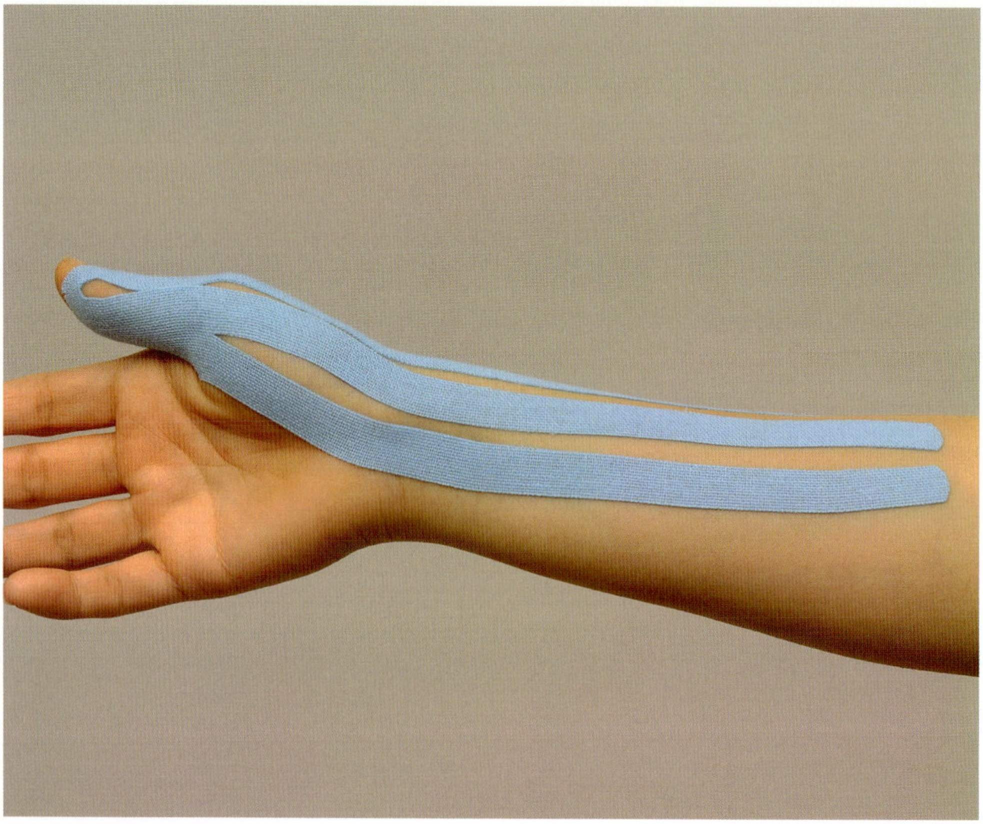

テープの貼り方　Taping

準備するテープ

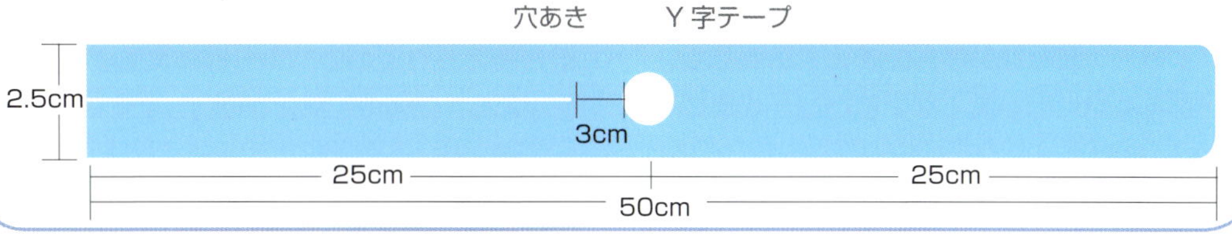

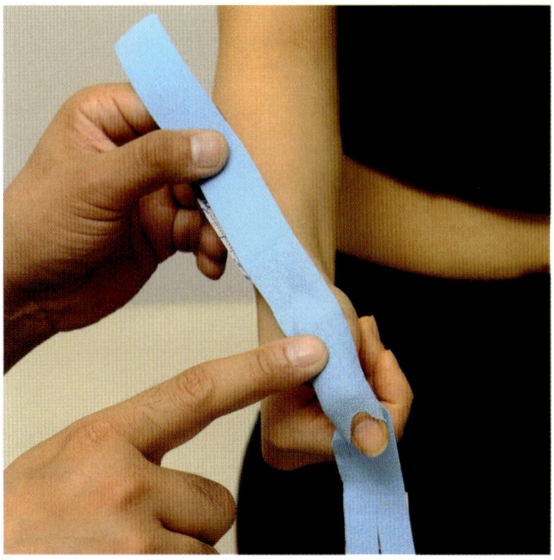

1 穴あきY字テープ

テープ中央の穴に母指を入れる指の背面に沿って指を曲げながらＩ字テープを貼ります。

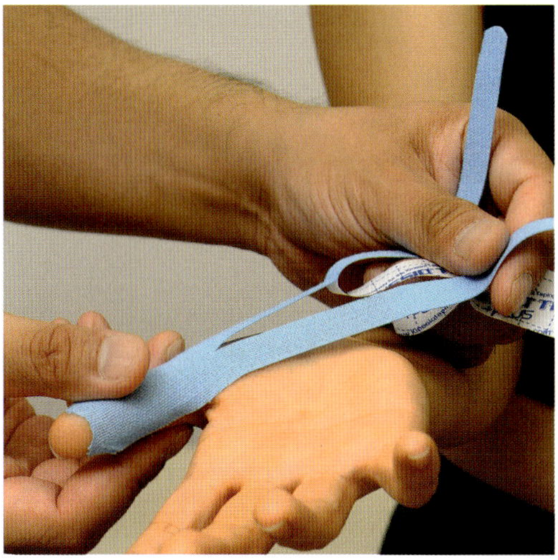

2 手のひらを上にして母指を伸ばし母指の腹側にY字の谷まで貼っていきます。

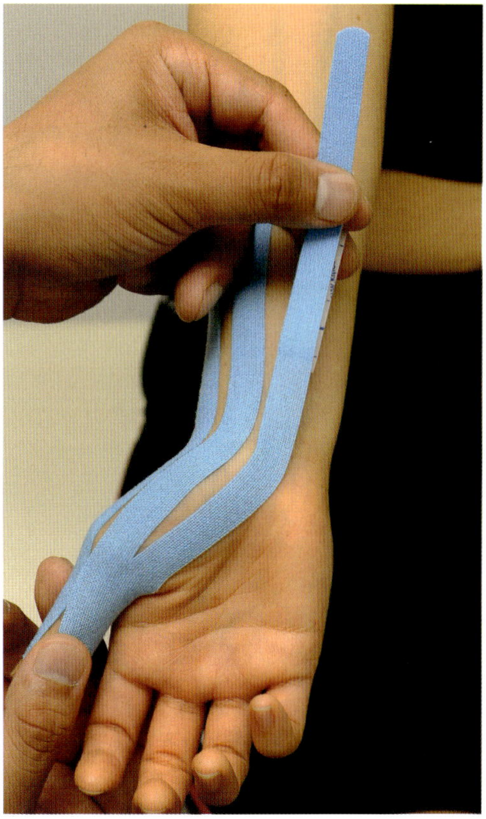

3 母指を広げるようにし、Y字で母指球を包むように貼り、そのまま完成図のように手のひら側前腕に貼ります。

握力アップ

普段から物を持ったりつかんだり、大きな作業から細かい仕事まで、手の筋肉は一生使います。すると、使わない筋肉の衰えとは異なり、腕がだるく指に力が入らないといった状態になることがあります。これは手だけに限らず、腕や肩等、筋肉全体の疲労、血行不良や神経の圧迫が考えられるので、テーピングによって握力を強化し、筋肉の正常化を目指します。

症 状 Symptoms

手首から腕、時には肩までも、だるさ、シビレを感じる。物を握る、つかむという感覚が鈍い。強く握ることができない。重い物はとくに、上手く持ち上げられない等。

ポイント Point

肘の回内筋にテープを貼り、その上に手首のテープを貼ることで握力アップにつなげます。また、腕に通じる血管を圧迫している筋肉の緊張をとるために、小胸筋のテープを使います。

効 果 Effect

効果の目安は、手を握っても違和感がないこと。そうなるまでは、テーピングを続けましょう。単に、腕の疲れが原因の場合は、腕のテープだけでも効果は得られますが、握力をより強化するには手首のテープが有効です。

完成図

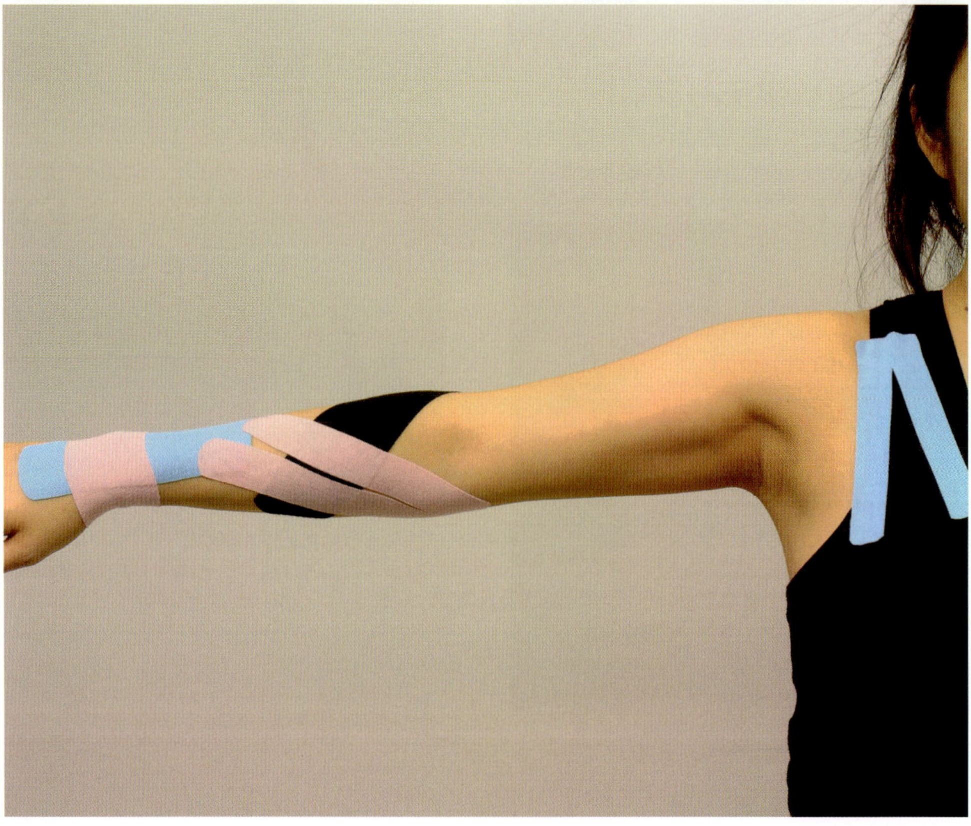

テープの貼り方　Taping

準備するテープ

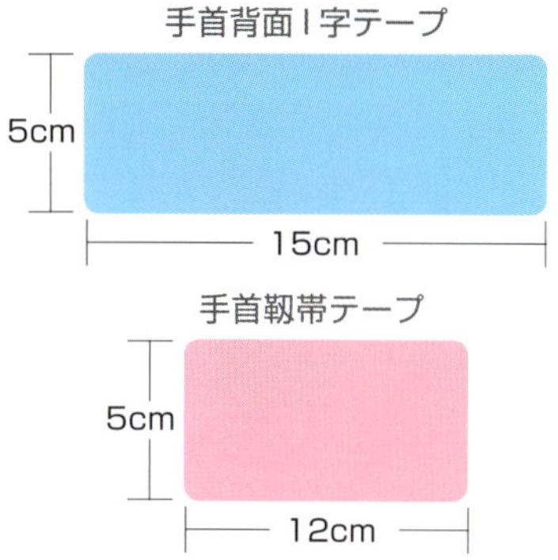

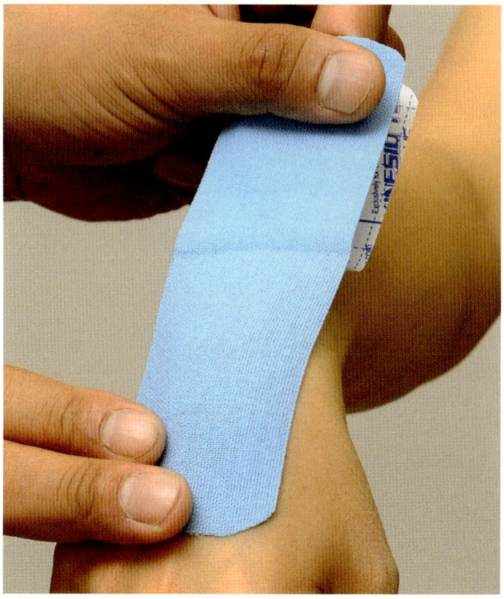

1 手首背面I字テープ

腕を伸ばして手首を下に曲げ、I字テープ一端を手の甲に固定します。さらに指を曲げ、手首を掌側に曲げます。

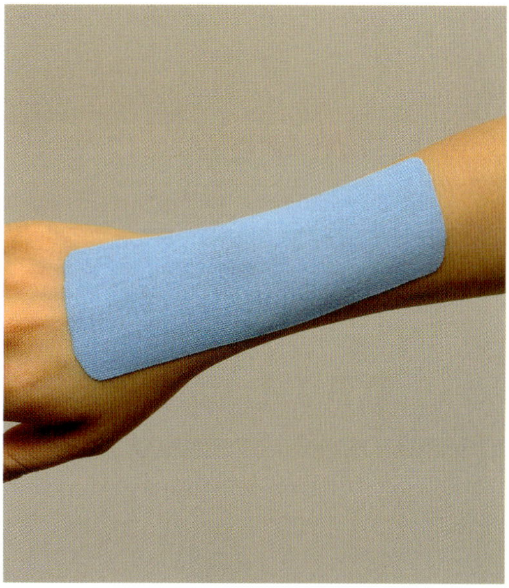

2

テープのもう一端を、真っ直ぐ肘方向へ貼って完成します。

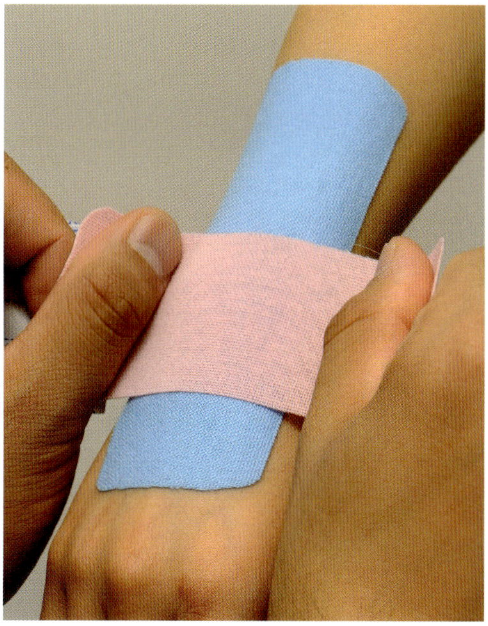

3 手首靭帯テープ

手首背面テープの上から、手首を巻くように貼っていきます。

テープの貼り方 Taping

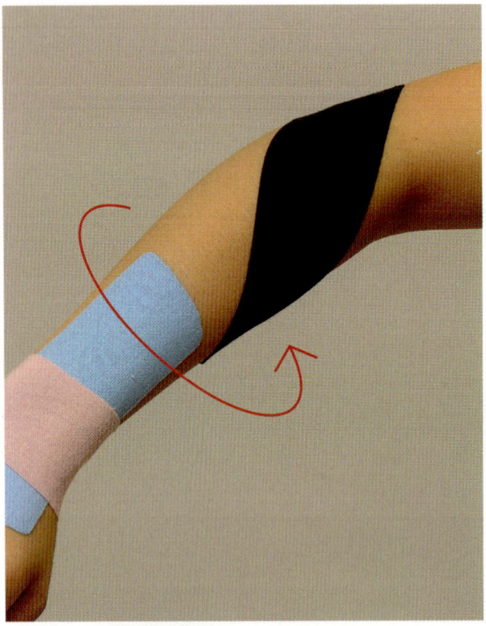

準備するテープ

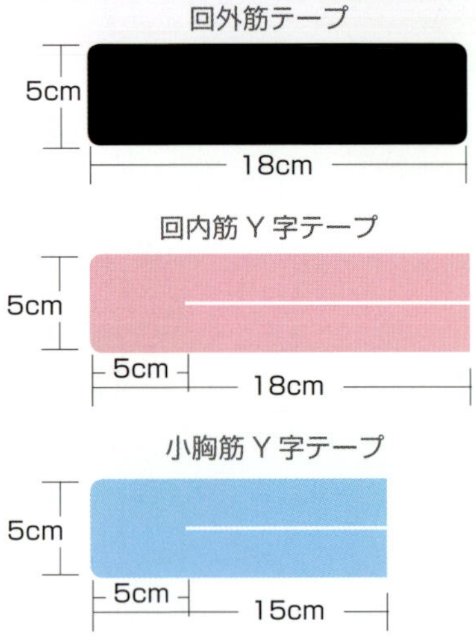

4 回外筋《かいがいきん》テープ

I 字テープの一端を肘の外側上部に固定。腕を内側に回し、もう一端を、前腕の斜め下に向かって螺旋状に、巻くように貼っていきます (P72 参照)。

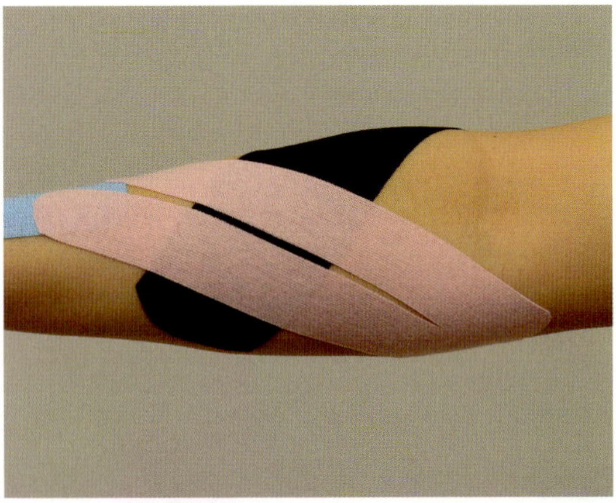

5 回内筋《かいないきん》 Y 字テープ

腕は伸ばしたまま、Y 字テープの根元部を肘内側の出っ張った骨に固定。腕の外側へ回すようにして、Y 字テープを筋肉に沿って斜めに貼ります。

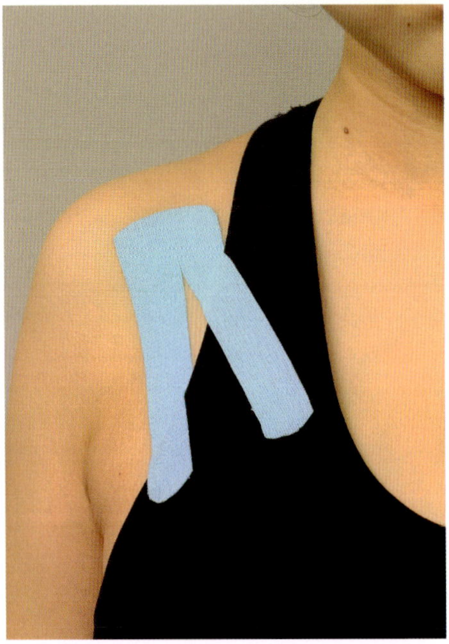

6 小胸筋《しょうきょうきん》 Y 字テープ

Y 字テープの根元部を、鎖骨外側から 1/3　S字のくぼみに固定。肩先を後ろに引き、胸を張るようにして Y 字の右側を、ほぼ真っ直ぐ下に、左側を胸の中心部に向かって斜めに貼ります (P56 参照)。

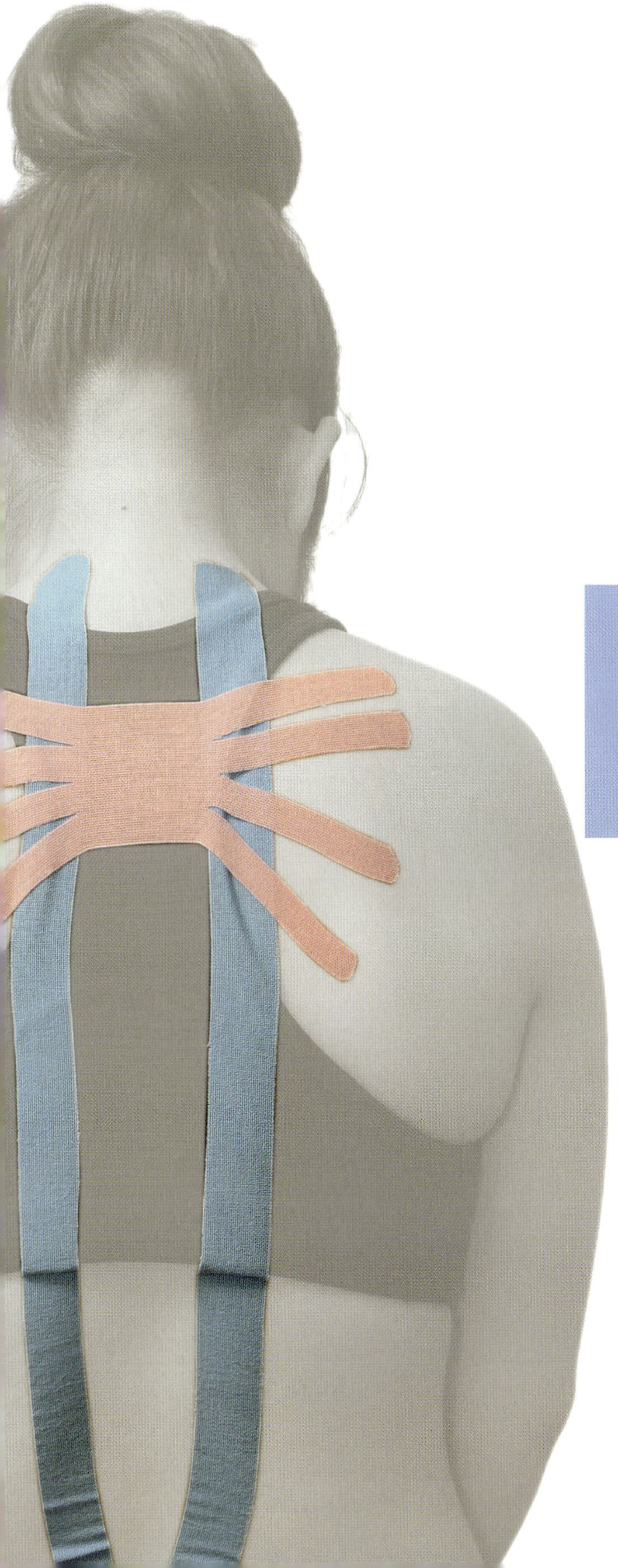

Chapter 2 背中

背中の張り・コリ（内臓反射）

例えば肝臓は「沈黙の臓器」と言われていますが、実は背中や腰等に張りやコリ等の違和感を与えて異常事態が起きていることを伝達します。このように、背中の張りやコリは内臓性疾患から起こることも多く、背中から肩や首、腰等にも影響していきます。これが内臓反射です。したがって、テーピングは背中だけでなく、内臓の位置の腹部に貼ることも効果的です。

症 状 Symptoms

背中全体、または部分的に張っている、痛みがある、こっていて重苦しい、シビレもある等。悪い内臓によって背中に現れる症状や位置も異なります。

ポイント Point

内臓の位置は判りにくいですが、背中の一番こっているところの背骨を中心にXにテープを貼ってみましょう。

効 果 Effect

背中のテープは少なくとも２週間は張り続けてみましょう。痛みは徐々に減っていきます。内臓疾患については、一度専門医の診察を受けてから行うと、より良い効果が得られます。

完成図

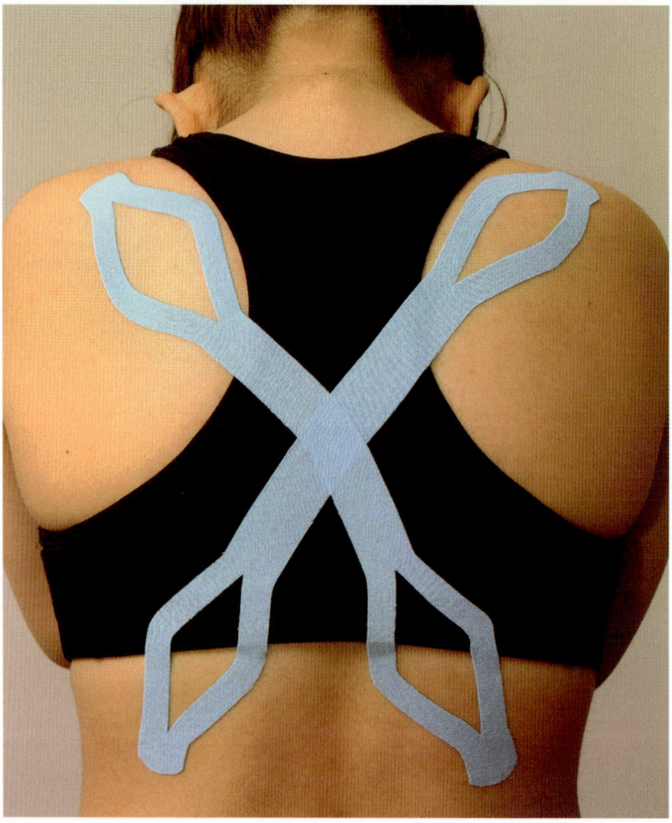

テープの貼り方　Taping

準備するテープ

スリット入りテープ× 2 本

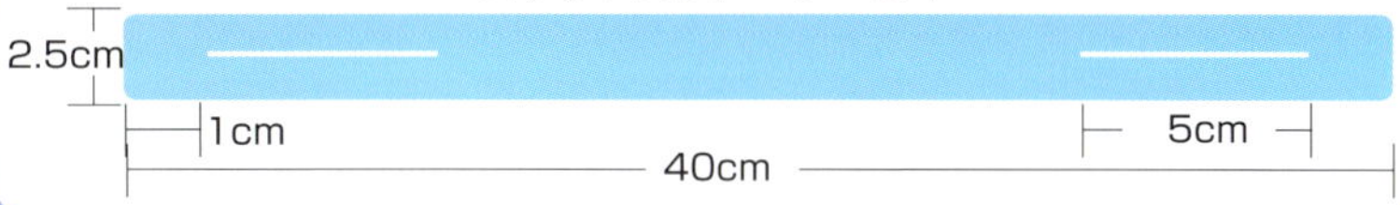

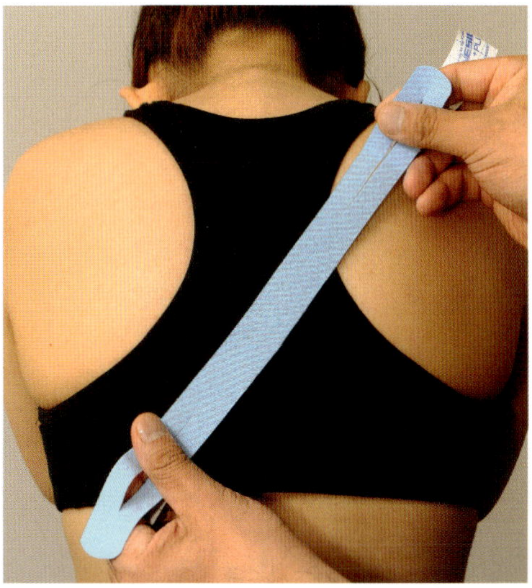

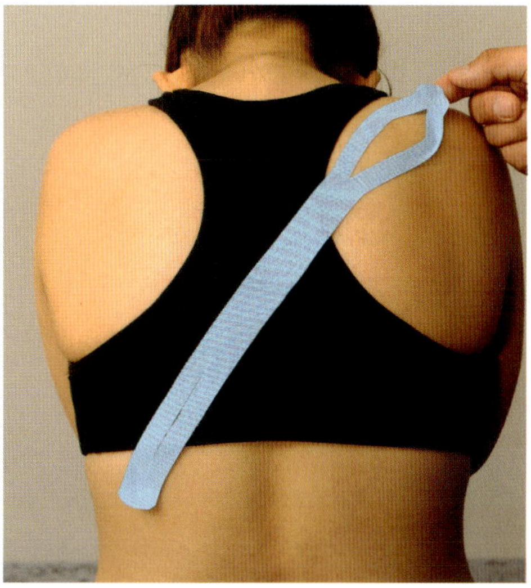

1 **スリット入りテープ**

首を前に曲げ、腕を胸の前へ持っていき背中を丸めます。テープの中央を背骨の上、背中の真ん中に貼っていきます。

2 テープの一端のスリットを開いて肩甲骨の上の骨の出っ張りに貼ります。

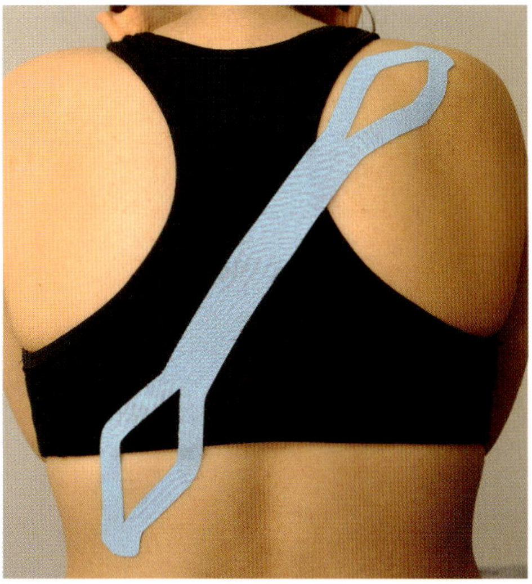

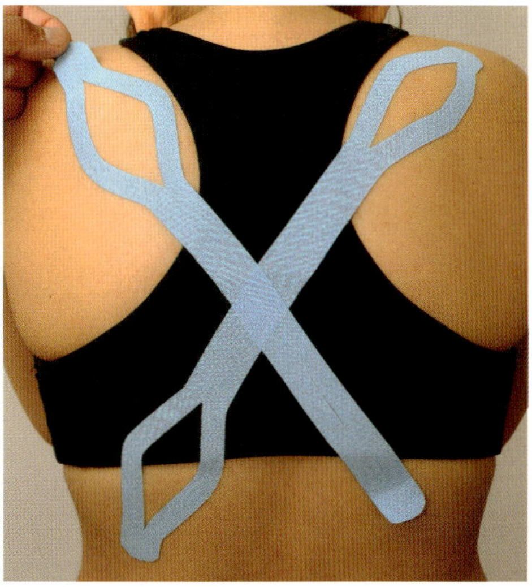

3 下の一端もスリットを開いて肋骨に貼ります。

4 もう 1 本も同じように貼ります。完成したとき背骨でテープが交差し左右対称になるように貼っていきます。

背中から肋骨《ろっこつ》の痛み（肋間神経痛）

骨折やヒビが入っているわけでもないのに、背中から肋骨辺りが痛むことがあります。例えば脊椎（せきつい）過敏症や肋間神経痛であったり、締め付ける肌着の圧迫でも起こります。中でも肋間神経痛は、背中から胸腹部に分布する抹消神経である肋間神経に激しい痛みを感じる症例です。これらの痛みは肋骨部分の神経、筋肉、骨に対するテーピングで改善します。

症 状 Symptoms

背中から肋骨にかけて圧迫感や鈍痛を感じる。深呼吸や咳等で誘発され、片側の肋骨周辺が痛む。ウイルスによる肋間神経痛は痛みに沿って帯状疱疹が出る場合もある。

ポイント Point

肋骨部分の圧迫された神経を正常に戻すテーピングと、肋骨の痛みを和らげるテーピングを行います。このときのテーピングは横ではなく、縦系斜めにクロスさせることがポイントです。

効 果 Effect

圧迫された痛みも神経痛もわりと早めにとれます。脇から背中にかけての動きが楽になり、また、深呼吸も不安なく行えるようになるでしょう。

完成図

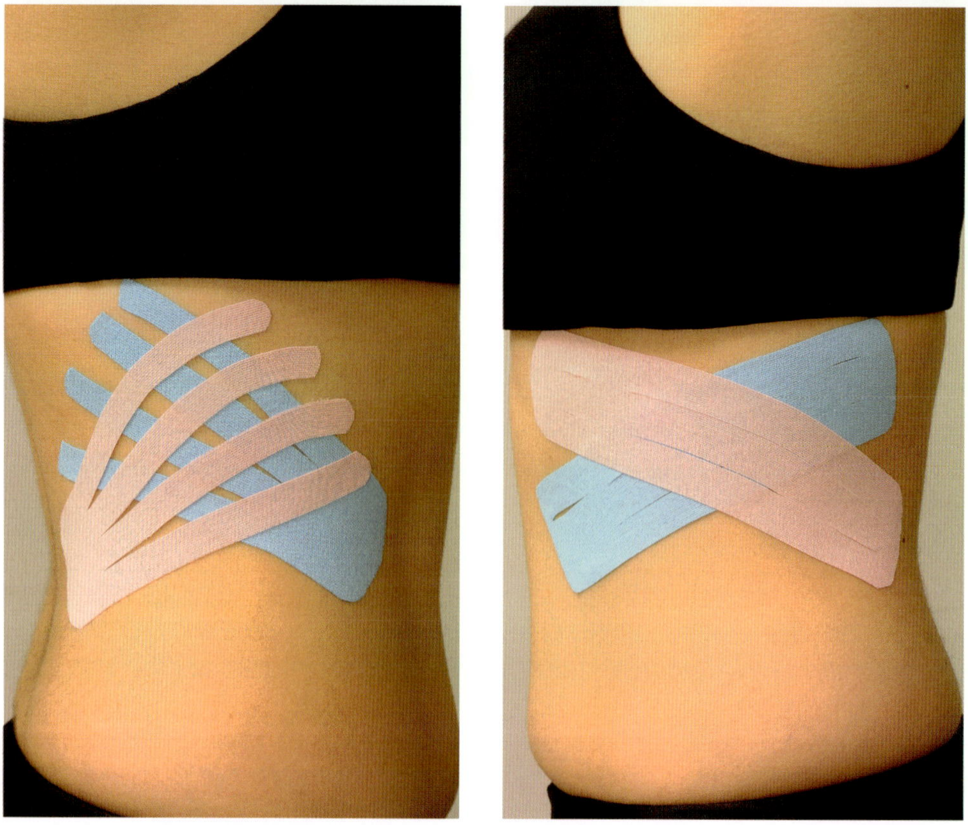

テープの貼り方 Taping

1 肋骨リンパテープ W

4 等分の切れ目を入れたテープを 2 本準備。肋骨の痛い部分に向かって貼れるように腹部側からテープの根元部を固定し、熊手状に広げていきます。背中側からも同様に行います。

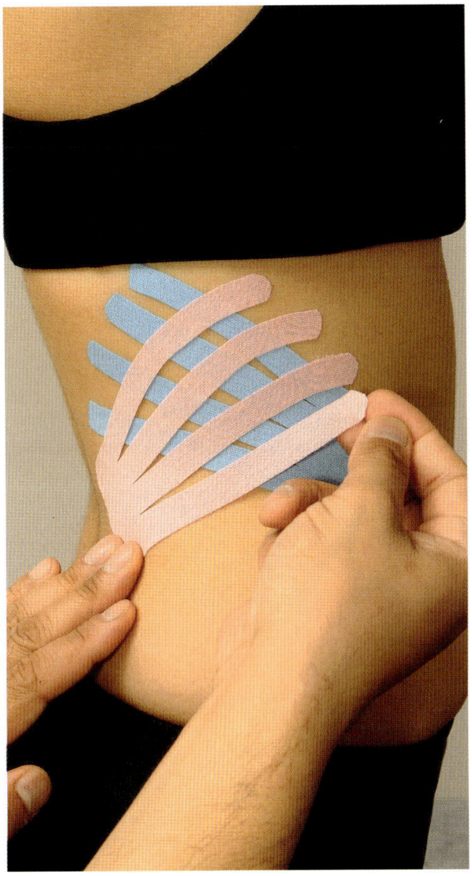

準備するテープ

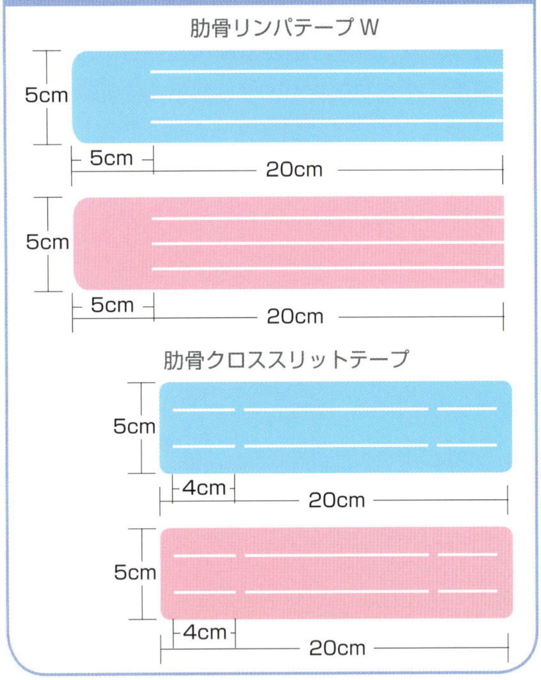

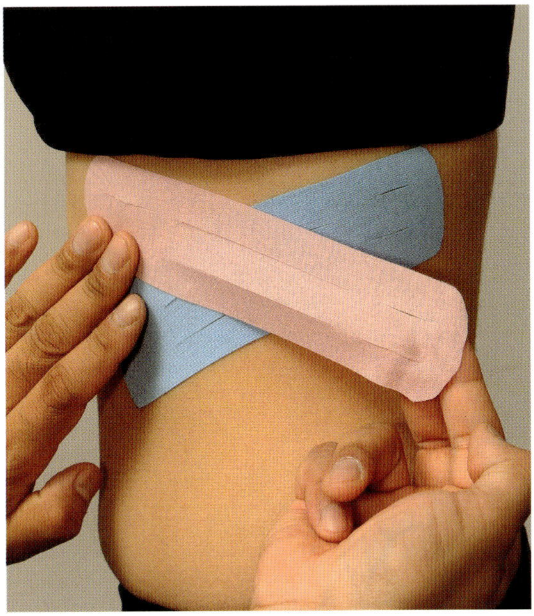

2 肋骨クロススリットテープ

スリットを入れたテープを 2 本準備し、背筋を伸ばした状態にして脇腹の痛みを感じる肋骨部にバッテンを描くように、上から斜め下へやや引っ張るように貼ります。

アンチエイジングにつながる 背筋力アップ

運動不足が続くと筋肉の力が弱まります。とくに背筋力が低下すると背筋(せすじ)がシャンと伸びなくなり、腰が曲がる原因になったり内臓下垂等の障害も起こります。日常生活では、身体の前面に対する動きが多いため、背筋強化は意識的に行わなければ衰える一方です。ここでは、背筋力を付けるだけでなく、アンチエイジングへ導くテーピングを紹介します。

症 状 Symptoms

背中が丸まっていることが多い。背筋を伸ばした姿勢が保てず辛い。背中や腰が痛い等。この症状が現れるのは、背筋が衰え、脊柱を支える力が弱くなった証拠です。

ポイント Point

アンチエイジングにつなげるためには、背筋力の強化だけではなく、肋軟骨を柔らかくすることが必要です。背中だけでなく、横隔膜前面にスリットテープを貼ることがポイントです。

効 果 Effect

硬くなった背骨と周囲の筋肉が矯正され、良い姿勢が保てるようになります。テーピングは、ある程度長い時間、続ける方が良いでしょう。また、貼りながら簡単な筋肉トレーニングや運動を行うと、より効果的です。

完成図

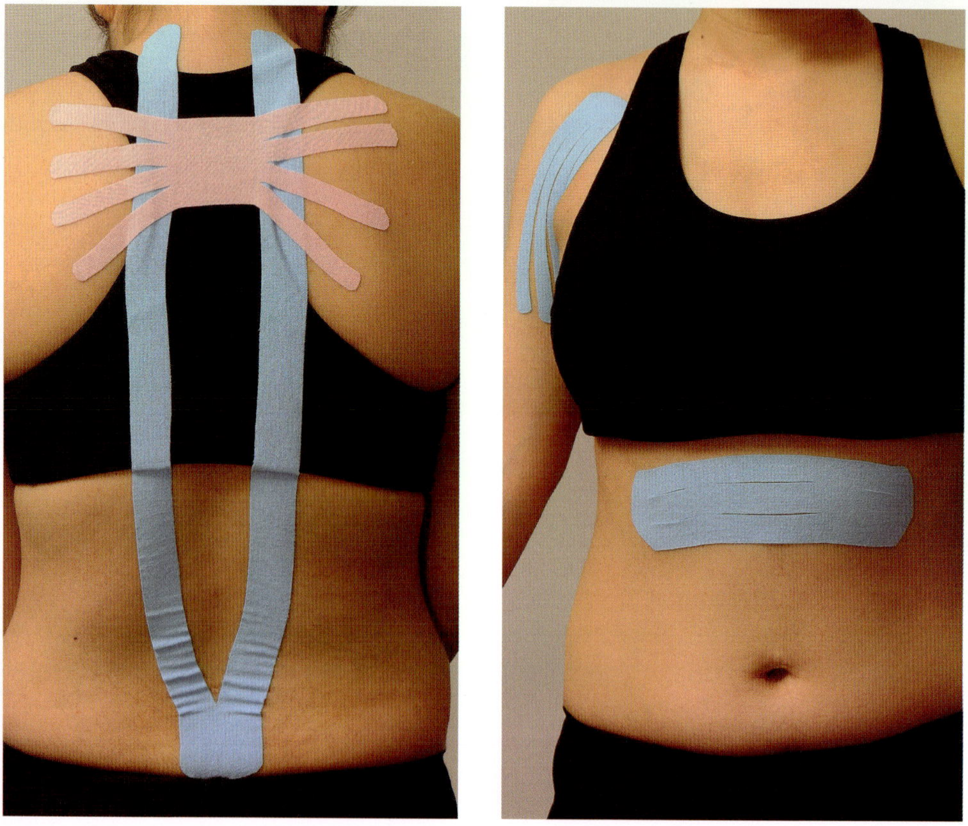

テープの貼り方　Taping

1 仙棘筋《せんきょくきん》Y字テープ（ロング）

腰から背中を丸めるように上体を前に曲げ、Y字テープの根元部を仙骨上に固定します。

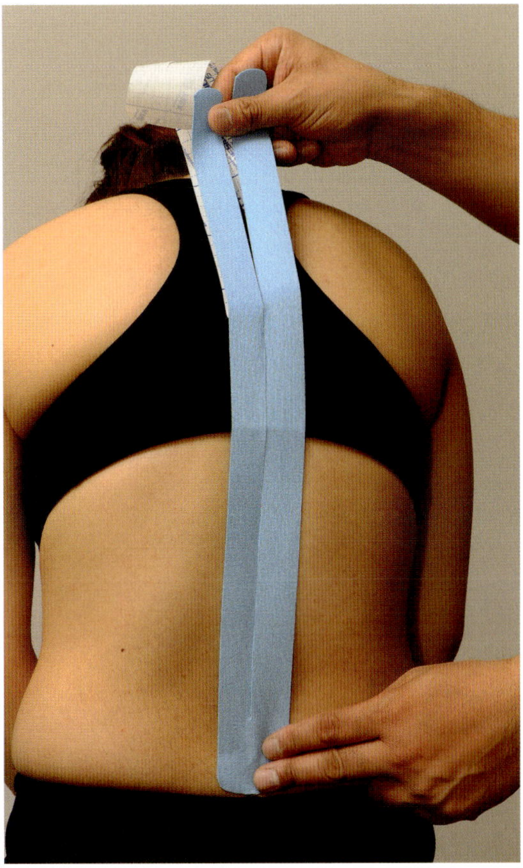

準備するテープ

仙棘筋Y字テープ（ロング）

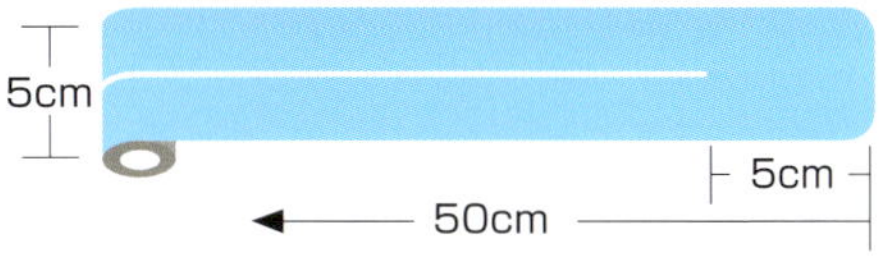

菱形筋X字テープ（カニ足状）

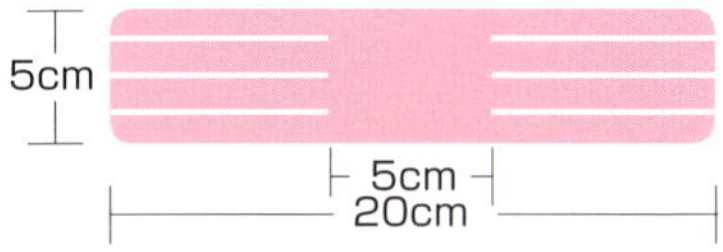

2

Y字の一方を仙棘筋上に、背骨と平行に首に向かって貼ります。もう一方も同様です。背筋（せすじ）を伸ばしたとき、テープにシワができるように。

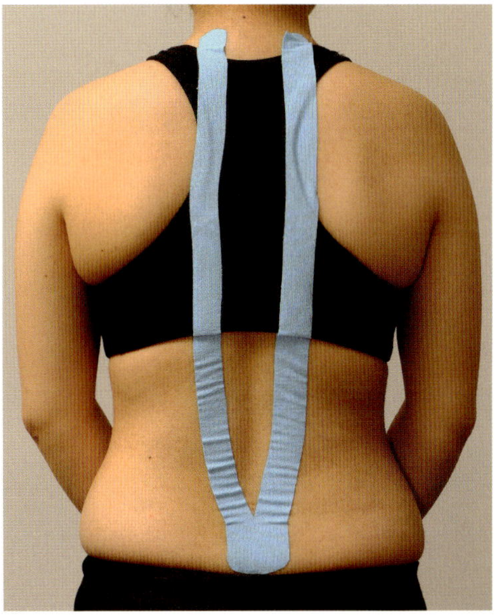

3 菱形筋《りょうけいきん》X字テープ（カニ足状）

首を前に曲げて背中を丸め、テープの中央を肩甲間部（上部）に固定し、完成図のようなカニ足状に左右とも1本ずつ貼ります。

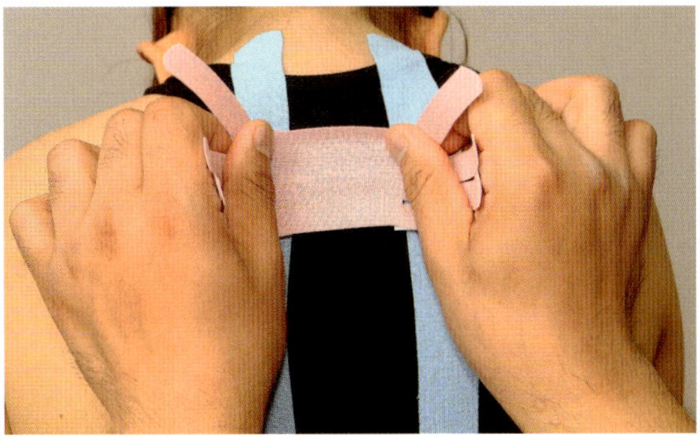

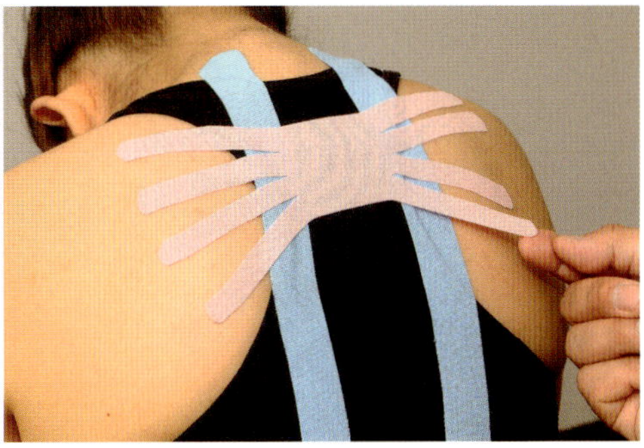

テープの貼り方 Taping

準備するテープ

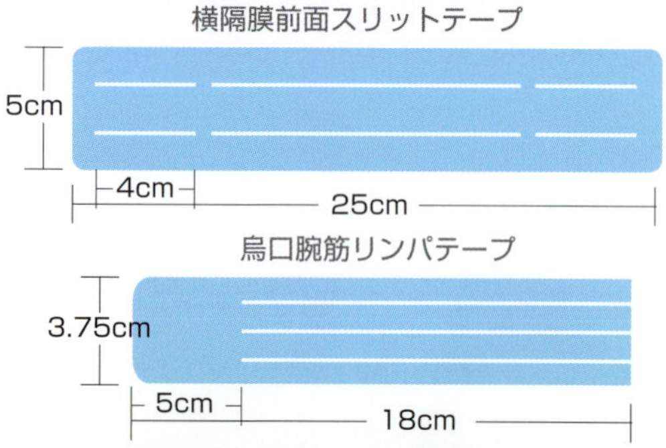

4 横隔膜《おうかくまく》前面スリットテープ

テープの中央をみぞおちに固定し、テープの両端を脇腹に向かって横に貼っていきます。

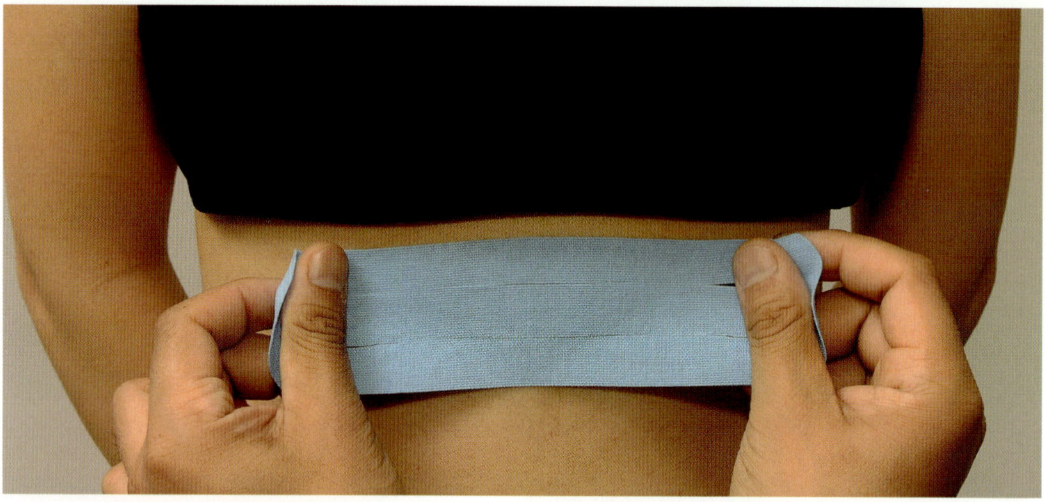

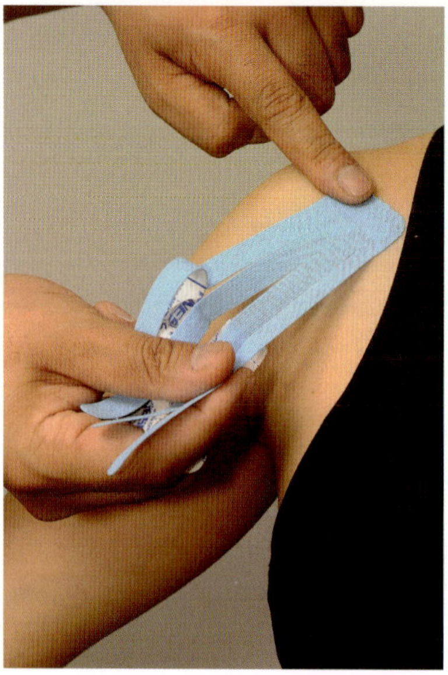

5 烏口腕筋《うこうわんきん》リンパテープ

テープの根元部の鎖骨外側のやや下に固定します

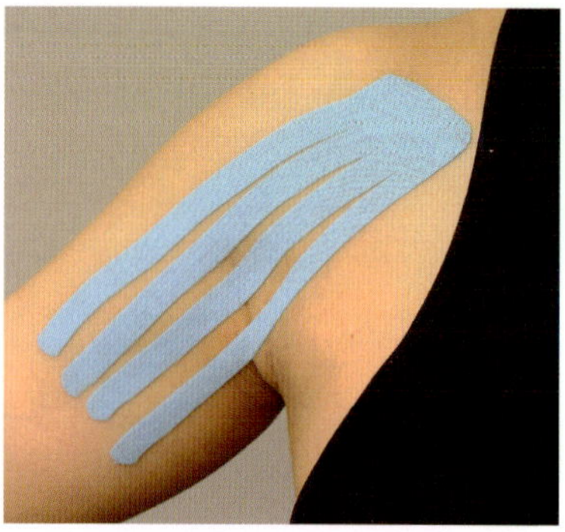

6 腕を外側に回して斜め後ろに引き、上腕内側の面に、1本ずつ肘方向へ貼っていきます。

Chapter 2 胸部

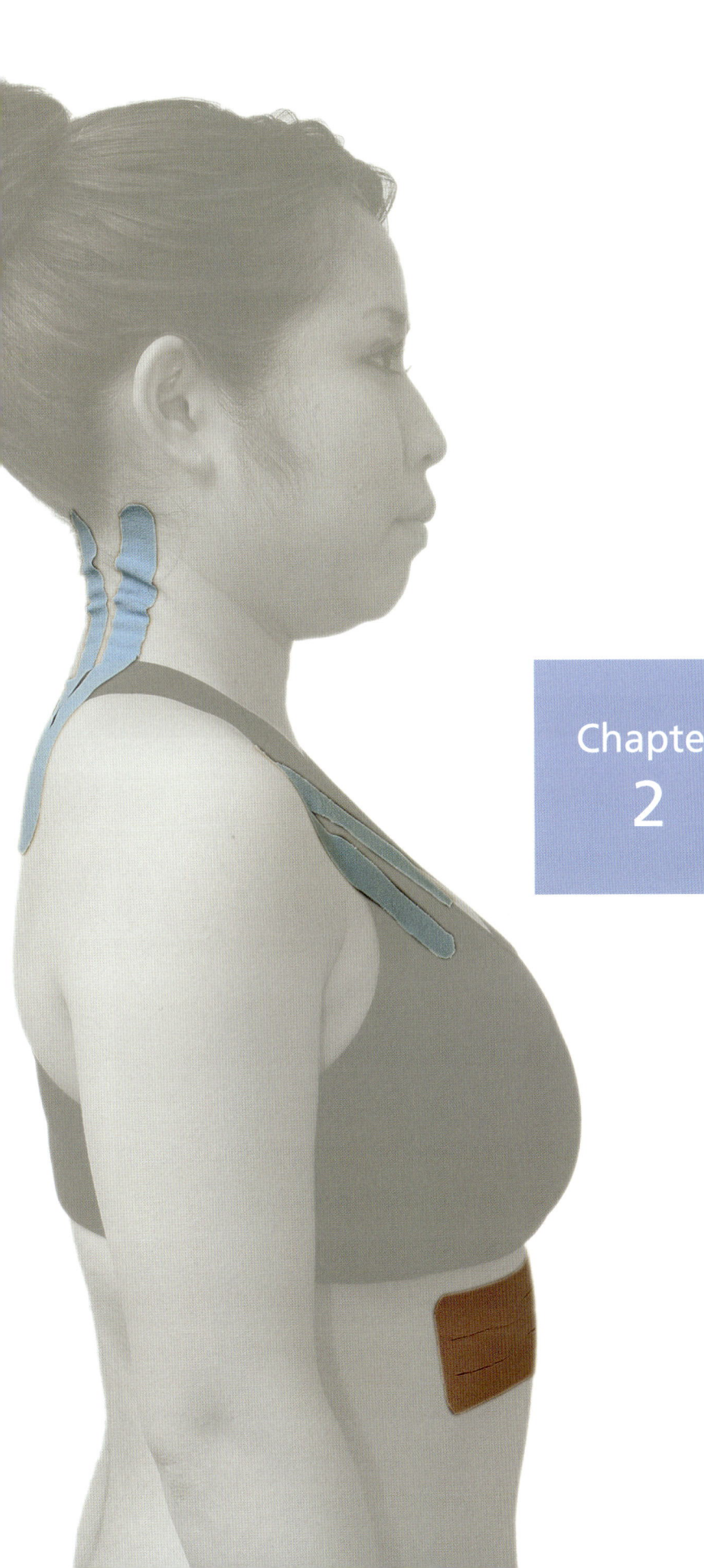

喘息

ぜんそくは、文字通りあえぐ（喘）ように息をし、のどがゼイゼイ鳴ったり、咳や痰が出て呼吸が苦しくなる病気です。気管支内に炎症があり、気管支が狭くなったりふさがってしまうため、呼吸困難になって発作が起こります。喘息の人は口呼吸の場合が多く、炎症を起こすウイルス等を吸い込んだり、免疫力低下を招いているので、それを改善します。

症 状 Symptoms

呼吸をするとき、のどがゼイゼイ鳴り、徐々に苦しくなる。息苦しくなって発作が起きると、咳と痰が出て止まらなくなる。発作は、夜半から明け方にかけておこりやすい等。

ポイント Point

口呼吸のクセを治すため、開口止めテープを貼ります。発作によって胸の筋肉と横隔膜が硬くなり、これがさらなる発作を招くといった悪循環を改善するため、大胸筋と背面の横隔膜にテーピングを行います。

効 果 Effect

軽度の喘息ならば大胸筋テープだけでも改善しますが、夜眠れないほどの発作が起こる場合は、横隔膜テープの併用が効果的です。また、口呼吸が改善されることで、喘息の根本原因が断ち切られ、免疫力が上がります。

完成図

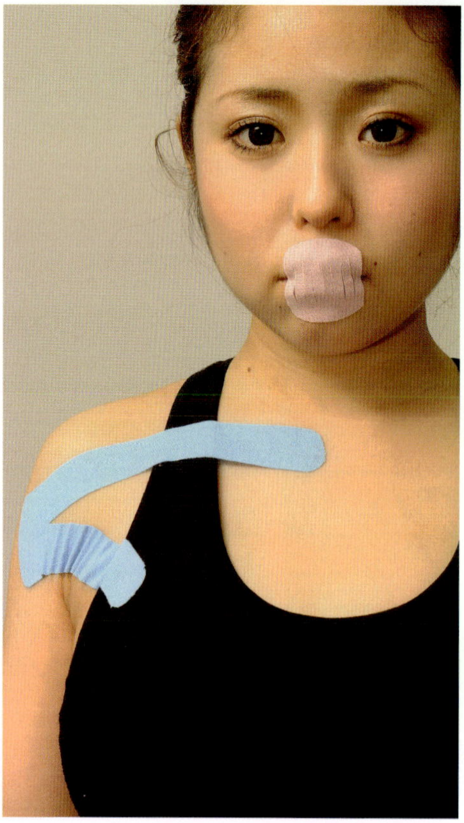

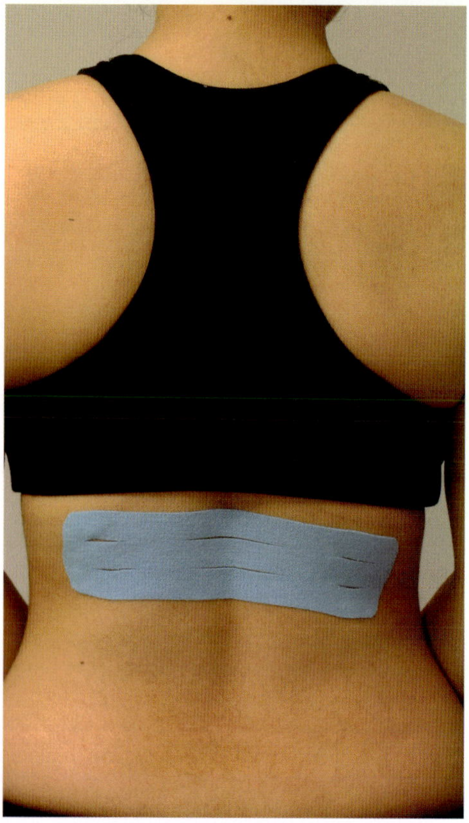

テープの貼り方　Taping

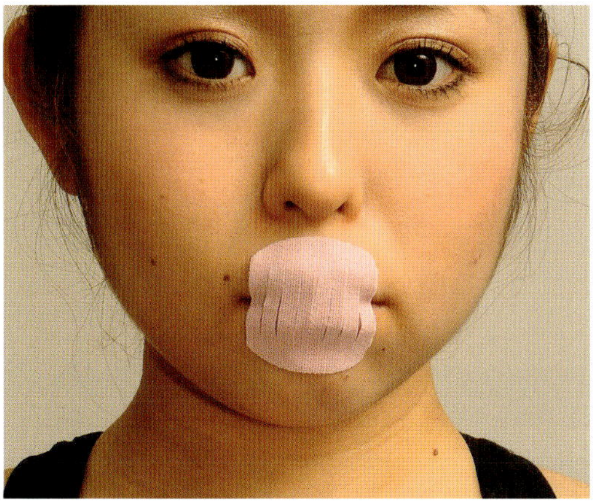

1 開口止めスリットテープ

テープのスリットが縦になるよう一端を鼻の下に固定し、口をふさぐように貼ります(P57 参照)。

準備するテープ

開口止めスリットテープ

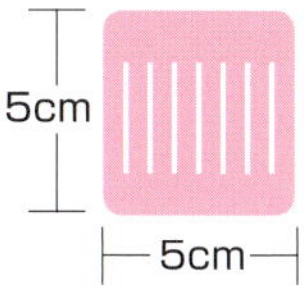

大胸筋 Y 字テープ

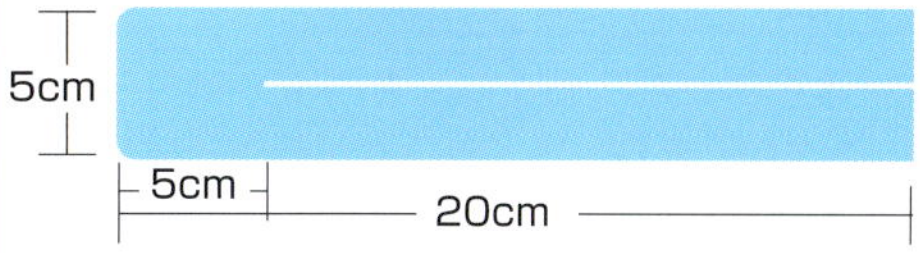

横隔膜後面スリットテープ

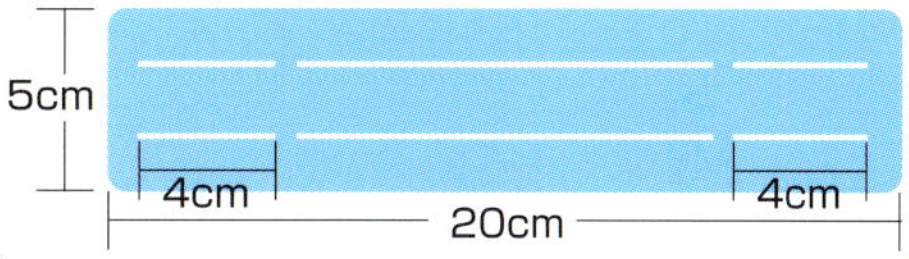

2 大胸筋《だいきょうきん》Y 字テープ

腕を上げ、Y 字テープの根元部を腕の付け根位置に固定。貼る側と反対方向に顔を向け、腕を引いて胸を張り、Y 字の一端を鎖骨に向かって貼ります。腕をさらに上げ、Y 字のもう一方を脇に沿って貼ります (P62 参照)。

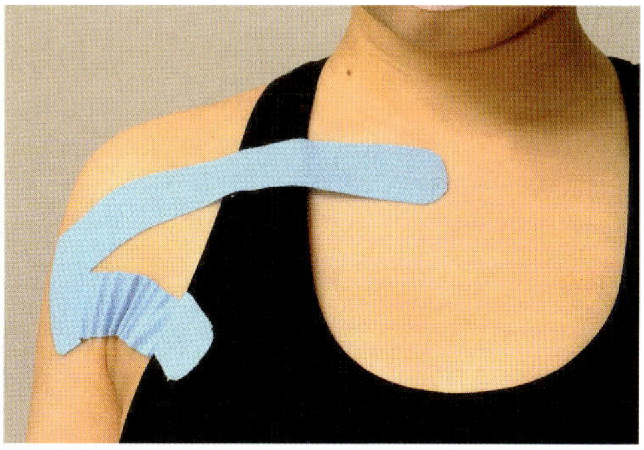

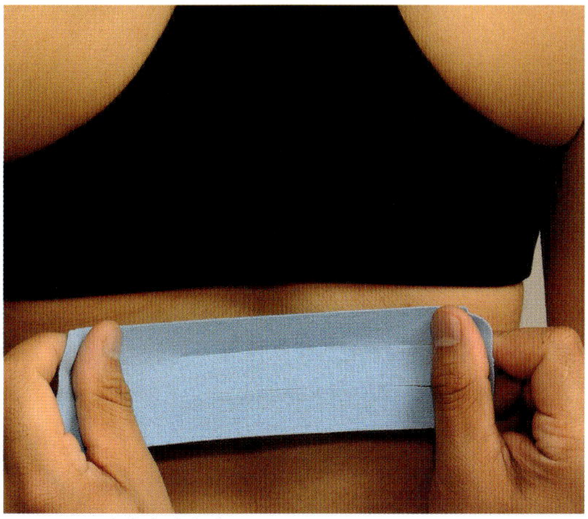

3 横隔膜《おうかくまく》後面スリットテープ

みぞおちの裏側にあたる背骨に、I 字テープの中央を固定し、上体を前に曲げてから両脇に向かって貼っていきます。

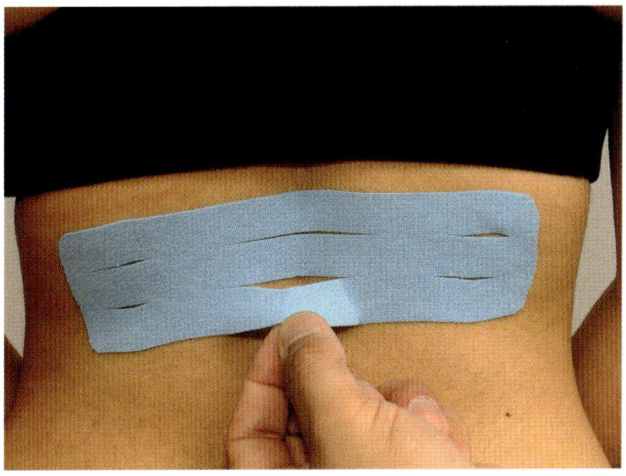

4

上体を戻すとスリット部分が閉じるようになります。

動悸・息切れ（狭心症・不整脈）

動悸は心臓の拍動（ドキドキ）を異常に強く感じる状態で、息苦しく呼吸がしにくい状態が息切れです。つまり動悸は主に心臓病に、息切れは呼吸器系の疾患に関連していきます。この症状にはかなり主観的な面があり、実際の原因が運動不足や肥満等であったり、精神状態から起こるケースが少なくありません。テーピングはそれらを改善します。

症 状 Symptoms

脈が速くなったり遅くなったりする。めまい、息苦しさ、だるさが起こる。神経質で、緊張したり不安になると冷や汗が出たり、動悸がして呼吸が速くなり、息切れがする等。

ポイント Point

自律神経機能の中枢がある脳幹の、あらゆる神経の流れと不安とは大きな結びつきがあり、そこには小胸筋と肩甲挙筋が関わっているので、それぞれのテーピングが大切になります。また、心臓の圧迫感をとるには横隔膜へのテーピングがポイントです。

効 果 Effect

狭心症や不整脈の予防にもなるテーピングなので、動悸・息切れは次第に改善していきます。ただし、肥満気味の人は、一時的に治っても再発しやすいので、減量を心がけましょう。また、胃痛、胸やけにも有効です。

完成図

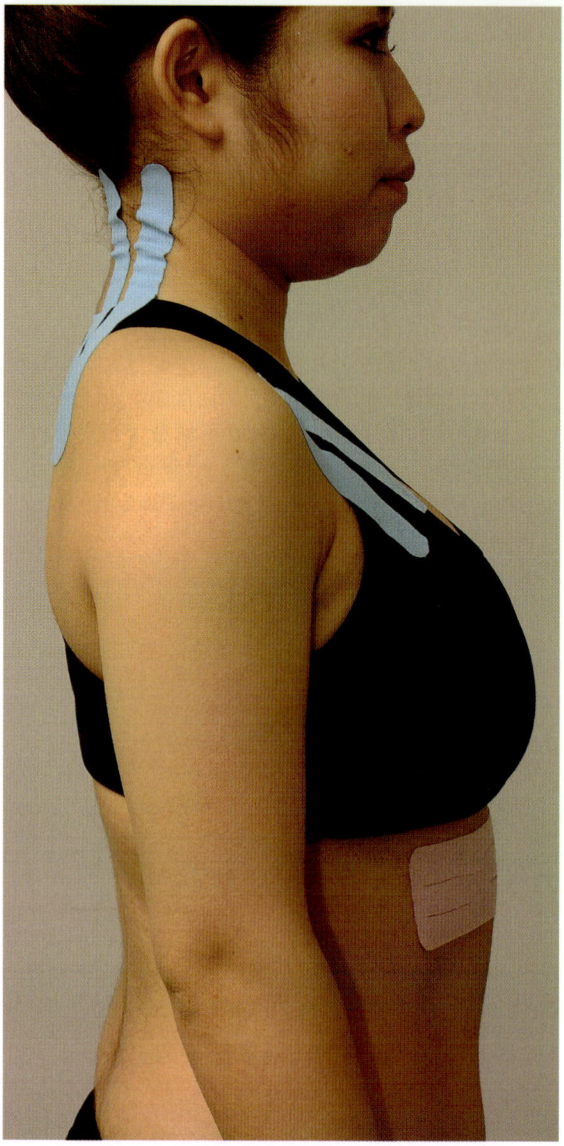

テープの貼り方　Taping

準備するテープ

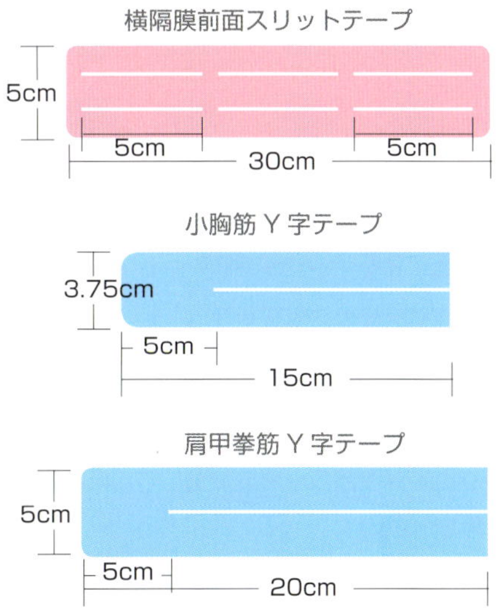

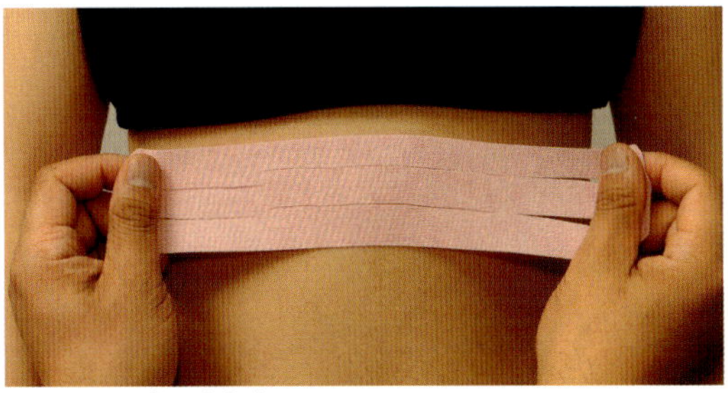

1 横隔膜《おうかくまく》前面スリットテープ

テープの中央を、みぞおちのやや下に固定し、両端を脇に向かって貼っていきます。

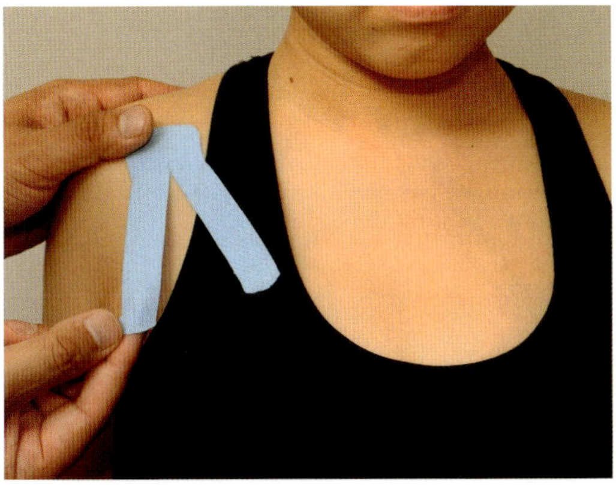

2 小胸筋《しょうきょうきん》Y字テープ

Y字テープの根元部を、鎖骨外側 1/3 S字のくぼみに固定します。
Y字の左側を胸の中心部に向かって斜めに貼り、右側を、ほぼ真っ直ぐ下に貼ります。

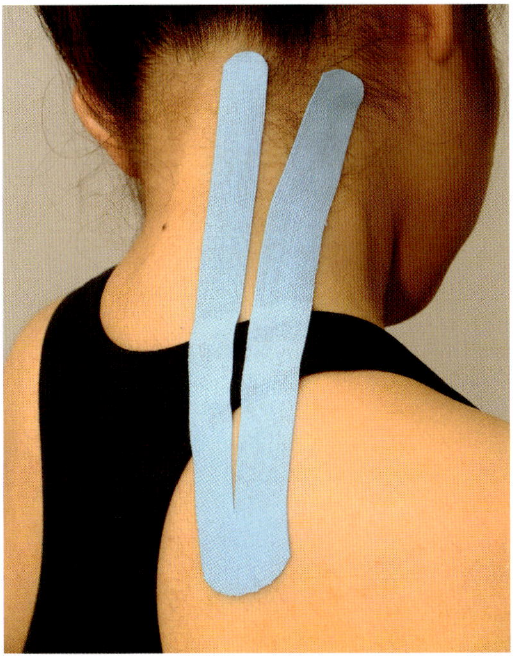

3 肩甲挙筋《けんこうきょきん》Y字テープ

頭を下げ、肩甲骨の上部にY字テープの根元部を固定。Y字の一端を耳の後ろ下へ向かって、もう一端を襟足に向かって貼ります。

肋骨のズレ（側わん症）

肋骨、または胸骨のズレにより、背骨が側方に曲がってくる状態が側わん症です。成長期の子供に発生しやすく、その大半は胸骨の成長状況によります。胸骨は 15 歳くらいで伸び終わりますが、その成長中に腹筋が弱い等の影響で曲がってきてしまうのです。

ここでは、肋軟骨の異常も含めたテーピングを行います。

症 状 Symptoms

痛みや違和感等の自覚症状がないため、発見が遅れやすい。後ろ姿を見ると、左右の肩、腰、肩甲骨の高さが違っている。ぎっくり腰等が原因の一時的な側わん症もある。

ポイント Point

肋骨と胸骨それぞれの、骨の位置を元に戻すテープ（コレクション）を貼って矯正します。曲がった背骨を真っ直ぐに戻すため、身体の中心線に沿い、前面と背面にバランスをとる形で貼っていきます。

効 果 Effect

骨を矯正していくテーピングなので、数週間から数ヶ月続けることで少しずつ改善していきます。もちろん、テープを貼りながら、普段通りの生活を送って下さい。

完成図

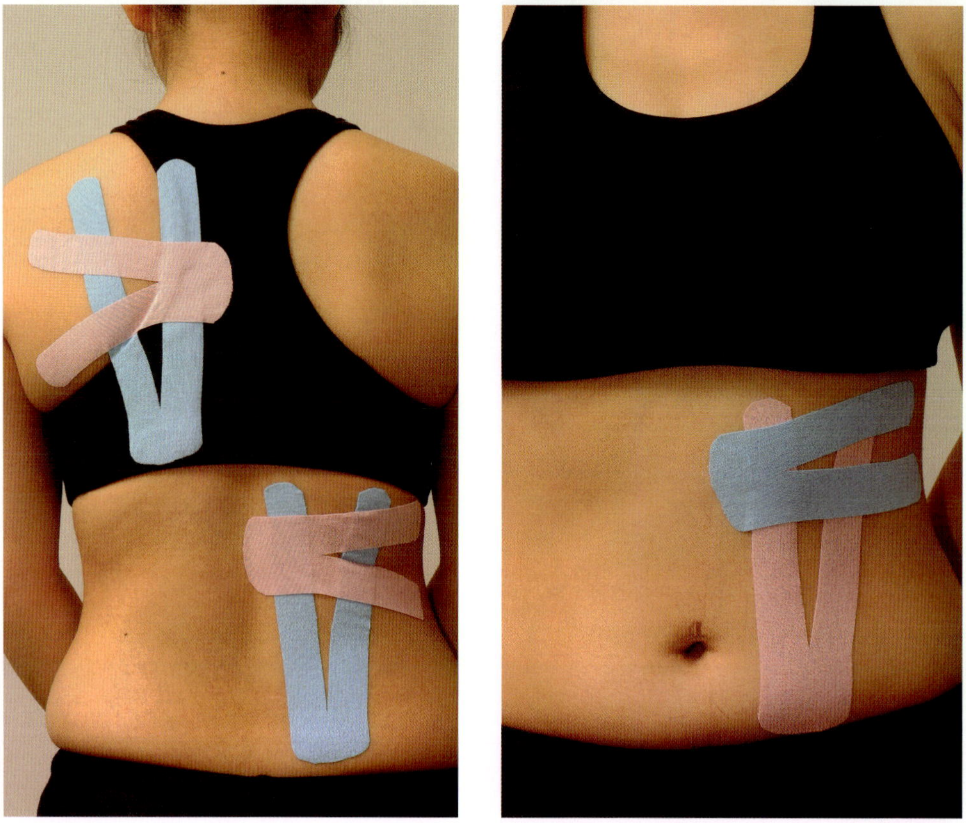

テープの貼り方　Taping

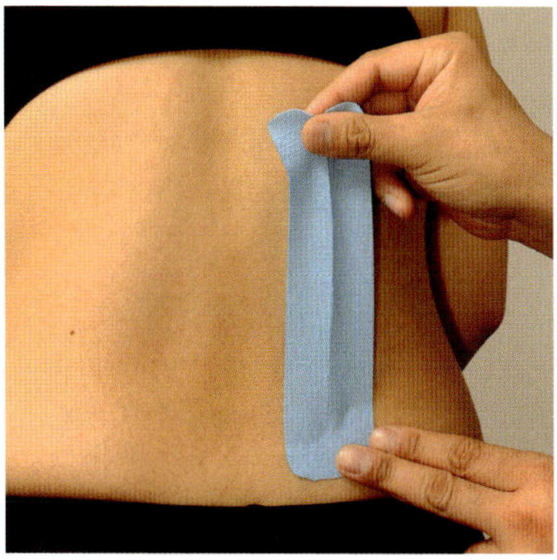

1 背中Ｙ字テープ

上体を前に曲げて背中を丸めます。長いＹ字テープの根元部を腰骨の高さで、背骨のすぐ脇に固定します。

準備するテープ

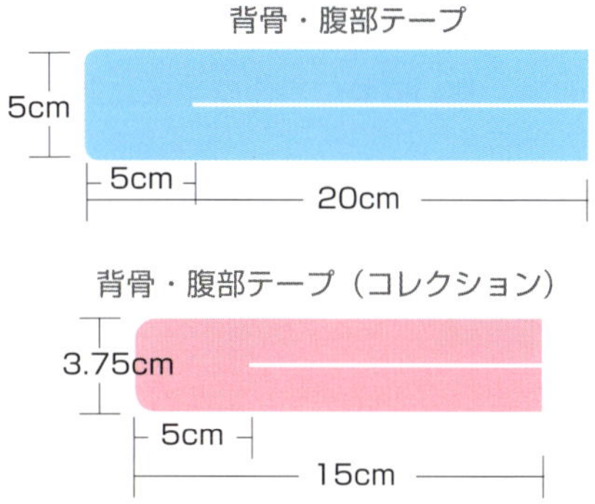

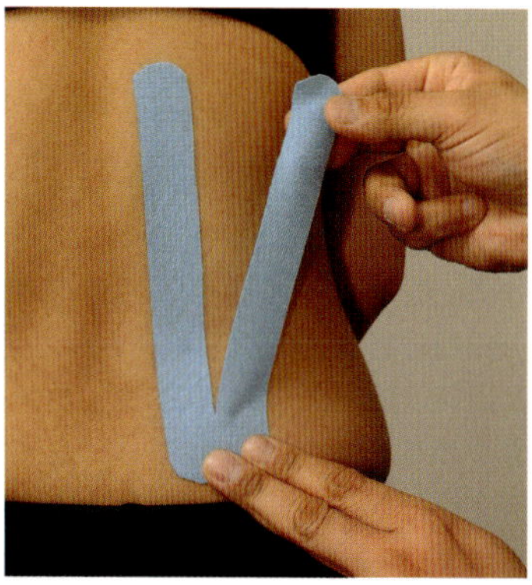

2

Ｙ字の内側一方を、仙棘筋に沿って貼り、もう一方はＶの字になるようやや開いて貼っていきます。

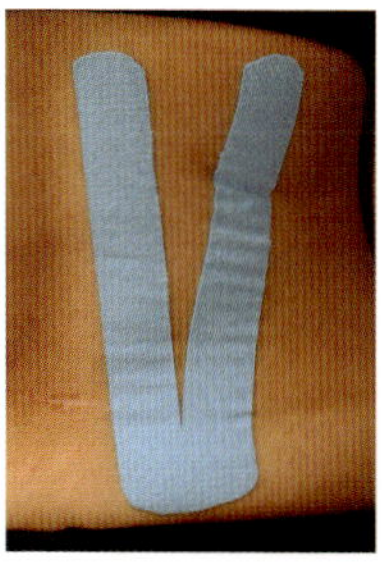

3

背中を戻すと、皮膚を持ち上げたテープのシワができます。

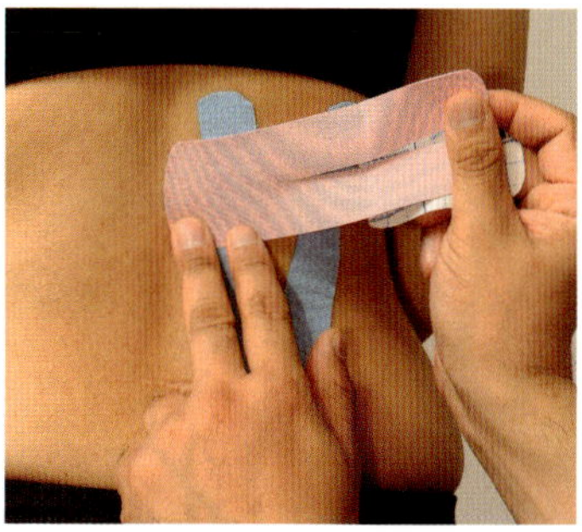

4 背中Ｙ字テープ(コレクション)

縦のＹ字に対し、その中間位置(肋骨のゆがんでいるところ)を目安に、横向きのＹ字テープの根元部中央を身体の中心に固定します。

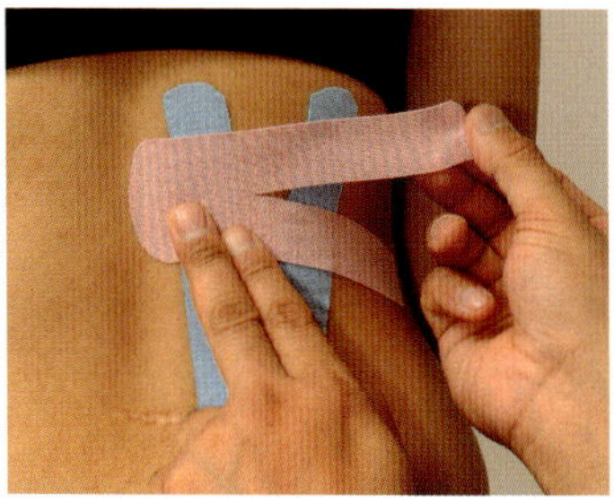

5

Ｙ字の上一方を50％伸ばしながら、脇腹方向斜め上へ貼っていきます(完成図参照)。

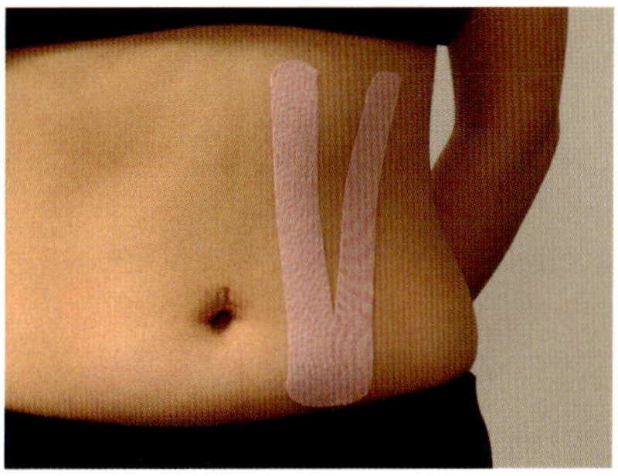

6 腹部Ｙ字テープ

Ｙ字テープの根元部の高さは背中の右半身に合わせ、へその脇に固定。Ｙ字の内側一方を胸方向まっすぐに貼り、もう一方はＶの字になるよう肋骨に向けて貼ります。横向きのＹ字テープ（腹部Ｙ字テープコレクション）は、背中の貼り方４・５と同様に貼ります(完成図参照)。

肋骨のヒビ・骨折による 胸の痛み

肋骨の骨折やヒビは、意外によく起こります。とくに高齢者の場合は、転んだとき、咳やくしゃみをしただけで起こることもありますが、一般的には、寒い時期にゴルフやテニス等で急に身体を動かしたとき、あるいは打撲等による骨折やヒビで痛みます。骨折の場合は病院に行く必要がありますが、その後痛みがとれないときの対処にもキネシオテーピングは有効です。

症 状 Symptoms

転んだり打撲した等の経験が最近あり、咳やくしゃみをすると胸に響いて痛む。筋肉痛に似ているが、なかなか治らない。あまり痛まないが、押してみると違和感がある等。

ポイント Point

骨折については、専門医の治療を受ける必要があり、テーピングはその後のリハビリとして活用します。ヒビが入った場合、ギブスでは治りが遅くなるため、その代わり患部を動かさないようにすることを目的に貼ります。

効 果 Effect

スリットテープで炎症が治まり、痛み自体は早くとれます。動かしても痛くなくなるまで患部のテープは貼っておく方が良いでしょう。治療後のリハビリ効果としてはその時間をかなり短縮できます。

完成図

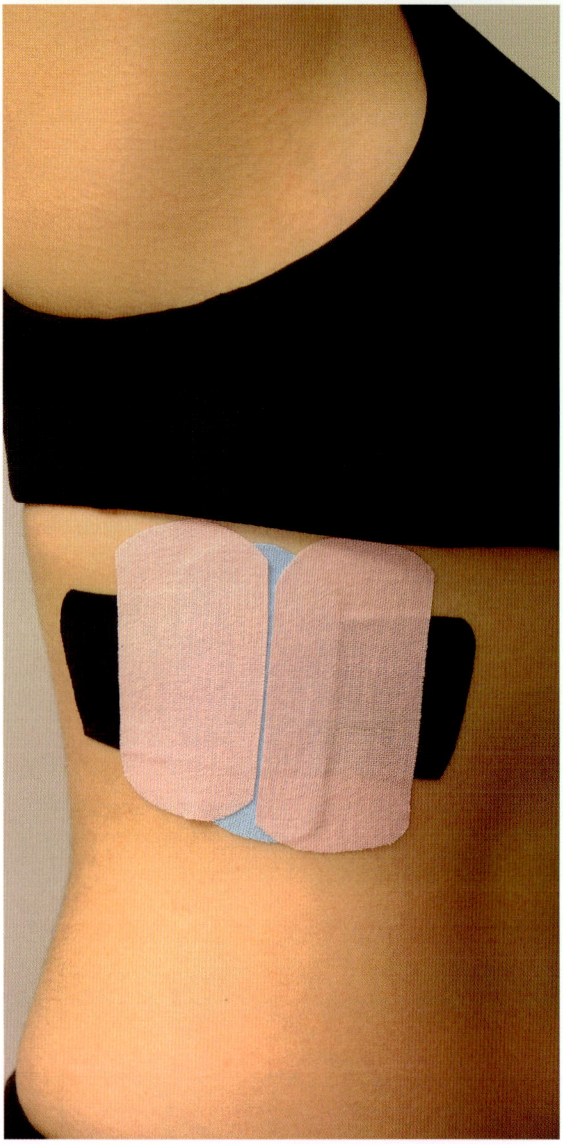

テープの貼り方　Taping

準備するテープ

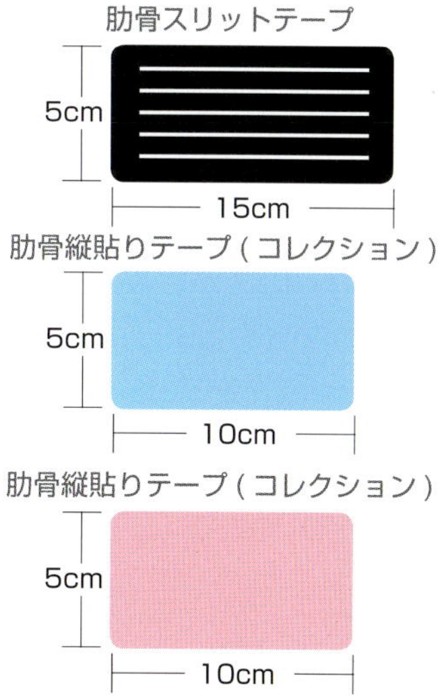

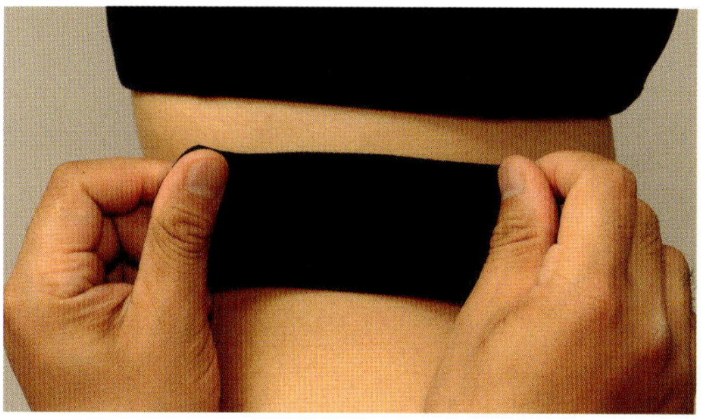

1 肋骨スリットテープ

上体を起こし、痛む肋骨の患部にスリットテープの中央を固定します。

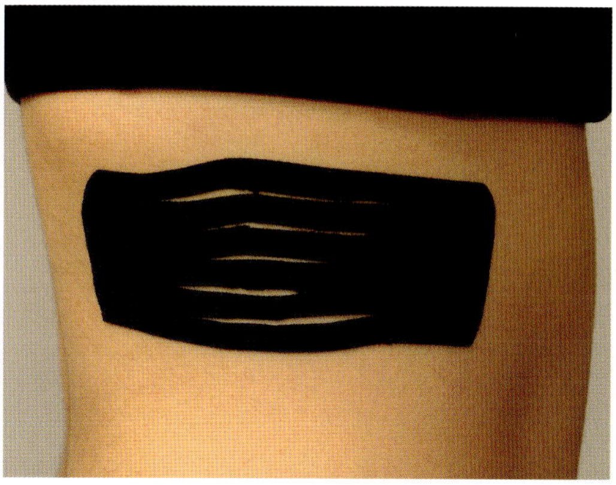

2 ほぼ真横へ貼って完成です。

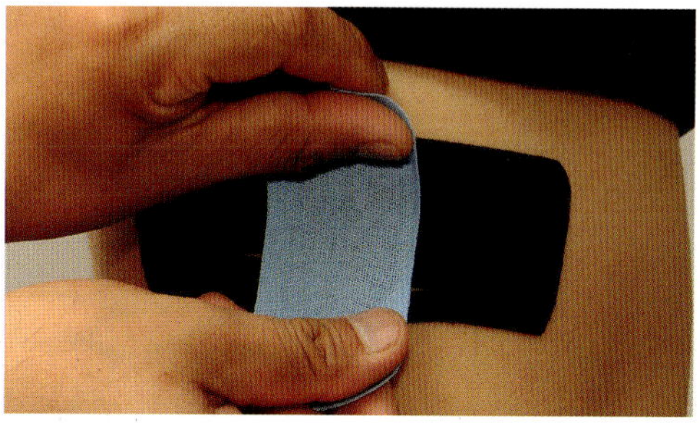

3 肋骨縦貼りテープ(コレクション)

短いI字テープを患部に合わせ、スリットテープの上から直角に交わるように固定します。

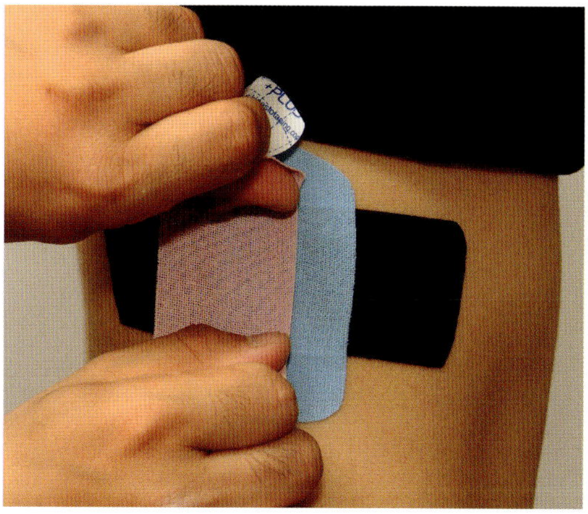

4 テープの中央を50～75%引っ張りながら貼って完成させます。

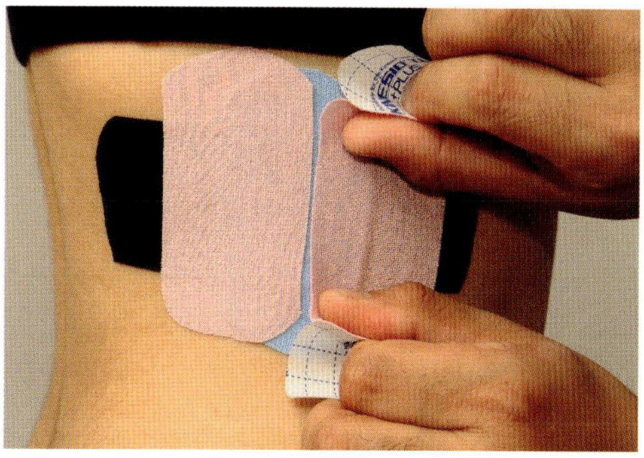

5 さらにもう2枚のI字テープで4のテープを隠すように、左右1/2面ずつ、同じようにテープの中央を引っ張って貼っていきます。

Column-5

キネシオテーピング療法学会

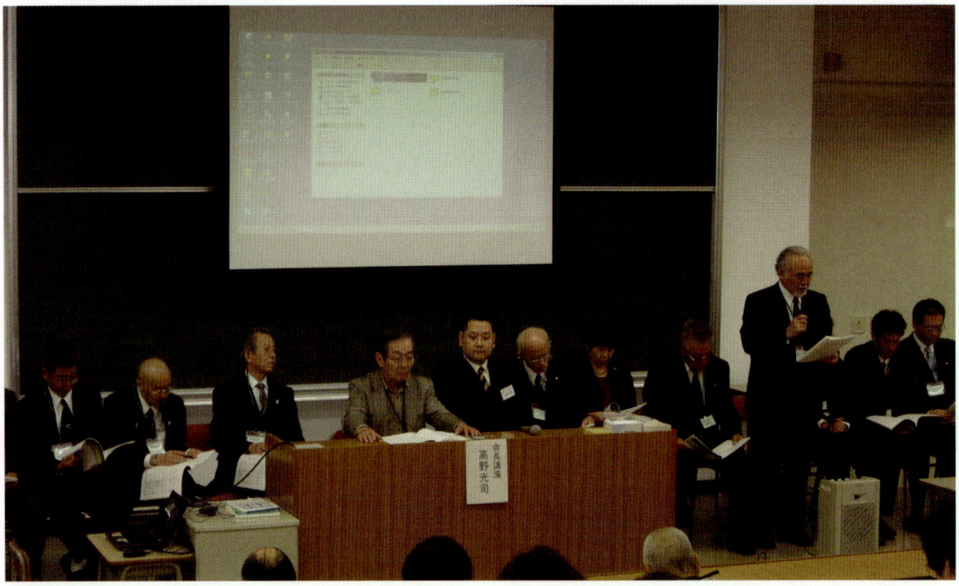

●毎年開催される療法学会

KINESIO TAPING ASSOCIATION

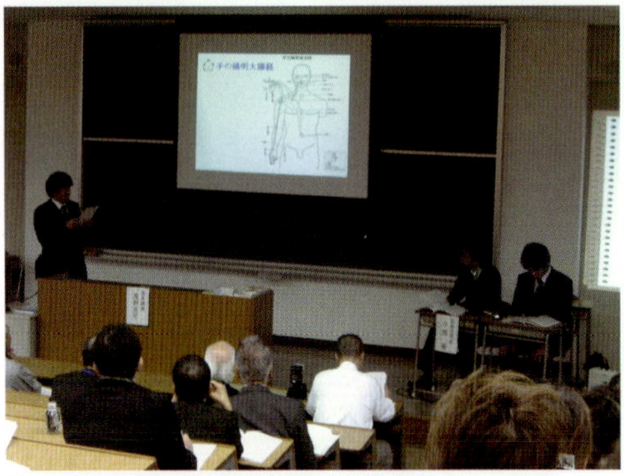

●レベルの高い研究を発表する学会員

キネシオテーピング療法学会は、キネシオテーピング療法の科学的・学術的な研究を深め、その理論的な裏付けを確立するために、2008年に設立されました。大学において研究を専門としている学者と向上心に燃える臨床家が会員になっています。現在の会長は高野光司先生（元ドイツ・グッチンゲン大学医学部教授）、理事長は加瀬建造キネシオテーピング協会会長、事務局長は田村祐司先生（東京海洋大学准教授）で、事務局も東京海洋大学の田村研究室に置かれています。

第1回大会は2008年11月に開催され、第2回は2009年11月、そして第3回は2010年11月に開催されました。療法学会では年に2回、学会誌「キネシオテーピング療法の歴史と発展」と題して論文を連載しています。

入会申し込み、大会参加、学会誌の申し込みなどは、下記事務局までご連絡ください。

〒108-8477　東京都港区港南4-5-7　東京海洋大学田村研究室内
キネシオテーピング療法学会事務局　TEL・FAX　03-5463-4275

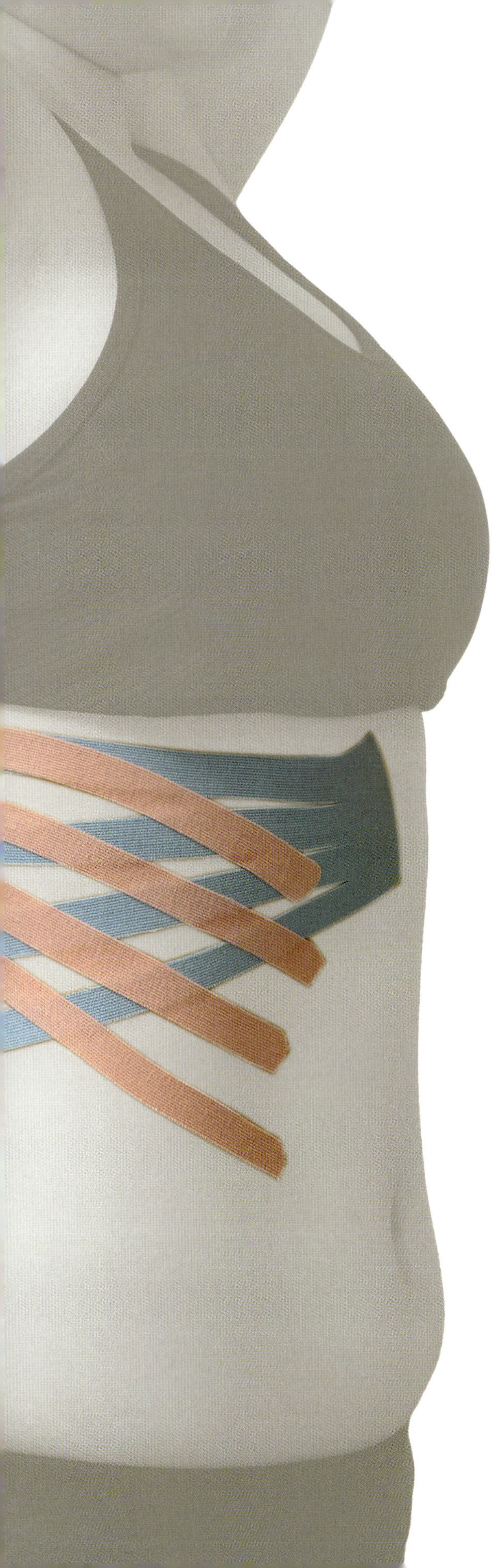

Chapter 2 腹部

胃の痛み

胃痛の原因として多いのは、胃潰瘍、十二指腸潰瘍、萎縮性胃炎、慢性胃炎等が挙げられます。暴飲暴食や偏食、酒やタバコ、冷えや精神的ストレス等がそもそものきっかけで、胃の機能低下や異常を招いて起こります。

重い病状にならないためにも定期的な診断は大切です。そして軽いうちに、テーピングで改善していきましょう。

症 状 Symptoms

胃部が張って食欲がなく、突っ張るように痛い、もたれて重苦しい。慢性的に鈍痛がある。チクチク刺すように痛い。ギューッとした痛みで胃が動かない感じがする等。

ポイント Point

胃の位置に、縦横２枚のテープを貼りますが、どちらにもスリットを入れて使用します。

効 果 Effect

胃の不快感は短時間で軽減していきます。さらに血行不良や胃酸分泌の異常が改善され、胃の炎症が治まってくるにつれ、胃の痛みもとれてきます。

完成図

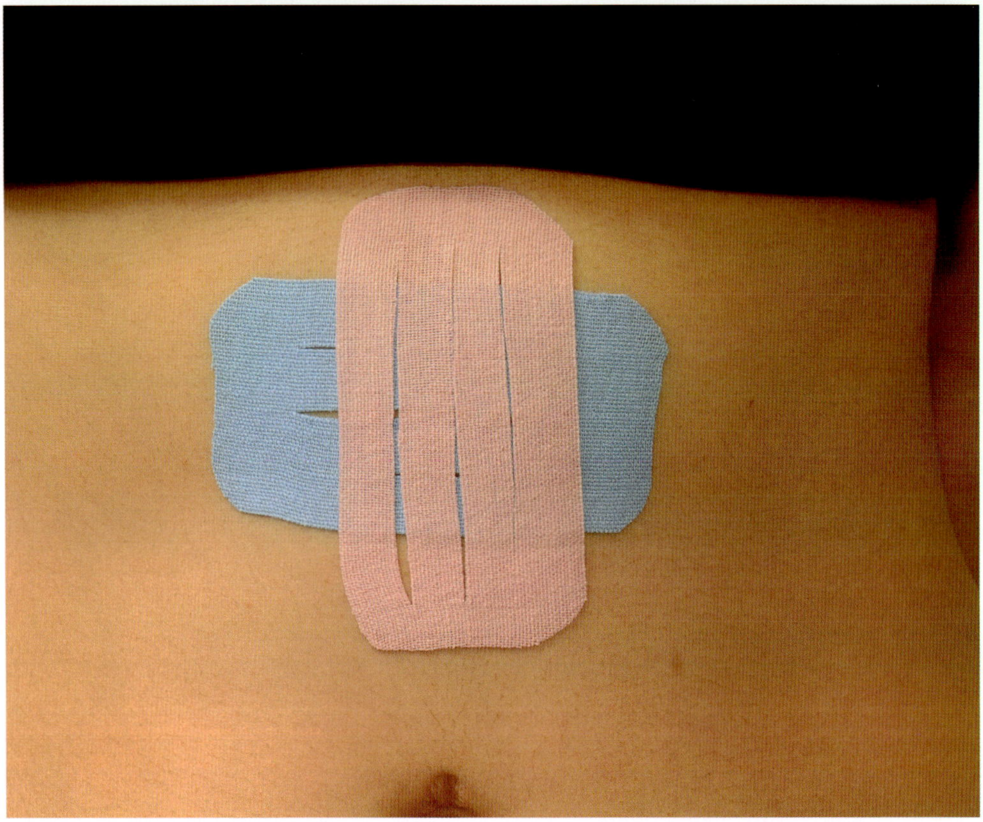

テープの貼り方 Taping

準備するテープ

胃十字スリットテープ

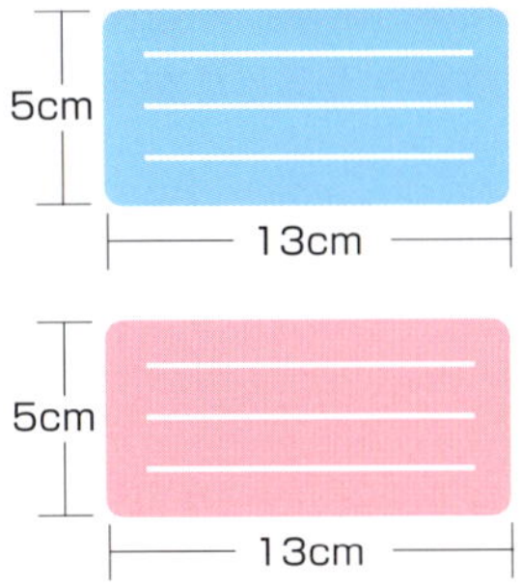

1 胃十字スリットテープ

スリットテープの中央を、みぞおちのやや下に固定します。

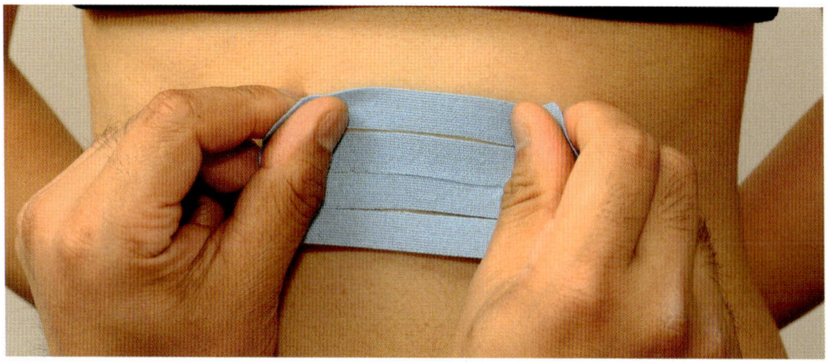

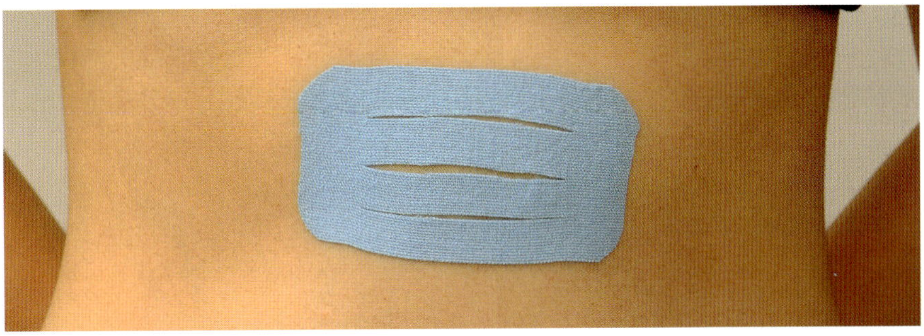

2

左右均等に貼ります。

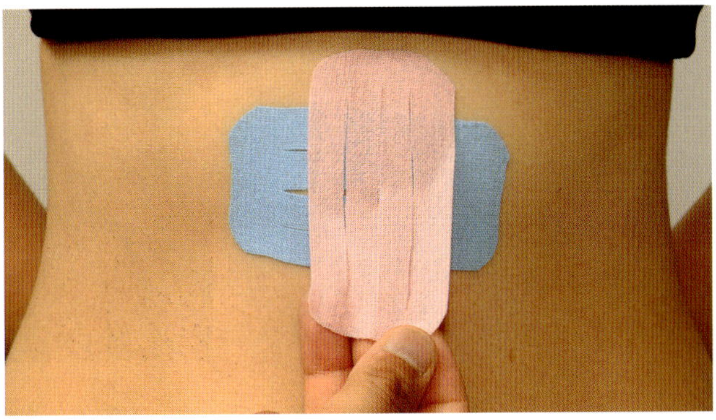

3

横に貼ったテープの上に、垂直に交差するよう、もう一本のスリットテープを貼ります。

肝臓からの腹痛

腹部の右上に位置する肝臓は、体内で最も大きい臓器であり、アルコール分解をはじめ、代謝、解毒、排出等、非常に多機能です。しかも腹部内の主な臓器を通過した血液を浄化して心臓に戻す、重要な血流の中継役を担っています。肝臓の血流が悪くなると、他の内臓もうっ血して腹痛を招くので、肝臓の周りの滞りを改善することを目的にテーピングしていきましょう。

症 状 Symptoms

身体が疲れ気味で、胃から下の腹部や脇腹にだるさを感じる、または、鈍い痛み、重い感じがある等。肝臓の疲れや緊張感は、肩や腰、顔、手足等にも違和感を起こす。

ポイント Point

肝臓は腹部の右上で、ほぼ肋骨の下に収まっているので、右側の腹部を含む肋骨部分 (季肋部) に、リンパテープを貼ります。このとき、右の脇腹を伸ばして貼ることがポイントです。

効 果 Effect

停滞していた血流が正常に戻るとともに、だるさや痛みは徐々になくなっていきます。さらに身体の疲れもとれ、気分が楽になります。他の内臓に障害があるときは、そのテーピングの併用も有効です。

完成図

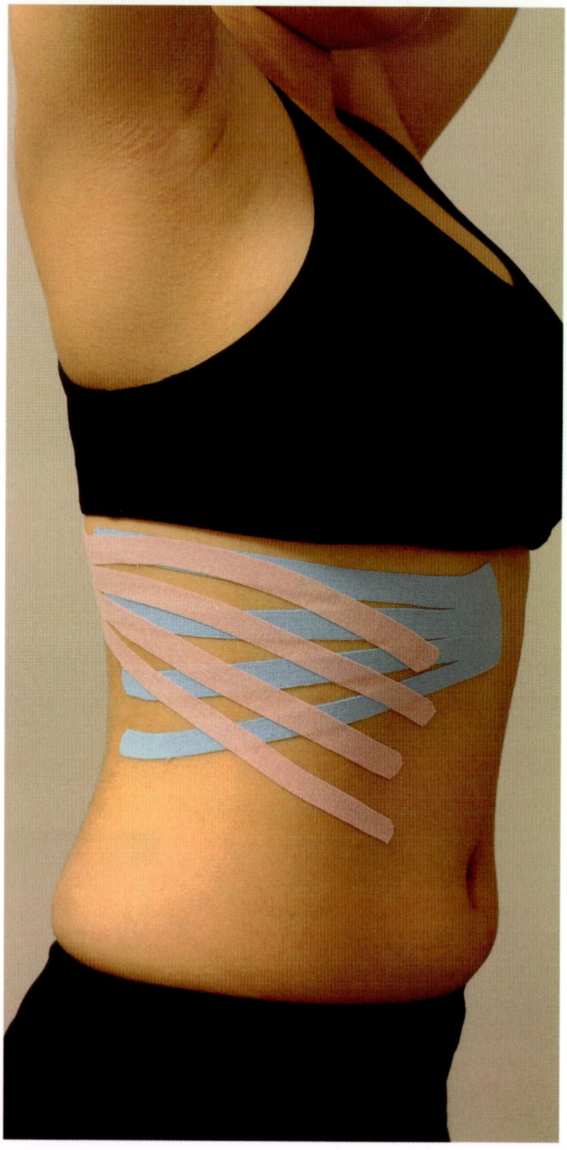

テープの貼り方　Taping

準備するテープ

季肋部リンパテープ W

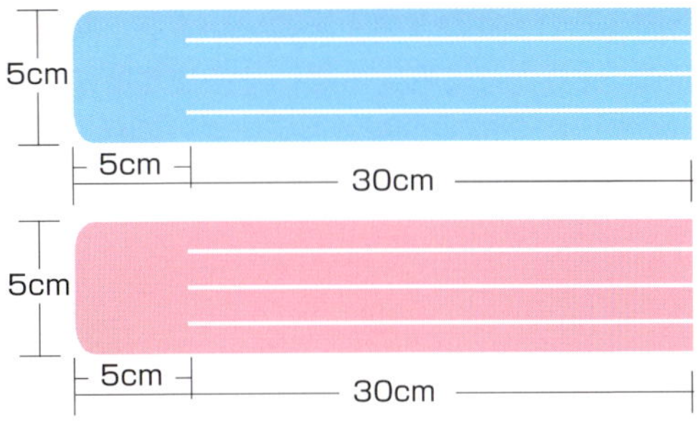

1 季肋部《きろくぶ》リンパテープ W

リンパテープの根元部を、みぞおちのやや下から斜め下に固定。テープを仮置きします。

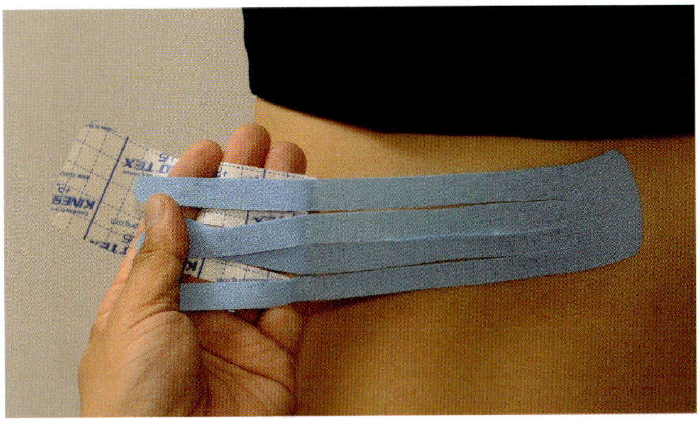

2

リンパテープの枝部４本の間が均等になるよう、脇腹に向かって順に貼っていきます。

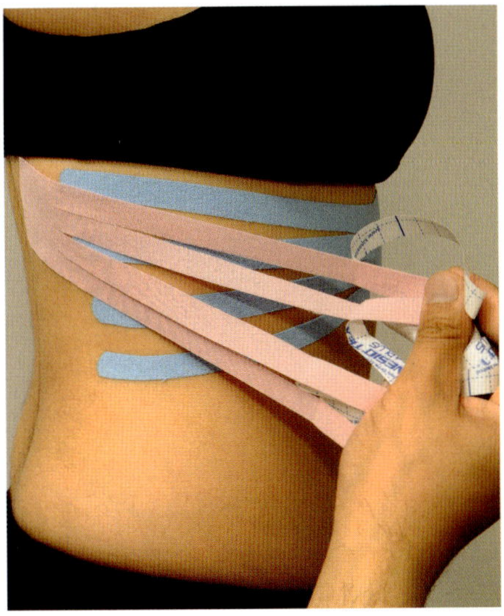

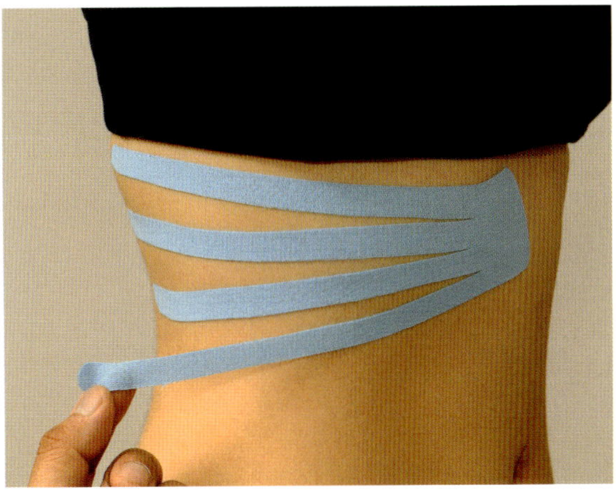

3

もう１本のリンパテープも要領は同じです。２のテープと斜めにクロスするよう、脇腹の上部から斜め下に向かって熊手状に貼ります。

胃下垂・便秘

食道からつながる胃の上部は正常な位置にあるのに、腸へとつながる下部が正常な位置よりも下がっている状態を胃下垂といいます。腹筋が弱く、太りたくても太れない神経質なタイプで、女性に多くみられます。また、胃下垂の人は便秘になりやすく、胃・腸内がきわめて不健康になっています。ここでは、その両方を改善するテーピングを紹介します。

症状 Symptoms

食後はとくに、いつまでも胃がもたれている。食欲不振に陥り、時には腹痛や倦怠感が起こる。2日以上便通がない、あっても少量で、下腹が張る等の不快感がある。

ポイント Point

胃下垂と便秘を一緒に改善できるテーピングです。便秘だけの場合は、腹部に貼る外腹斜筋のテープのみでも良いですが、ヒップ上部の仙骨に、横のI字テープを加えると、さらに良いでしょう。

効果 Effect

テーピング後、胃の不快感が治まり、下腹部の圧迫感も薄らぎます。下がった胃を引き上げるには時間がかかるため、1～2ヶ月様子をみましょう。便秘の方は、1週間くらいで快便の兆候が現れます。

完成図

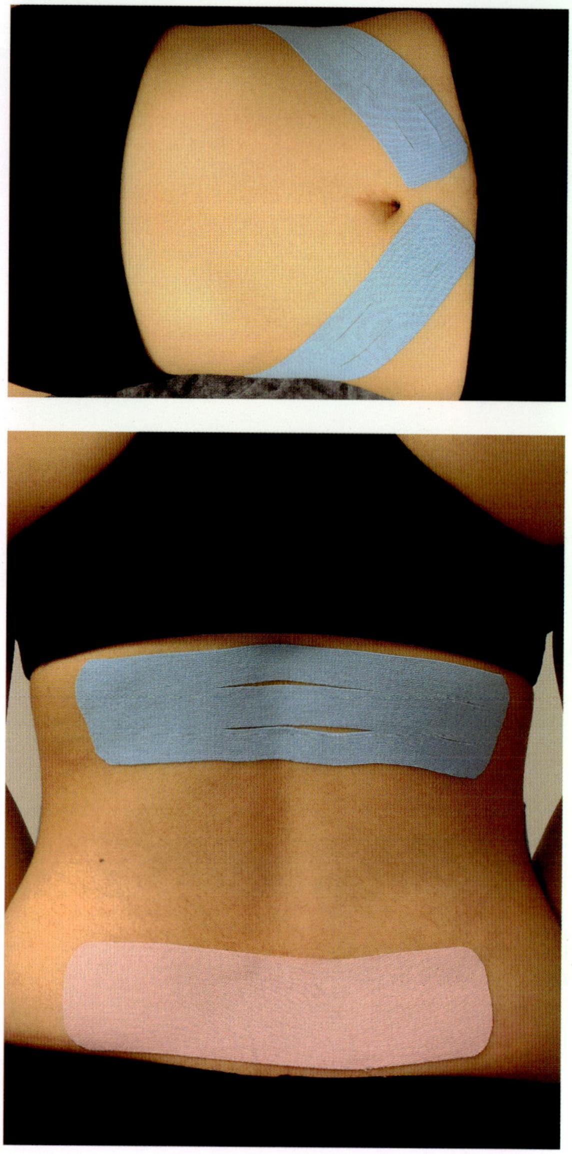

テープの貼り方 Taping

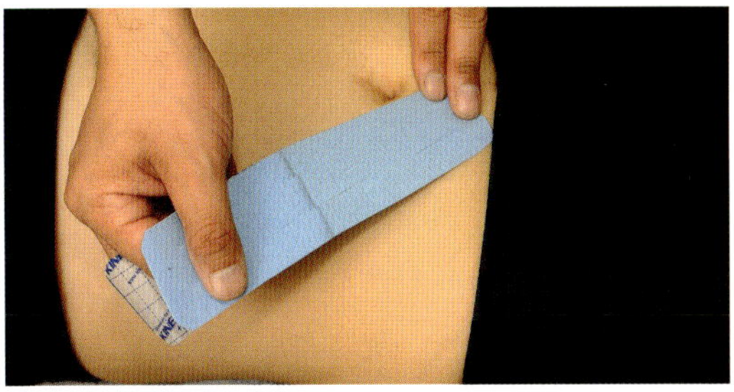

1
外腹斜筋《がいふくしゃきん》スリットテープ

仰向けになり、スリットテープの一端をできるだけへその下に固定します。
そのまま皮膚の遊びを取りながら、肋骨へ向かって斜め上に貼っていきます。

準備するテープ

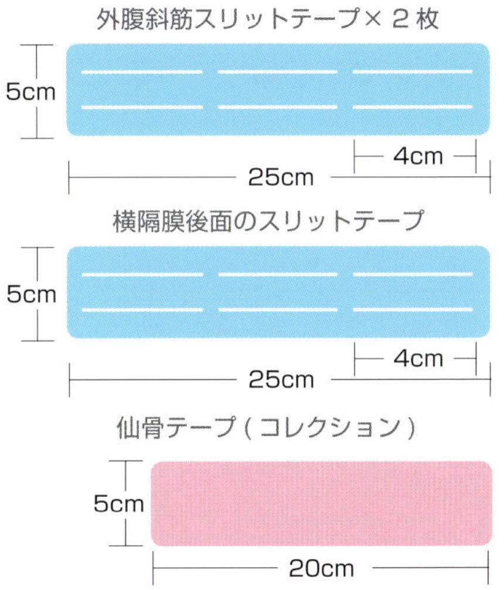

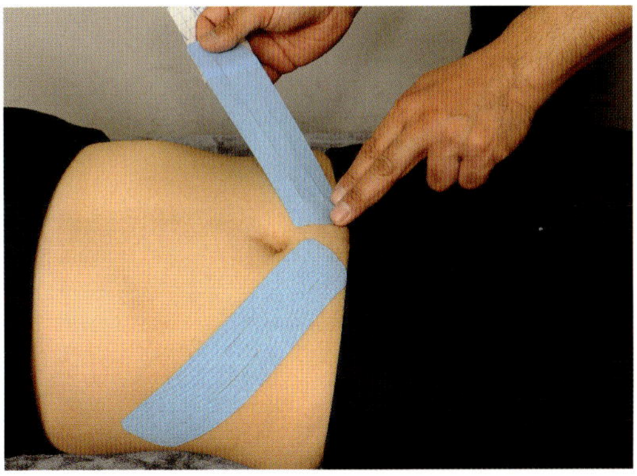

2
反対側も同様に貼ります。

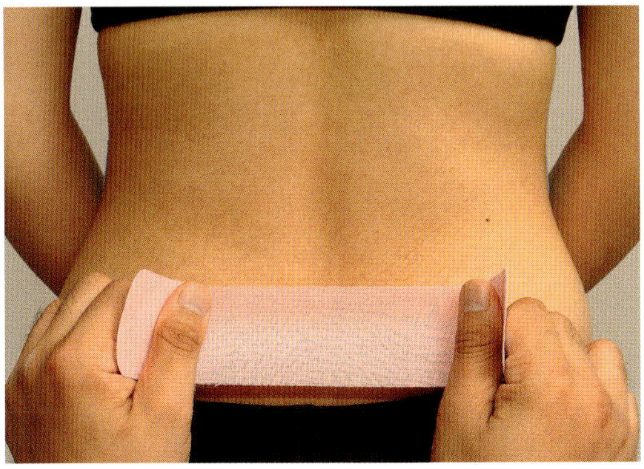

3
仙骨《せんこつ》テープ（コレクション）

腰骨のやや下（仙骨）の中心に、I字テープの中央を固定して、テープの中央を50%引っ張って貼ります。

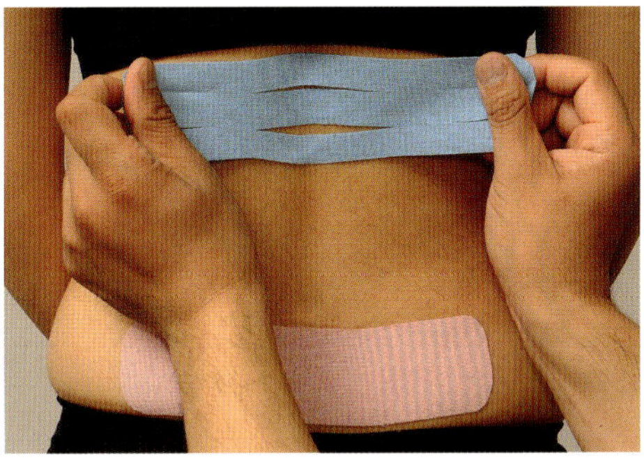

4
横隔膜《おうかくまく》後面のスリットテープ

上体を前に曲げて背中を丸めます。みぞおちの裏側にあたる背骨に、スリットテープの中央を固定し、左右均等に水平に貼ります。

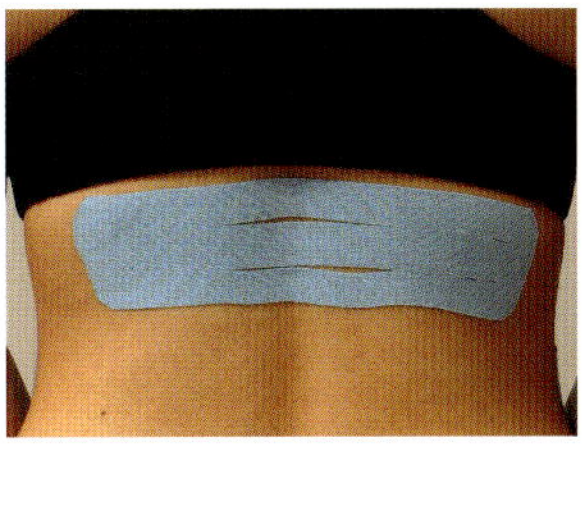

5
上体を戻した状態の完成図です。

生理痛

生理痛を引き起こす原因はさまざまですが、主に子宮頸管が狭い、子宮が未発達、子宮の位置の異常等が考えられます。これは、子宮内膜症や筋腫等、臓器の病変だけでなく、精神的ストレスや過激なダイエット、骨盤の歪み等が自律神経の働きや血流を滞らせ、経血の排出を邪魔することで起こります。テーピングは、その痛みを解消していきます。

症 状 Symptoms

生理の始まりと同時、またはその直前から下腹部に鈍痛が始まる。直前はとくにイライラする、下腹部から腰全体が重苦しい。頭痛や吐き気も加わる月経困難症等。

ポイント Point

子宮を圧迫して血流が滞ったり、卵巣につながる自律神経の働きが悪くなる骨盤の歪みを改善することで、生理時の子宮への負担を和らげるテーピングです。なお、ホルモンバランスを崩す過激なダイエットは禁物。

効 果 Effect

かなり辛い生理痛にも有効で、痛みに対しては早く治まります。生理ごとに６カ月間テーピングを行い、痛みが出なくなったら骨盤神経の過敏症は治ったとみて良いでしょう。

完成図

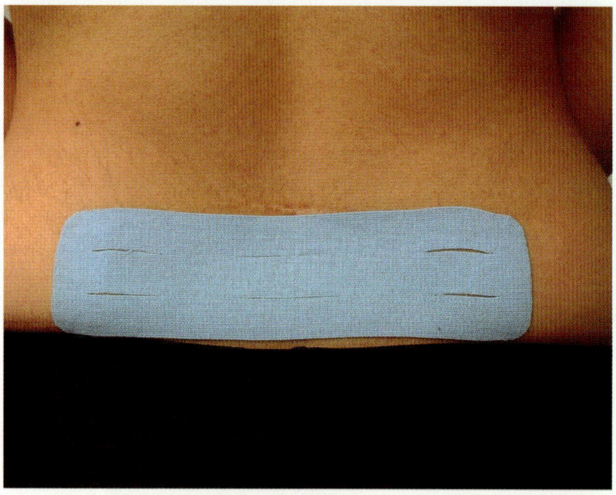

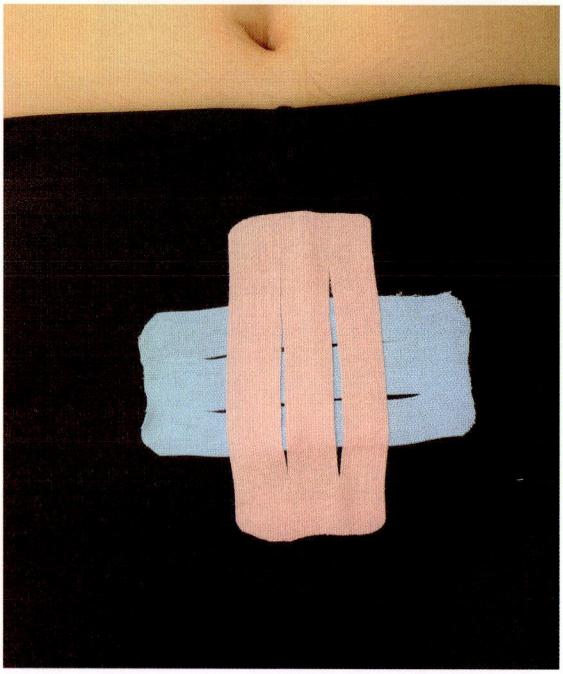

テープの貼り方　Taping

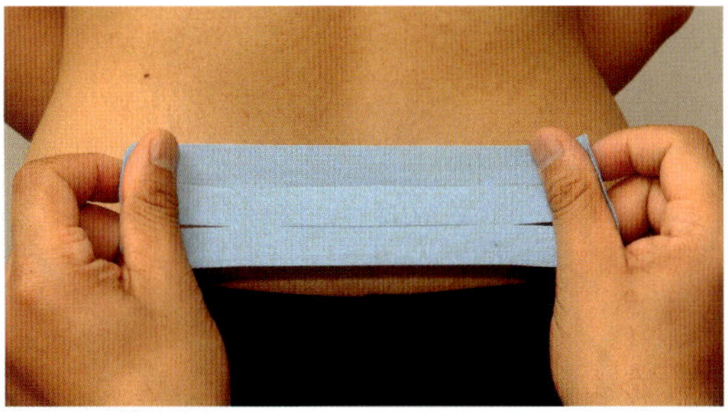

1 仙骨《せんこつ》スリットテープ

腰骨のやや下（仙骨）の中心にスリットテープの中央を固定し、左右均等に貼ります。

準備するテープ

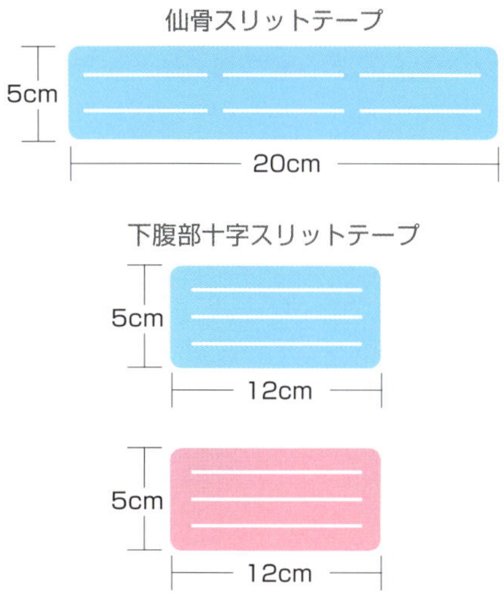

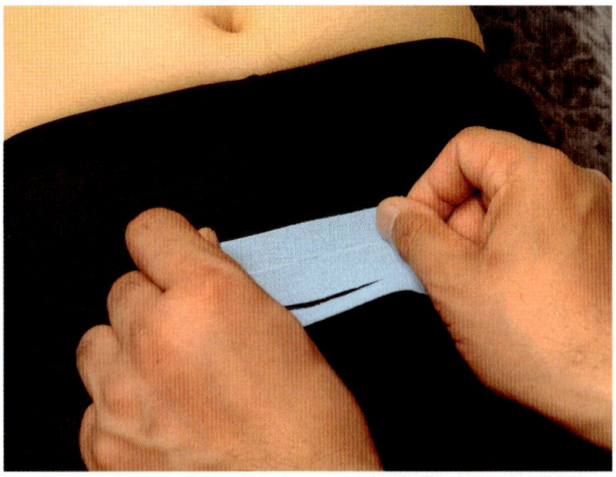

2 下腹部十字スリットテープ

スリットテープの中央を、子宮の位置（へそと恥骨の中間くらい）に固定し、左右均等に貼っていきます。

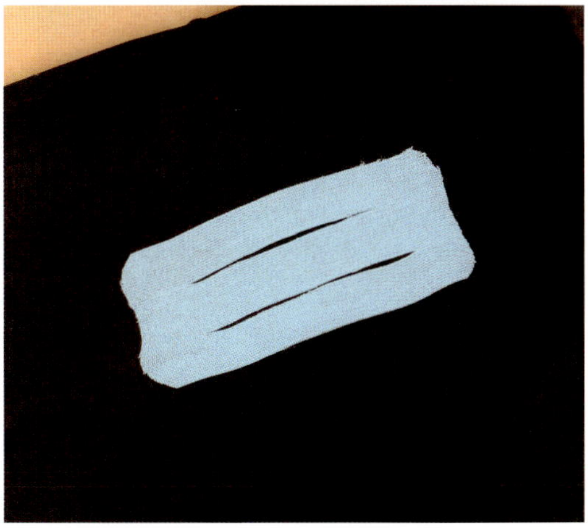

3 実際は肌の上で完成します。

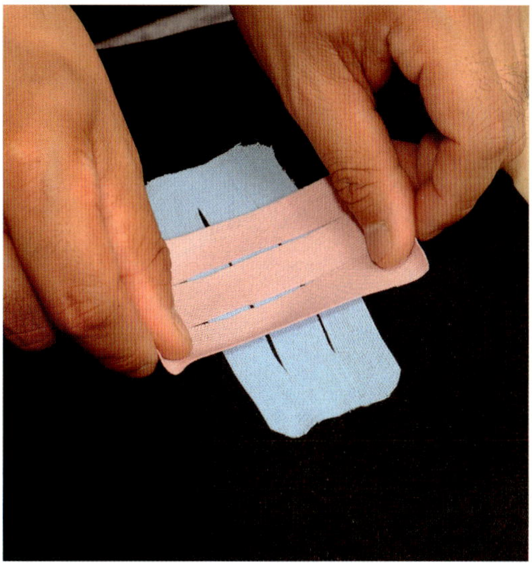

4 もう１本のスリットテープを、３のテープに対して垂直に交差するように貼ります。

頻尿（前立腺肥大）

通常の排尿に関しても、水分の摂取量や気温の高低によってその回数や数量は異なり、個人差もあります。頻尿の判断は、尿の量はいつもと変わりないのに回数が増えたときです。その原因として、女性に多いのは膀胱炎、男性に多いのは前立腺肥大が挙げられます。夜中に何度もトイレに行くようになると身体が休めなくなるので、その改善を行います。

症 状 Symptoms

膀胱に、それほど尿が溜っていないのに尿意をもよおし、排尿回数が多い。男性の前立腺肥大は、膀胱の出口にあって尿道を取り巻く前立腺が肥大し、尿道を圧迫して起こる。

ポイント Point

大腰筋と外腹斜筋のスリットテープを組み合わせます。膀胱の働きを良くするだけでなく、前立腺の肥大を抑制します。なお、膀胱炎の場合は水分を多く摂り、前立腺肥大では水分を摂りすぎないこともポイントです。

効 果 Effect

テーピングを続けることで頻尿は減っていきます。正常に戻ったと思えるまで貼り続け、確認のためにも一度専門医で診断を受けましょう。

完成図

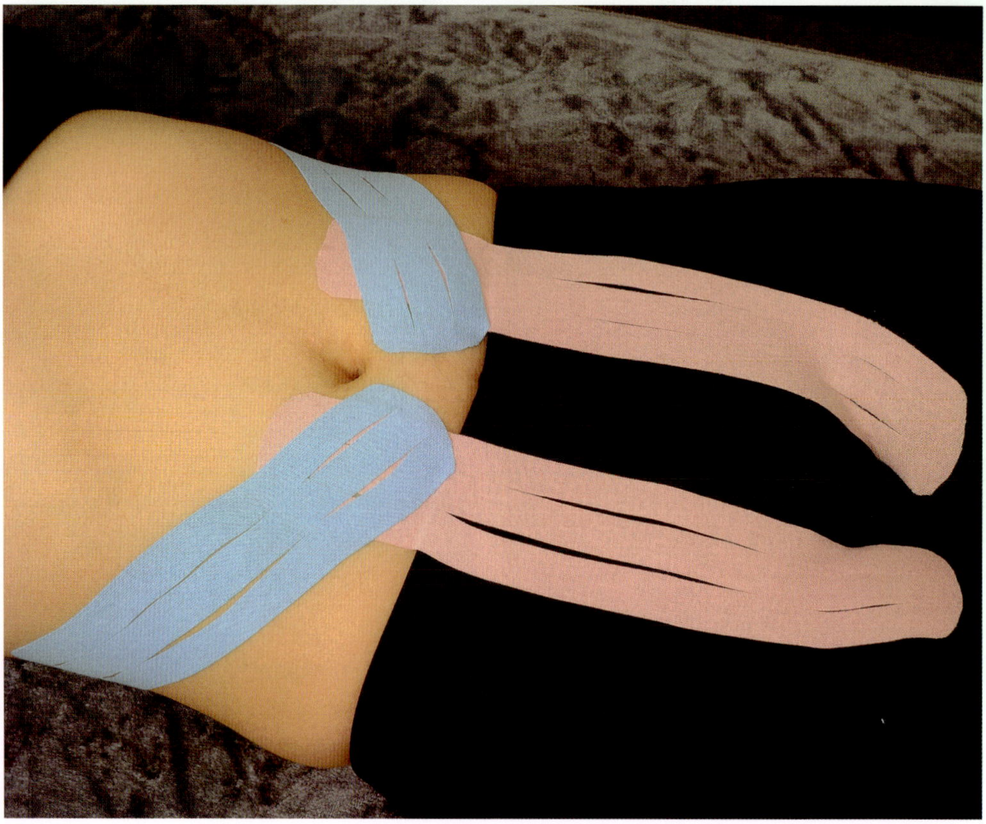

テープの貼り方　Taping

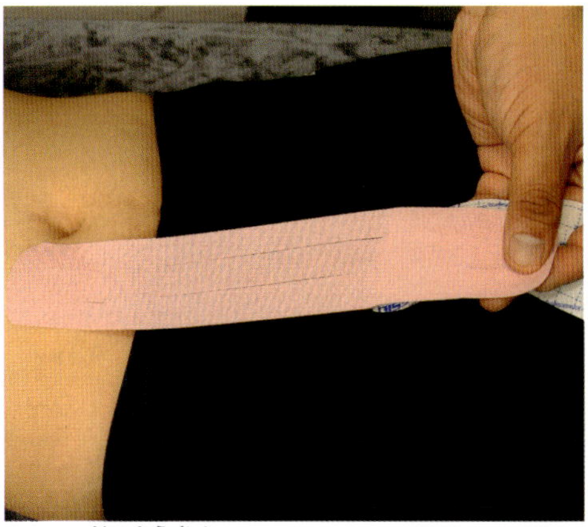

準備するテープ

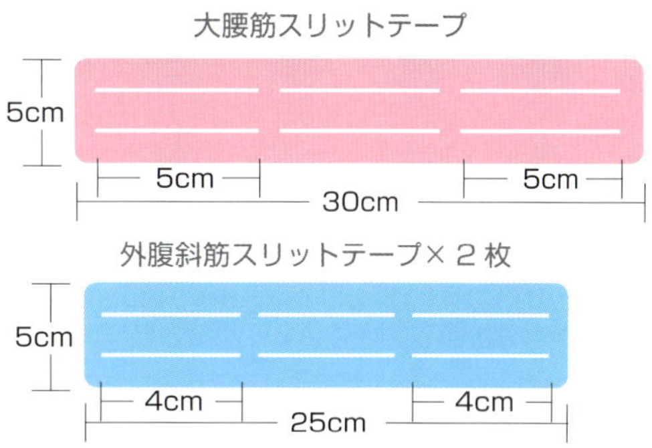

1 大腰筋《だいようきん》スリットテープ

仰向けになり、脚を少し開きます。スリットテープの一端を、へそのすぐ脇に固定します。

2

お腹をふくらませ、テープのもう一方を、ももの内側に向かってほぼ真っ直ぐに貼ります。

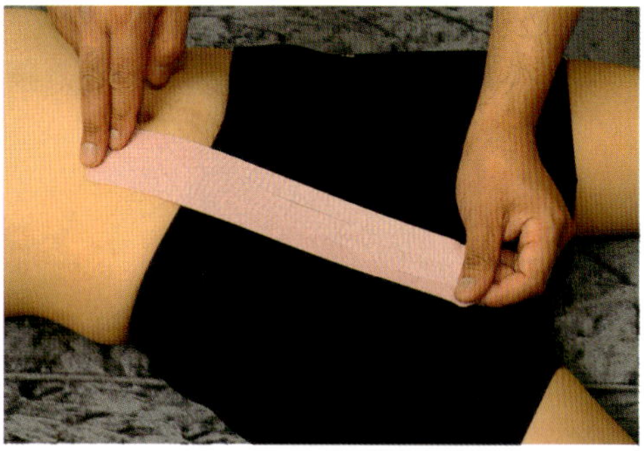

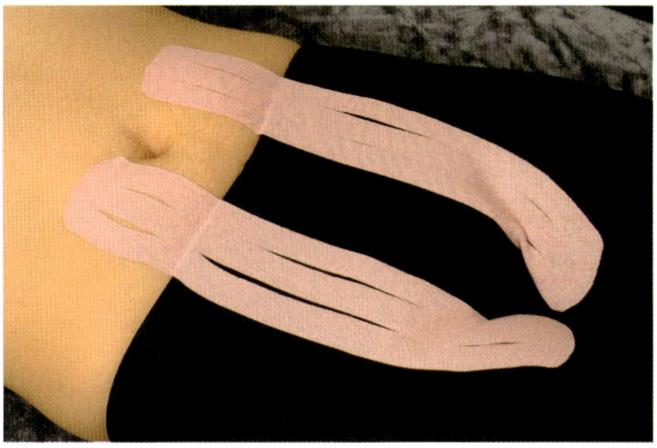

3

反対側も同じ要領で貼っていきます。

4 外腹斜筋《がいふくしゃきん》スリットテープ

仰向けのまま、スリットテープの一端をできるだけ、へその下に固定。そのまま皮膚の遊びを取りながら、肋骨へ向かって斜め上に貼っていきます (P108 参照)。

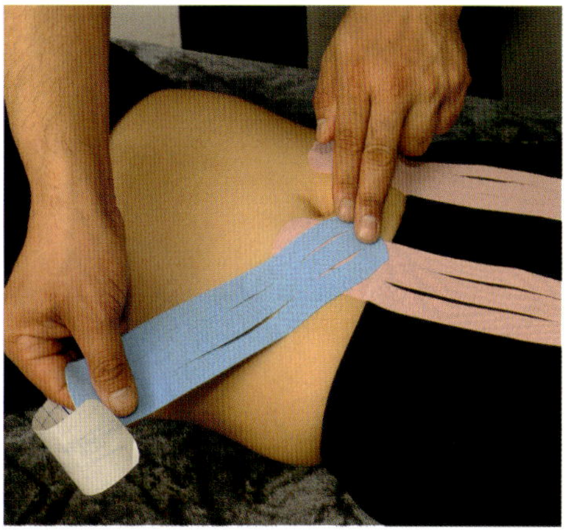

Column-6

応急手当に役立つキネシオテーピング

軽症での救急要請をする前に

深夜に鳴り響く救急車のサイレンで目が覚めた、という経験者は多いのではないでしょうか。実は、ここ数年で救急出動件数が一途をたどっているのです。

例えば総務省調べによると、平成17年には、全国で528万422件の出動要請があり、前年比の約25万件増。このうち495万8121人が救急搬送され、前年と比べると約20万人も増えています。これは何と、6秒に1回の割合で救急出動し、国民の約26人に1人が搬送されたことになるのです。搬送された傷病者の傷病程度別割合で見てみると、入院処置の必要がない軽症者が52.1%を占めています。さらに近年では、夜間、休日の救急指定病院でも軽症患者の受診が増え、病院も対応に苦慮しているという話をよく聞きます。

軽症の傷病者が救急要請をして救急隊が出動し、その傷病者を搬送している間に同じ地域で救急医療を必要とする重篤な傷病者が発生した場合、その重篤な傷病者は処置が遅れ、手遅れになることも考えられ憂慮されます。

救急患者受け入れ病院等の限りある医療施設も、医師、看護師、消防の救急隊等のマンパワーも、有効かつ適切に活用することが必要です。とはいえ、救急車を要請する人は、誰もがある程度の痛みや苦しさを感じていることも確かです。

身体に痛みや苦しみ、不快感があると、人は不安になります。その痛みや不快感の感じ方は人によって大きく異なり、発生した時間帯が深夜であればますます不安が募ります。不安感が大きくなれば、痛みや不快感も増加してくるものです。その結果、病院へ行って診てもらいたいけれど夜間受け付けているところを知らないといった理由や、救急車で行けば早く診てもらえるだろうという心理から、救急要請となるのでしょう。

しかし、痛みや不快感が起こったとき、手当てをすることで痛みや不快感を軽減することができたらどうでしょうか？きっと安心が得られ、痛みや不快感の増幅も防いでくれるはずです。

キネシオテーピングには、痛みの軽減作用、血液やリンパ液の循環改善作用があり、自然治癒力を高めるため、症状の軽減に加えて治療効果も期待できます。つまり、軽症状態のときにキネシオテーピングを行うことによって、痛み、不快感、不安感が軽減され、継承者による救急要請も減らすことができるということです。その結果として、救急医療を本当に必要としている人が、必要な治療を受けやすくなるのではないでしょうか。

さらに、キネシオテーピングがもたらす自然治癒効果は、国家的問題にもなっている医療費の削減にも貢献できると考えられます。もしも症状が改善しないようなら、専門医の受診に行くという目安としても活用できるのではないでしょうか。

急な痛みや苦しみが起きたとき、慌てず焦らず、まずはキネシオテーピングでの応急手当てを試みましょう。

救急隊員も勧めるキネシオテーピングによる応急手当て

【取り扱う症状】頭痛・めまい・歯痛・むち打ち症・肩コリ・胸痛・肋間神経痛・腹痛・心窩部痛・整理痛・背部痛・腰部痛・ぎっくり腰・肉離れ（大腿四頭筋、ハムストリングス）・ふくらはぎの痙攣・アキレス腱断裂・足関節捻挫・喘息・打ち身・打撲等

※いずれの場合も、顔色が蒼白になり、冷や汗があるような症状であれば、すぐに病院へ行くか、救急車を呼ぶ必要があります。また、症状が改善しないようなら、早期に病院や専門医の治療を受診しましょう。

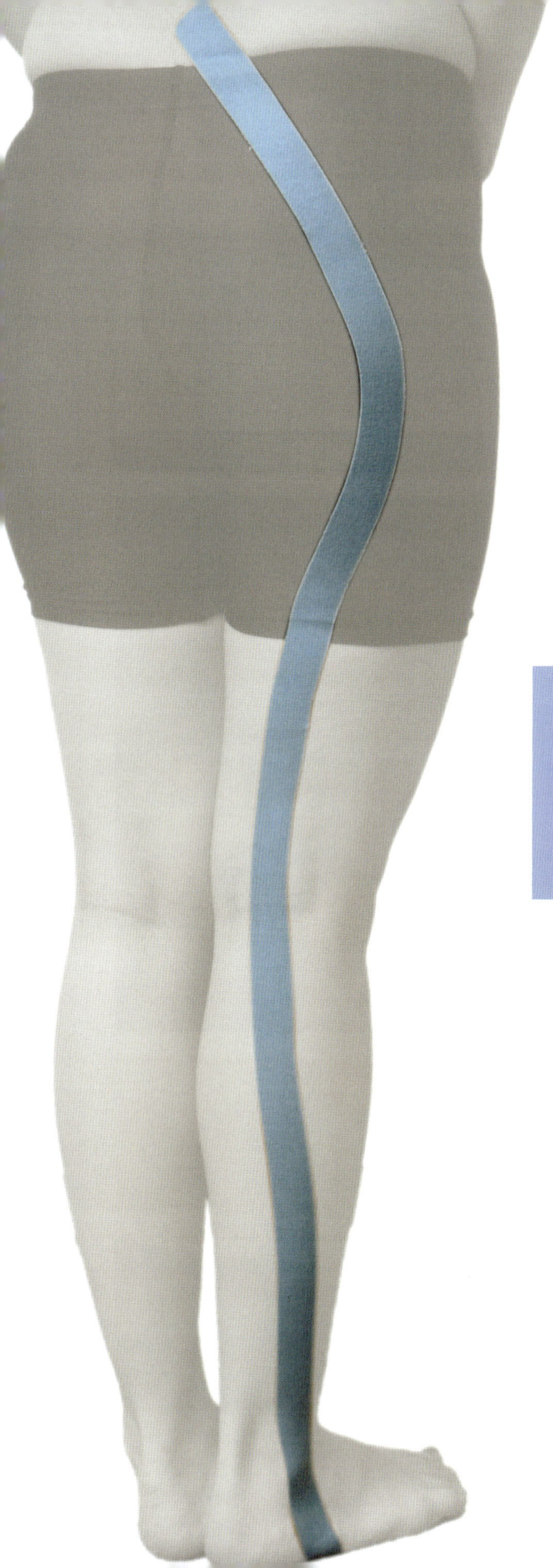

Chapter 2 腰

椎間板ヘルニア

背骨は24個の骨で構成され、骨と骨の間にはクッション役の椎間板という軟骨があります。その組織からゼリー状の髄核が飛び出してしまうことを椎間板ヘルニアといいます。飛び出した髄核は脊髄神経を圧迫するようになり、腰や足の痛みやしびれを起こします。神経への圧迫痛は、激痛が多いので、痛みをとるとともに、保護も行いましょう。

症 状 Symptoms

立っているとすぐ辛くなる。前かがみになると痛みが強くなる。座った状態から立ち上がるのが辛い。咳やくしゃみでも激痛が起こる。筋力の低下、腰痛、坐骨神経痛等。

ポイント Point

腰と腹部に3枚ずつクロスさせて貼るスターテープは、仙椎(せんつい)と腰椎の障害を同時に改善していくテープです。テープにはスリットを入れることがポイント。多くのスポーツ選手も活用しています。

効 果 Effect

神経を圧迫する刺すような痛みはかなり和らぎ、動作が楽になります。ヘルニア自体の改善には時間がかかりますが、このテーピングを続け、腰の保護をしながら無理をしないで治していきましょう。

完成図

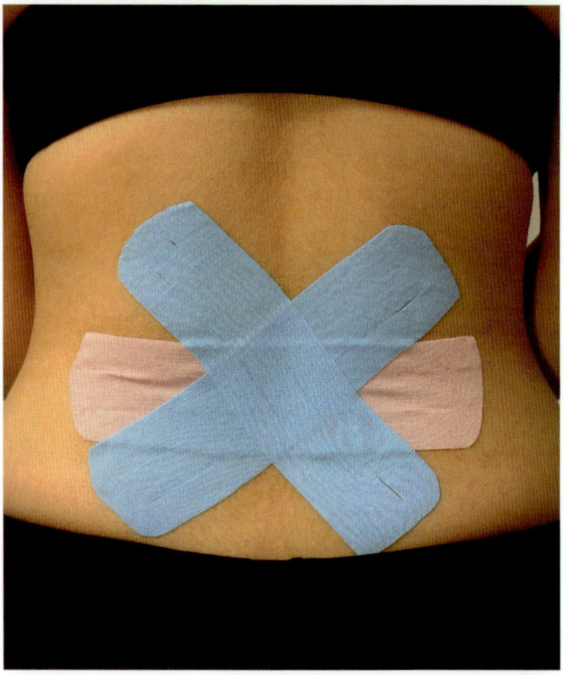

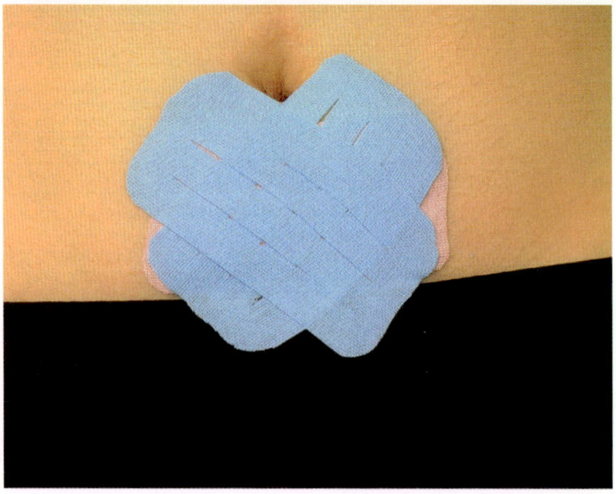

テープの貼り方 Taping

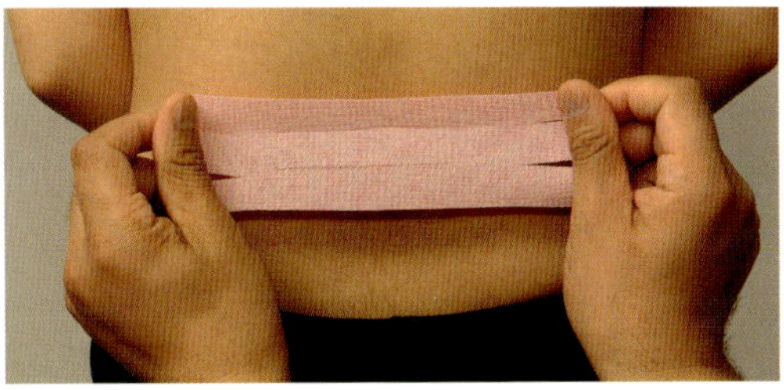

1 腰のスリットスターテープ

立ち姿勢で上体を前に曲げます。スリットテープの中央を、痛みの中心になるよう背骨と水平に合わせ、両側へ均等に貼っていきます。

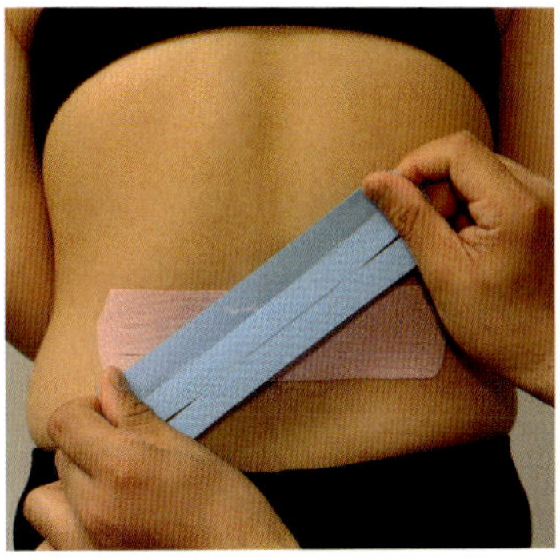

2

もう１本の中央を、１の中央に合わせ、斜めになるよう、両端へ貼っていきます。

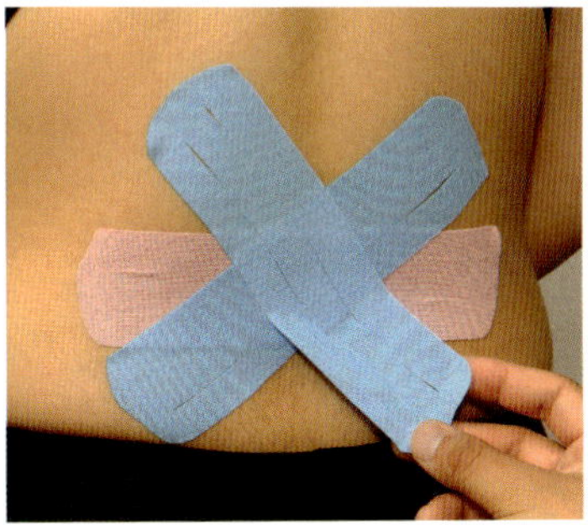

3

２本目の完成です。３本目も同じ要領で、２に交差するよう斜めに貼ります（完成図参照）。

準備するテープ

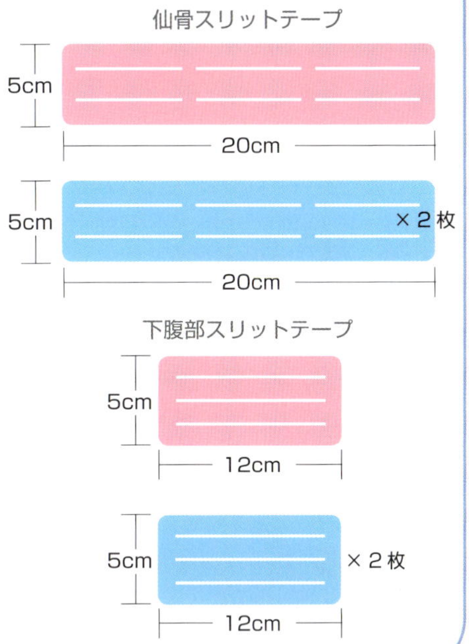

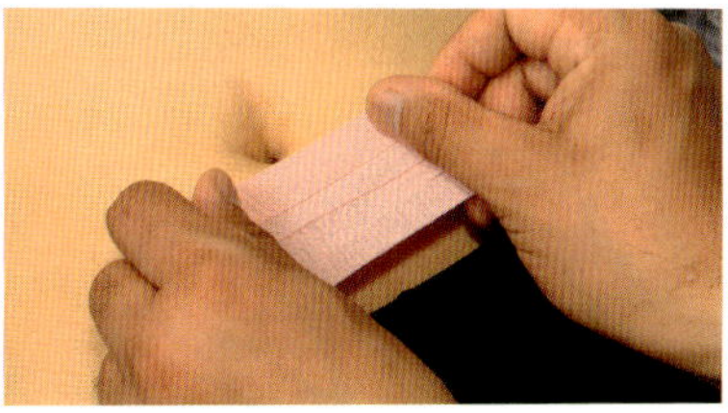

4 腹のスリットスターテープ

仰向けになり、スリットテープの中央を、へそ下に合わせて両端へと均等に貼っていきます。

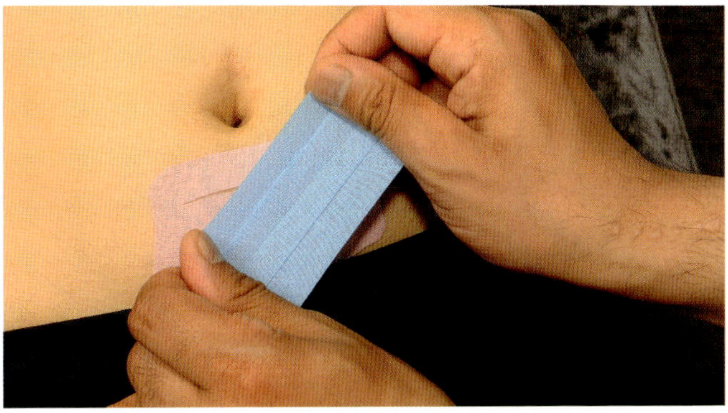

5

２本目の中央を、４の中央に合わせ、腰のときと同様に斜めに貼っていきます。３本目も同じ要領で、５に交差するよう斜めに貼ります（完成図参照）。

坐骨《ざこつ》神経痛

坐骨神経は、腰椎からの神経と仙骨からの神経を合わせた、抹消神経の中でも最も太く長い神経で、大腿部の後側から足にかけての知覚を支配しています。この神経が刺激や圧迫を受けて神経痛になります。原因のひとつには椎間板ヘルニアも挙げられ、下半身のどちらかに起こるのが特徴。この場合、坐骨神経部に沿ったテーピングがカギを握ります。

症 状 Symptoms

腰や片側の臀部(ヒップ部)から大腿部(太もも)の後側、ふくらはぎ等が痛む、あるいはシビレがある、感覚が鈍い等。咳やくしゃみをすると、激痛になる。

ポイント Point

幅 2.5cm の長いテープを坐骨神経に沿って貼ることが基本です。が、坐骨神経痛は人によって症状の出る部分が異なるため、その部分に合わせたテーピングを行いましょう。

効 果 Effect

かなり重い症状であっても、数週間、軽度な神経痛なら数日で、はっきりとした効果が現れます。このテーピングにより、坐骨神経の異常な興奮が正常に戻り、また、筋肉の緊張も和らぎます。

完成図

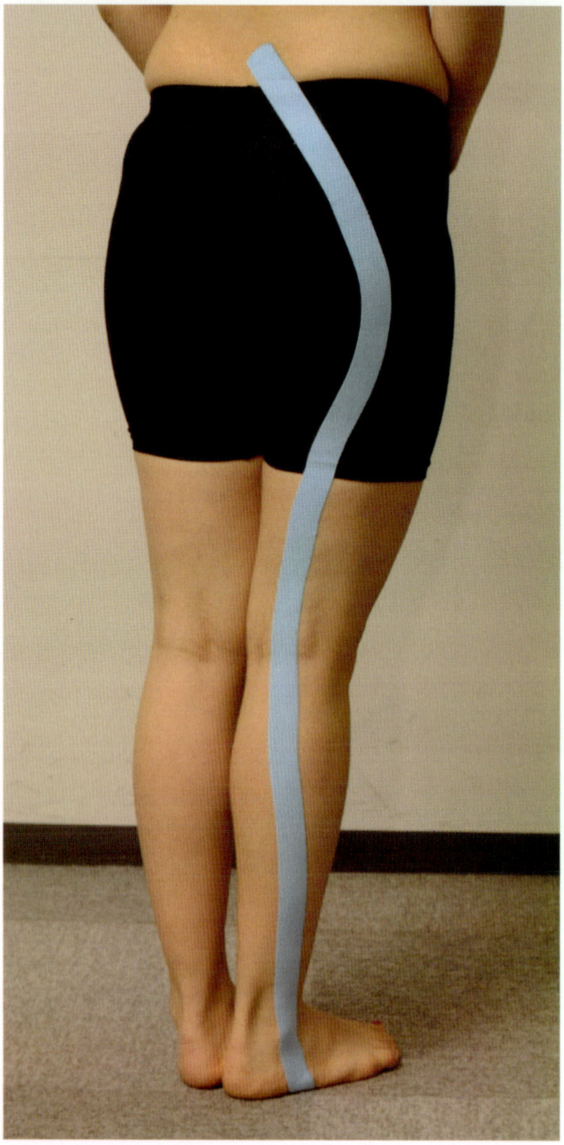

テープの貼り方 Taping

準備するテープ

坐骨神経テープ

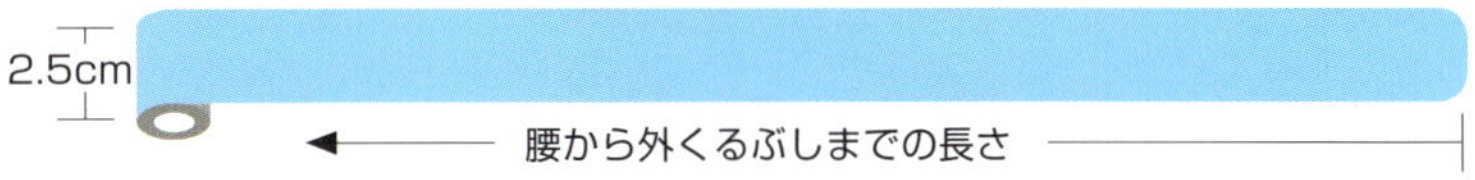

1 坐骨神経《ざこつしんけい》テープ

横になり、神経痛側の足を上にします。テープの一端を足裏の土踏まずに固定し、外くるぶしのやや後ろ側を通ってふくらはぎへ向かいます。

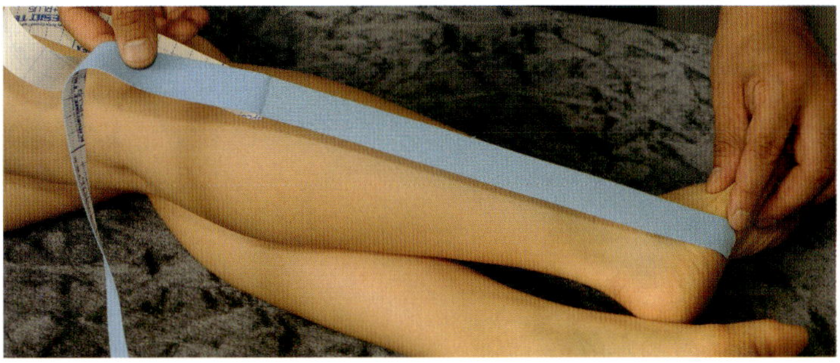

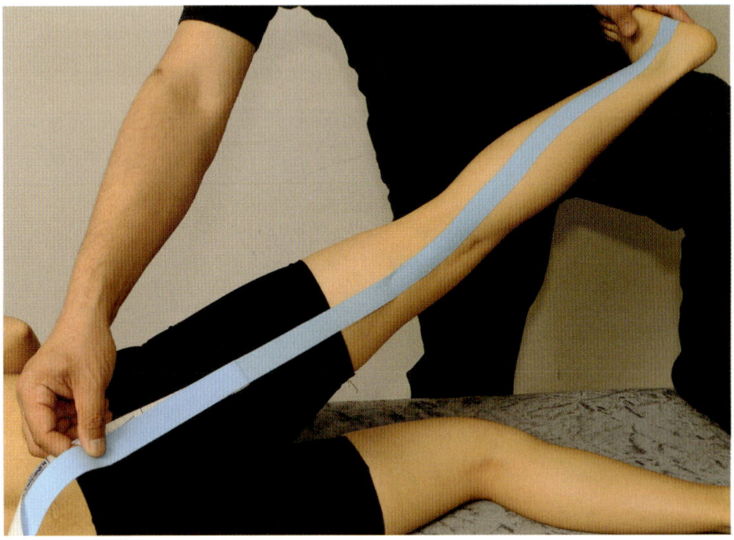

2 脚は伸ばしたまま、テープはふくらはぎを通り、膝の裏へ向かいます。

3 膝を曲げて前に出し、もも後ろからヒップへかけて貼り、さらに、テープの端を腰にかけて貼っていきます。テープが長いので、絡まらないように要注意。

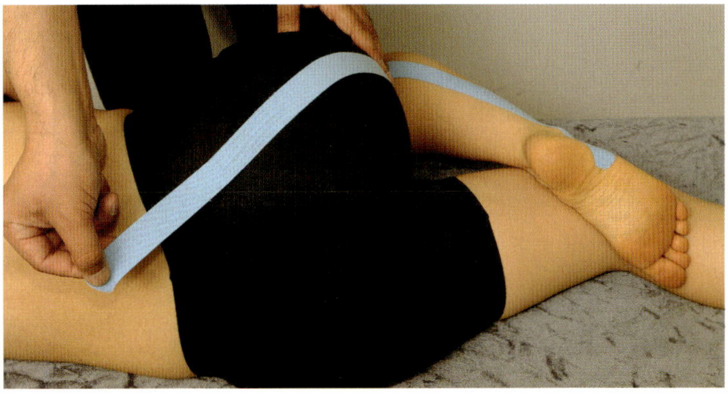

腰痛（筋肉性・内臓の異常・ぎっくり腰）

腰痛というのは実にさまざまな原因で起こります。最も一般的なのは筋肉性の腰痛で、脚や腰の筋肉疲労からおこります。また、重い物を持ち上げようとしたり、急に腰をヒネった時、激しい痛みが起こるぎっくり腰もそのひとつ。さらに、内臓の動きが悪くても腰痛は起こります。この場合も筋肉との関わりが深く、テーピングが有効になります。

症 状 Symptoms

脚腰を曲げ伸ばす動作をするとき痛い。ある動作で突然、腰に激痛が走って動けない。脚にシビレがある。腰や背中が張っている感じ、重さやだるさがある。腰に鈍痛等。

ポイント Point

腰の痛みをとるためだけではなく、内臓の位置の異常や弱った筋肉の強化を助けるテーピングです。背中と腹部の両面から腰部をカバーしながら改善していきます。

効 果 Effect

ぎっくり腰の痛みも内臓からくる痛みも含め、一般的な腰痛はこのテープで効果が得られます。痛みがとれても筋肉補強のために、しばらく続けましょう。いつまでも痛みがとれない場合は、専門医に相談してください。

完成図

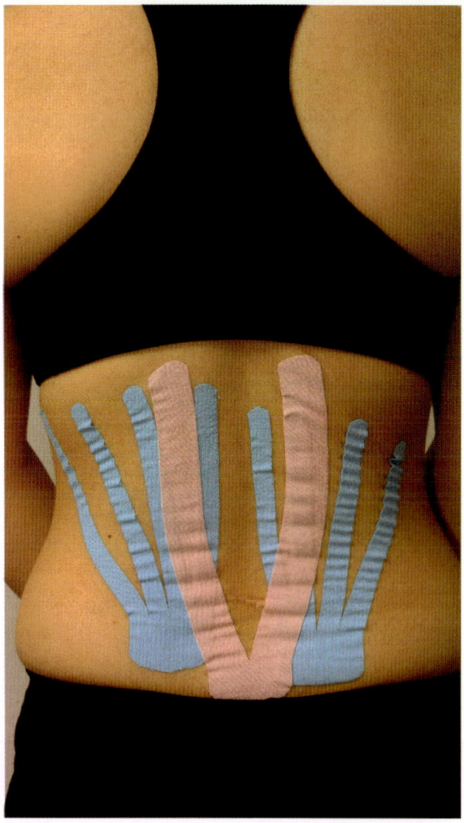

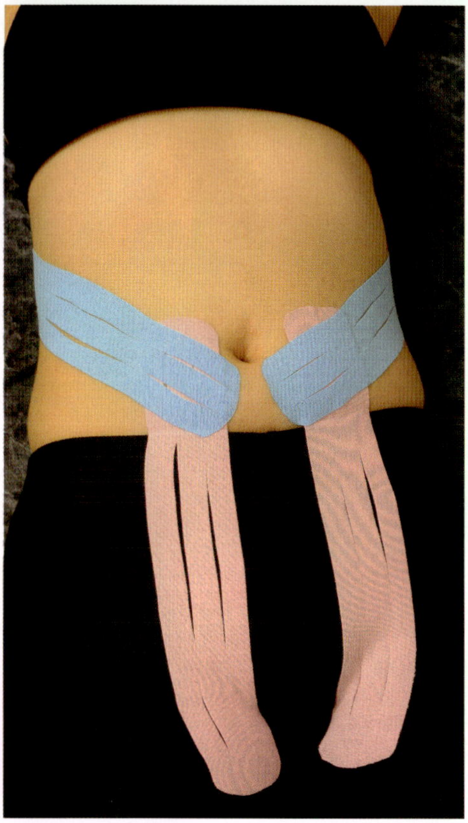

テープの貼り方　Taping

準備するテープ

腰方形筋リンパテープ× 2 枚

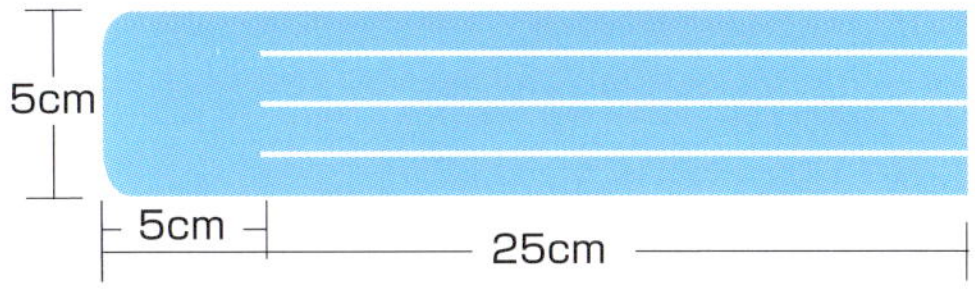

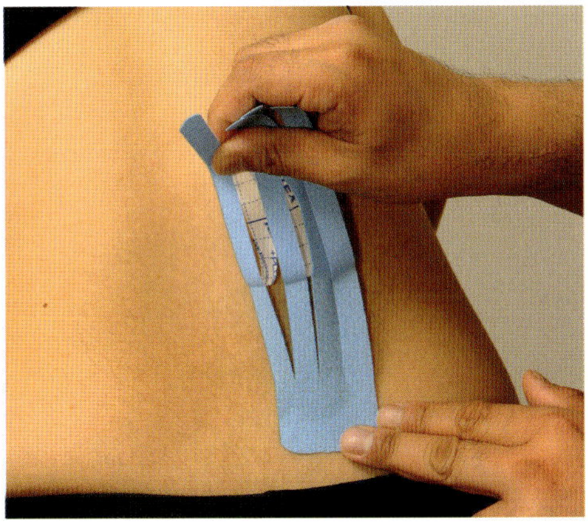

1 **腰方形筋《ようほうけいきん》リンパテープ**

上体を前に曲げ、腕も前に出して脇と腰を伸ばします。リンパテープの根元部を骨盤後面に固定。テープを仮置きします。

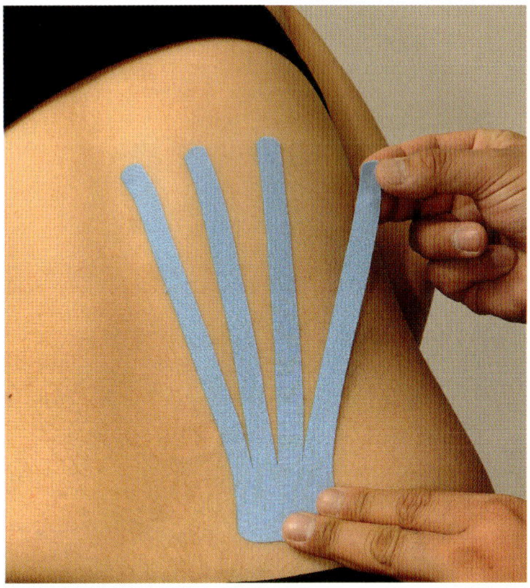

2 分岐した内側の 1 本を背骨の脇沿いに貼り、そこを目安に、等間隔で外側も貼っていきます。一番外側の 1 本を脇方向に、斜め上を目指して貼りましょう。

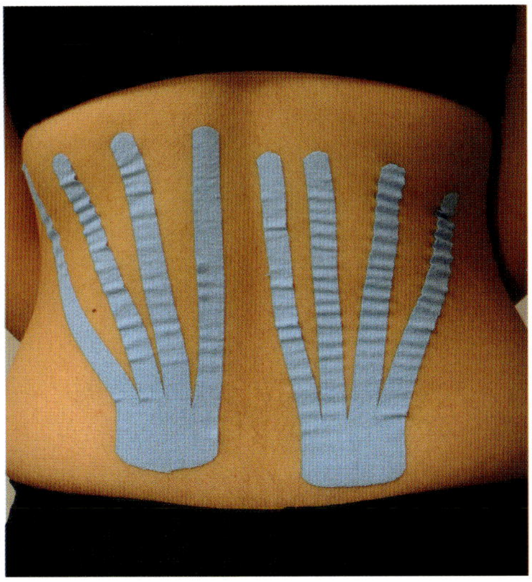

3 上体を起こしたときの完成図。

テープの貼り方 Taping

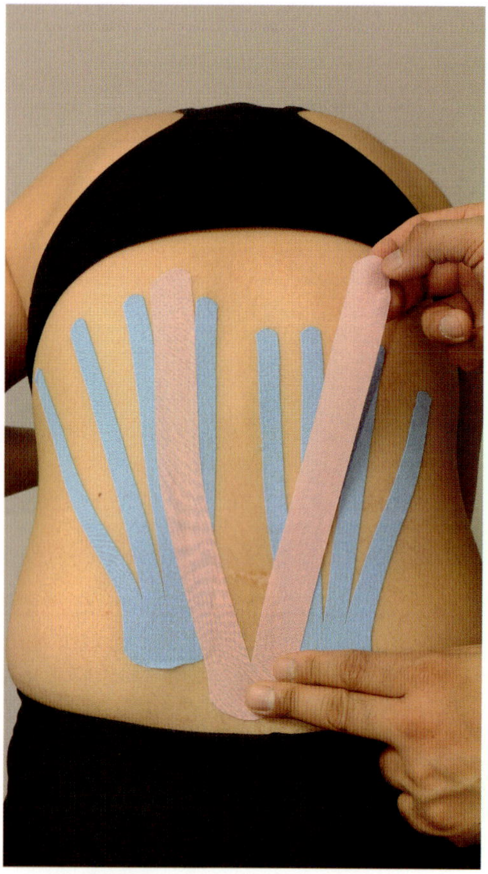

準備するテープ

仙棘筋 Y 字テープ

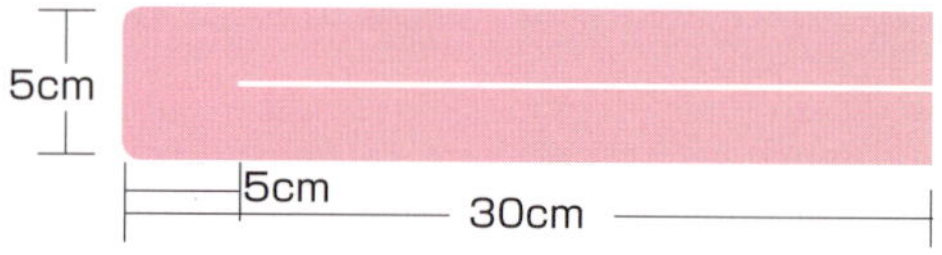

4 仙棘筋 Y 字テープ

背中を丸めるように上体を前に曲げます。Y 字テープの根元部を仙骨上に固定し、テープを仮置きします。

5

Y 字の一方を背骨からやや離し、仙棘筋の上に貼ります。もう一方も同様です。

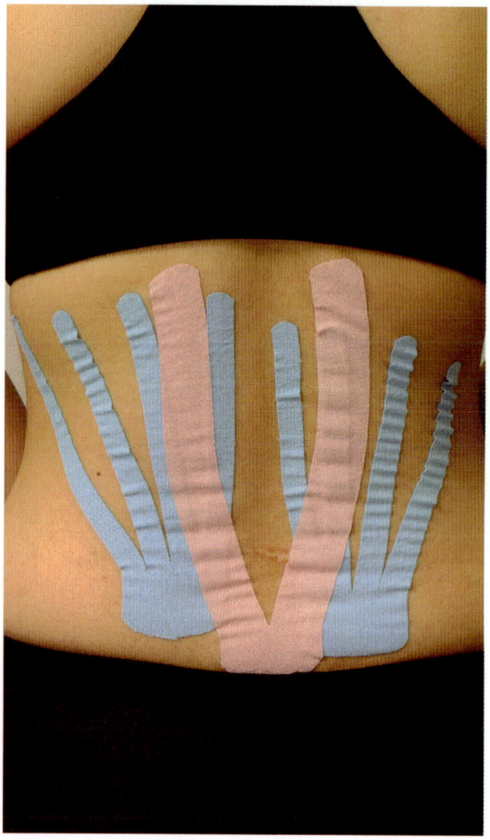

テープの貼り方 Taping

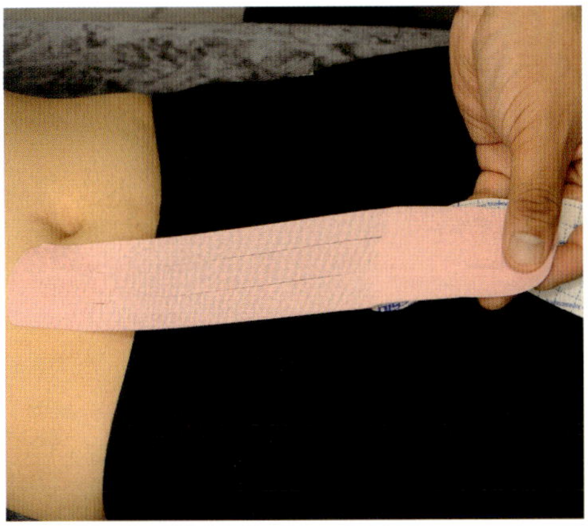

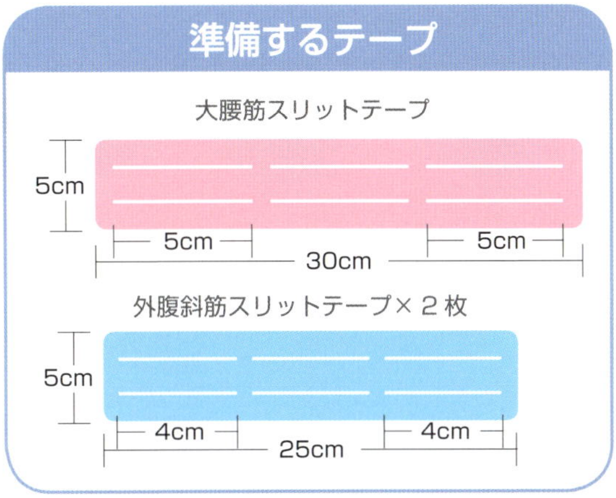

6 大腰筋《だいようきん》スリットテープ

仰向けになり、脚を少し開きます。スリットテープの一端を、へそのすぐ脇に固定します。

7

お腹をふくらませ、テープのもう一方を、ももの内側に向かってほぼ真っ直ぐに貼ります。

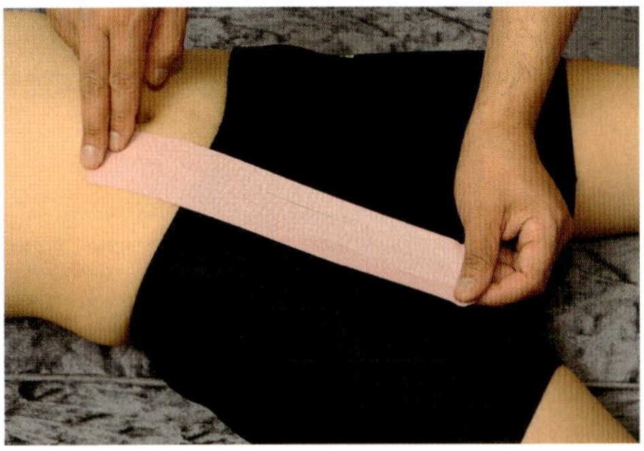

8

反対側も同じ要領で貼っていきます。

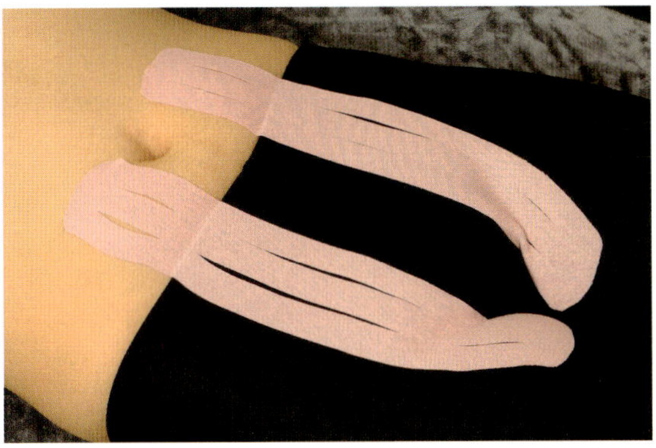

9 外腹斜筋《がいふくしゃきん》スリットテープ

スリットテープの一端をできるだけへその下に固定。そのまま皮膚の遊びを取りながら、肋骨へ向かって斜め上に貼っていきます。(P108参照)。

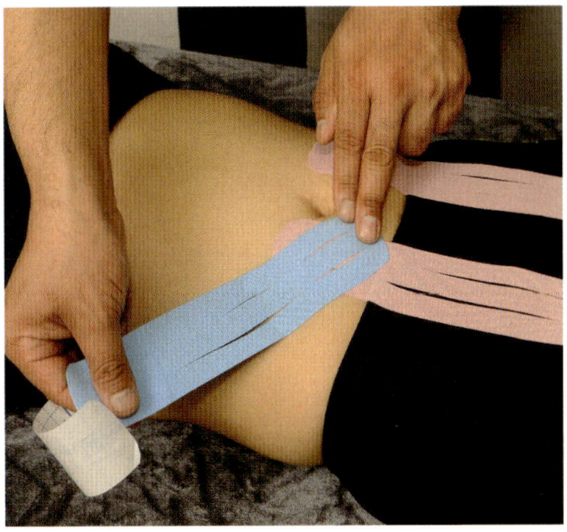

分離症・スベリ症の腰痛

分離症は、腰椎の椎弓(ついきゅう)にある関節突起部分が分離し、異常な動きをすることで腰痛を起こす症状です。スポーツ選手に多く、無理して走りこんだり、ジャンプをした場合に起こります。また、スベリ症は、腰椎の関節をつなぐ靭帯がゆるみ、第３から第５腰椎が前方へスベル状態で、高齢者に多い症状といえます。そのどちらもカバーするテーピングを行います。

症 状 Symptoms

腹筋と背筋がアンバランスで、腹直筋が張りすぎている。後ろに反ると痛い。運動後に痛みが出る。だるく、関節が外れそうな不安定な痛みが出る。尾骨が痛い等。

ポイント Point

腰の筋肉をしっかりサポートすると同時に、腹筋と背筋のバランスも考慮したテーピングです。とくにスベリ症は腰椎の分離した部分が前にズレてくるので、骨盤もしっかりサポートします。

効 果 Effect

弱ってきた筋肉をサポートし、強く張りすぎた筋肉を弛め、分離症・スベリ症とも効果が得られます。ただし、高齢者の場合は長く貼り続けることで、徐々に楽になっていきます。

完成図

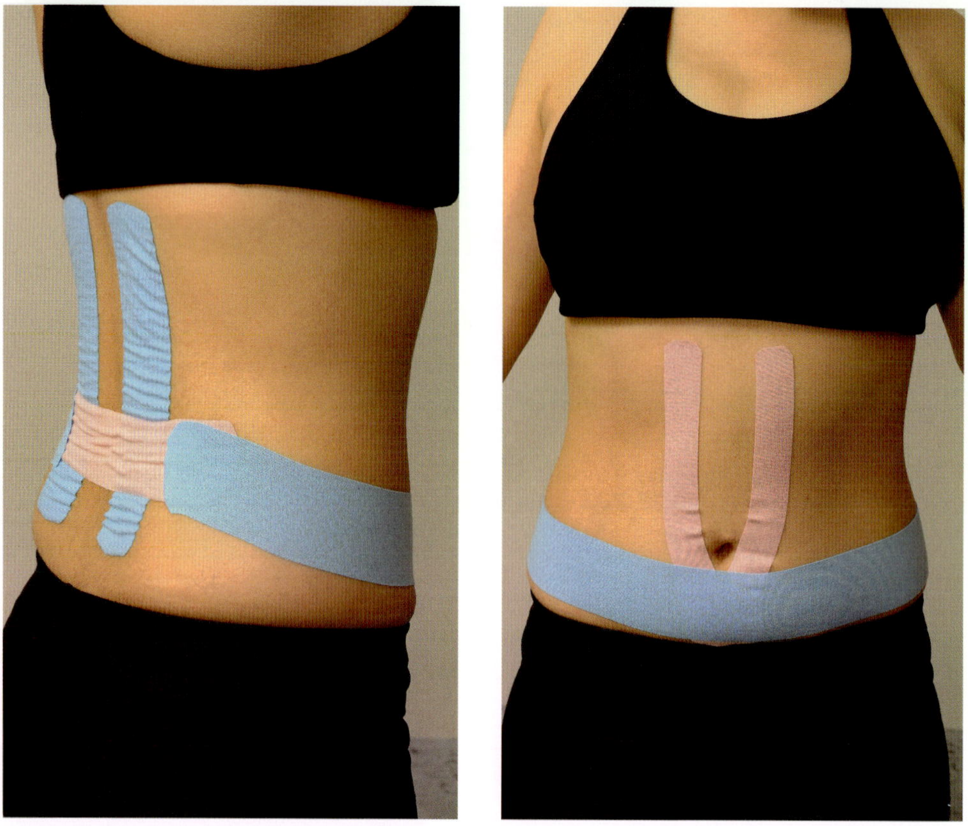

テープの貼り方 Taping

準備するテープ

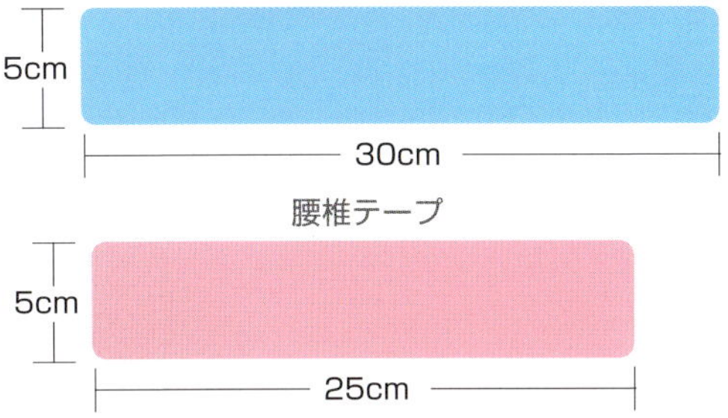

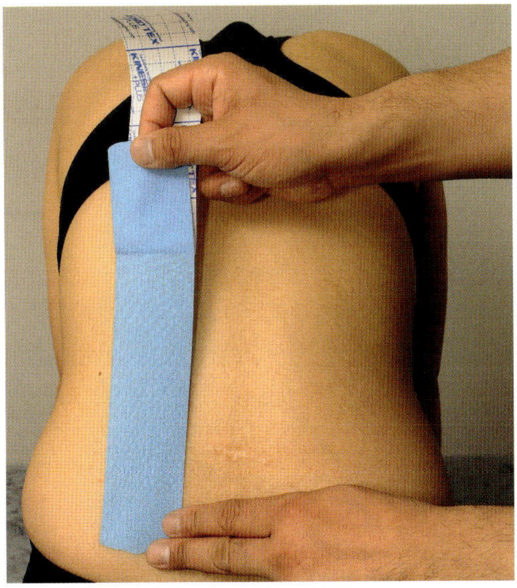

1 脊柱起立筋《せきちゅうきりつきん》テープ

背中を丸めるように上体を前に曲げます。I字テープの一端を、背骨の脇のヒップの高い位置に合わせて固定し、脊柱起立筋に貼っていきます。

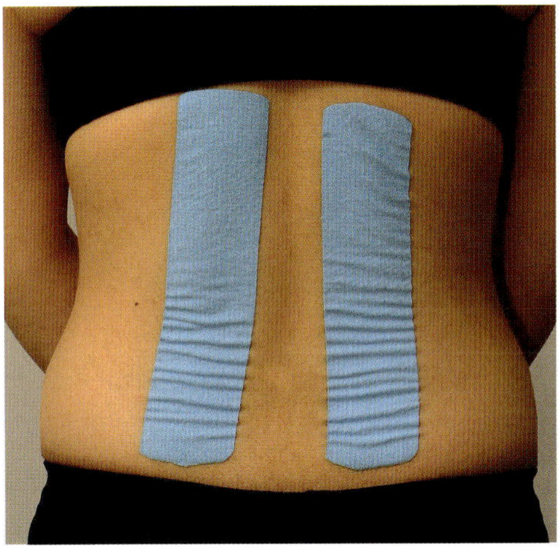

2

もう一方も同様に貼ります。背骨を挟んで２本のテープが平行に並んだ状態が完成です。

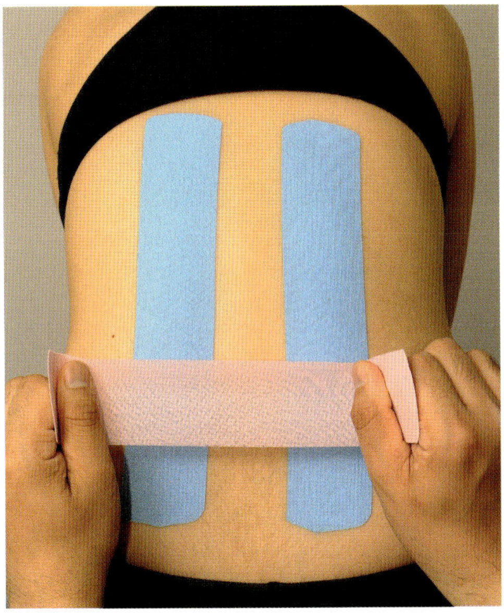

3 腰椎《ようつい》テープ

上体を前に曲げ、腰を丸めてI字テープの中央を腰骨のやや上（患部）に、背骨の中心に合わせ、中央から 50 ～ 75% 引っ張って貼ります。

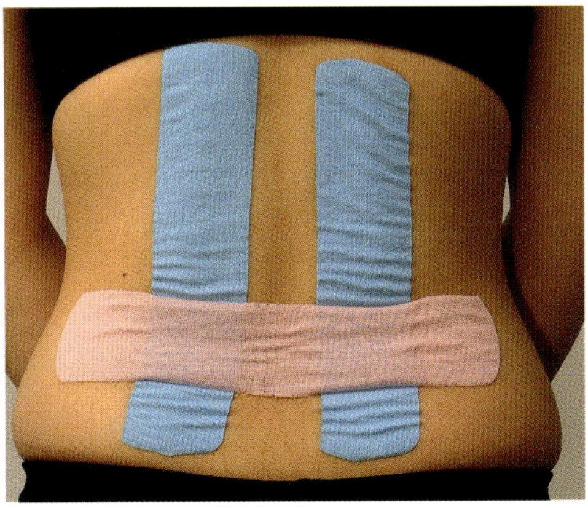

4

上体を起こした状態の完成図です。

テープの貼り方 Taping

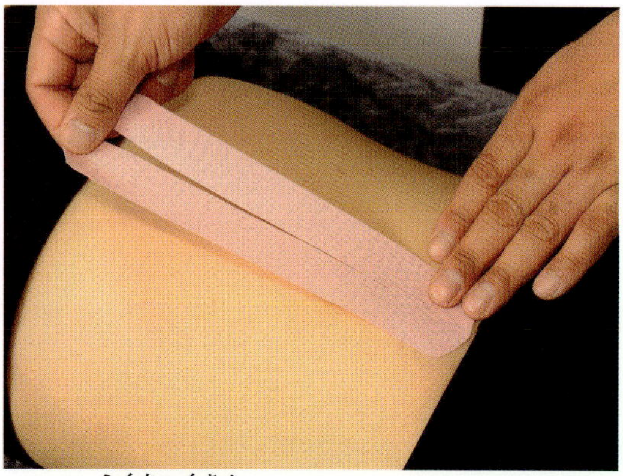

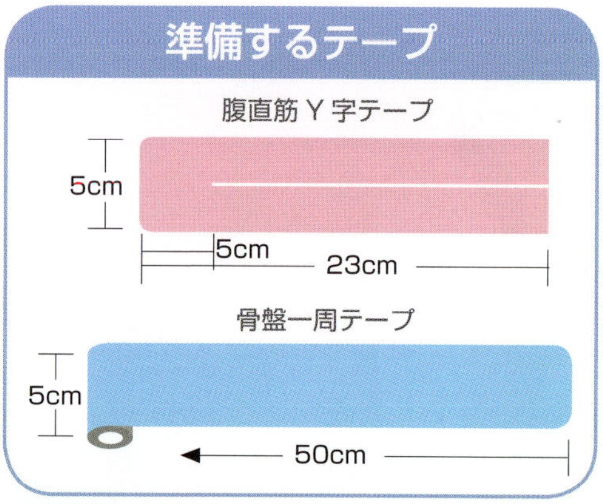

5 腹直筋《ふくちょくきん》Ｙ字テープ

仰向けになり、Ｙ字テープの根元部をへそ下に固定。テープを仮置きします。

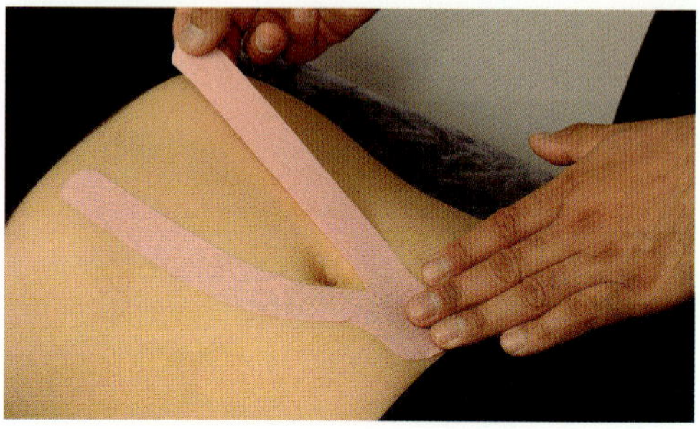

6

お腹をふくらませて、Ｙ字の一方を、へそ脇を通って腹直筋へ貼っていきます。

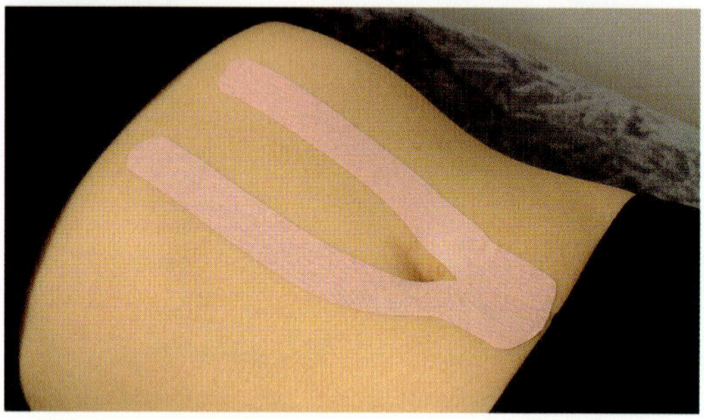

7

もう一方も同様に貼って完成します。

8 骨盤一周テープ

ロングテープの中央を７の根元部（下腹部）に合わせ、テープの中央を 50% 引っ張って両骨盤まで貼ります。残りは引っ張らずに、帯を巻く要領で骨盤を一周するように貼っていきます。

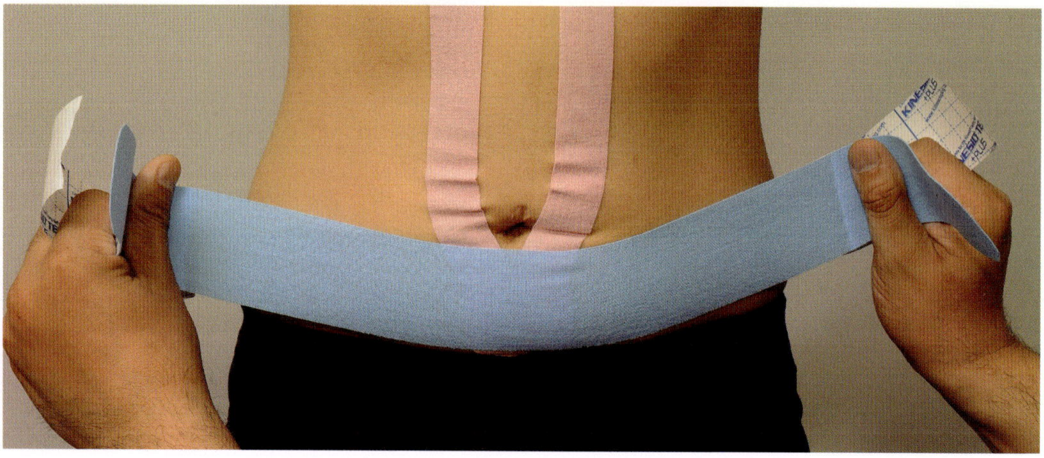

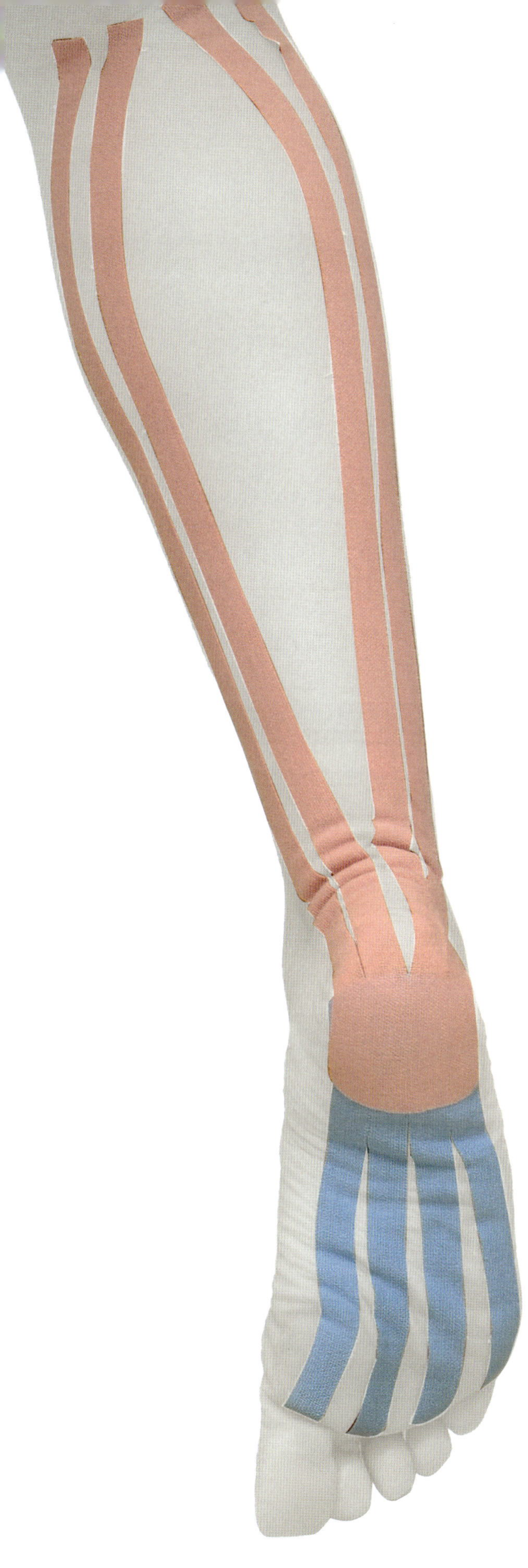

Chapter 2 脚部

大腿部・膝・ふくらはぎ
足首・足

脚の付け根の痛み（股関節痛）

例えば女性にみられるのが妊娠中。お腹の子供が育ってくると、どうしても脚の付け根に負担がかかり、股関節炎になることがあります。あるいは、先天性股関節脱臼といって、先天的要因で大腿骨がズレてしまう状態もあります。これは、股関節の靭帯が弛んでしまう股関節障害なので、股関節靭帯の弛みを戻していくテーピングを行いましょう。

症 状 Symptoms

歩くとき、脚の付け根が痛くて辛い。ラジオ体操等で股関節を深く曲げたり脚を広げる運動は、痛くて十分にできない。立っているだけでも負担がかかって痛い等。

ポイント Point

股関節炎は、左右のどちらかに起こることが多く、ここでは右足の場合を想定して行います。テーピングは、股関節や腰を動かすときに使う中殿筋を調整し、股関節の異常を改善していきます。

効 果 Effect

症状が軽い場合は、テーピング直後から痛みは消えます。歩行困難なひどい痛みの場合は、数ヶ月間貼り直しを繰り返し、続けることで改善していきます。なお、効果がみられない場合は専門医の受診が必要です

完成図

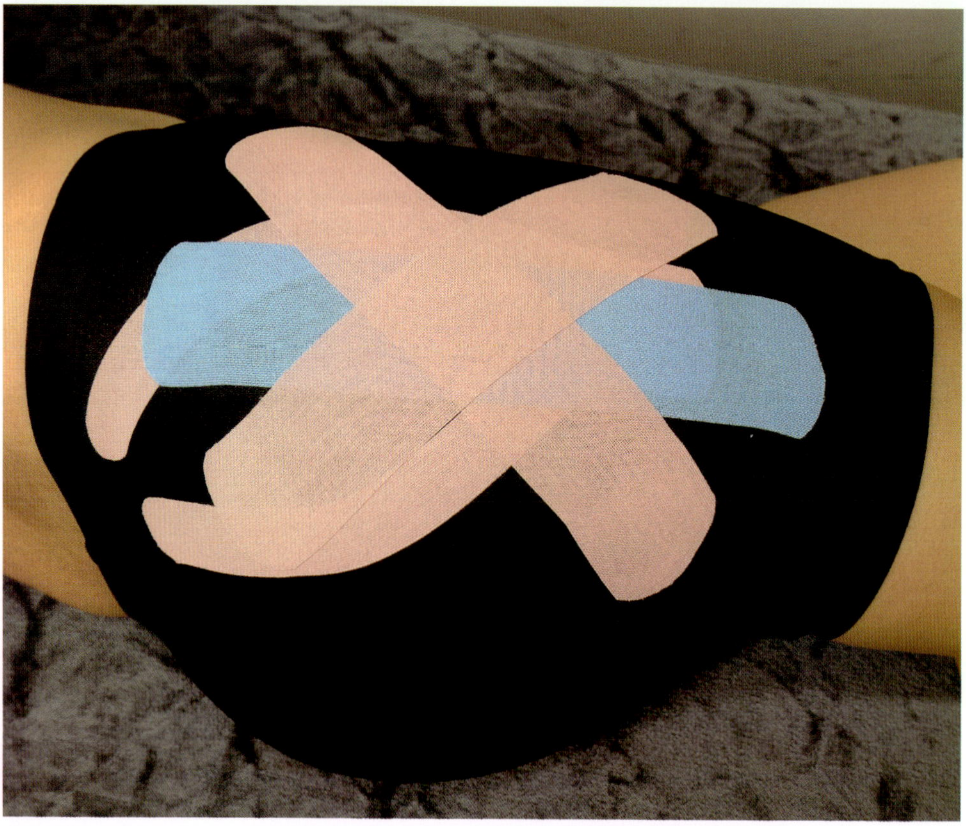

テープの貼り方　Taping

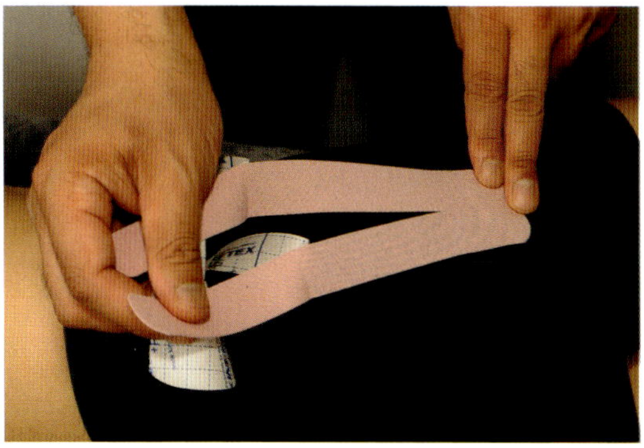

1 中殿筋《ちゅうでんきん》Y 字テープ

Y 字テープの根元部を太ももの付け根外側 (大転子の下) に固定。テープを仮置きします。

準備するテープ

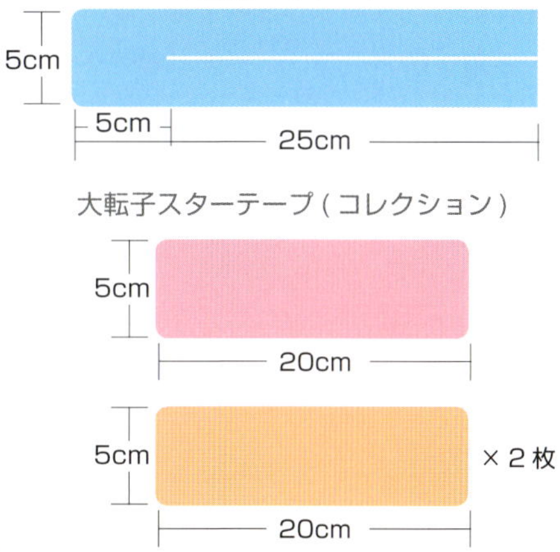

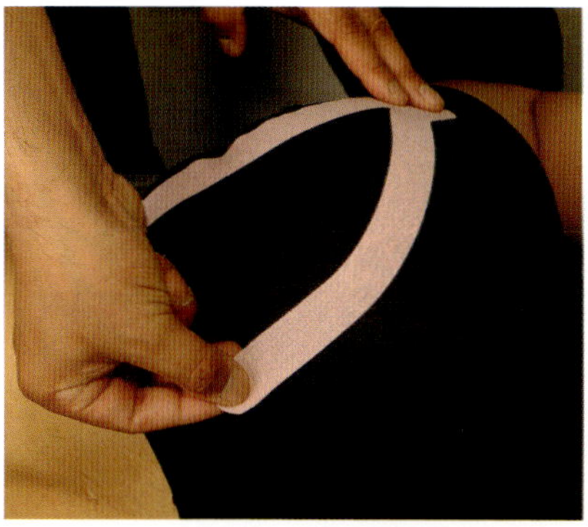

2

脚を上体と直角になるよう前に出して皮膚、筋肉を伸ばし、ヒップ下部から尾底骨の上部方向に貼っていきます。

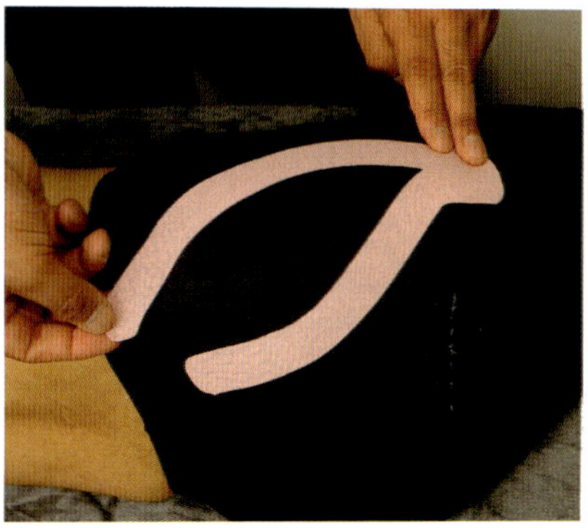

3

脚を伸ばし、もう一方を腰方向からヒップ上部へ、カーブしながら貼っていきます。

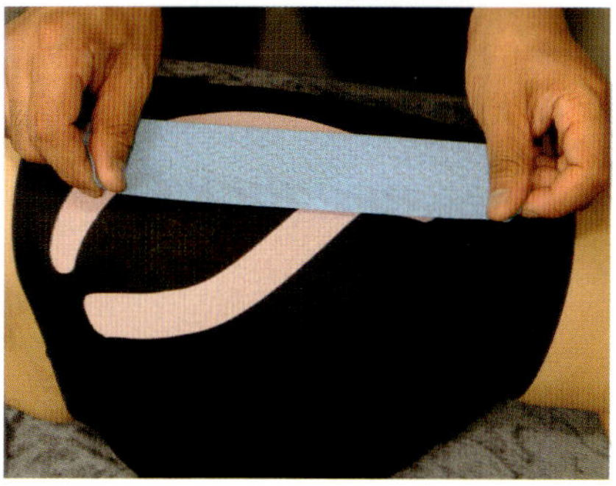

4 大転子《だいてんし》スターテープ (コレクション)

脚は伸ばしたまま、I 字テープ 1 本目の中央を完成した Y 字の二股部 (大転子) に合わせ、中央を 50 ～ 100% 引っ張りながら貼っていきます。

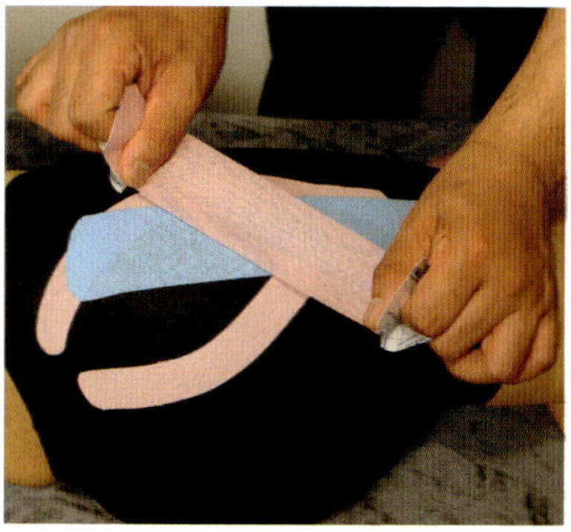

5

2 本目の中央を 1 本目の中央に合わせ、同じく引っ張りながら斜めに貼っていきます。3 本目も同様にして、2 本目と交差して完成させます。(完成図参照)。

肉離れ

例えば、肉離れを起こしやすいスポーツに、裸足で闘う剣道が挙げられます。床からの衝撃が直に脚へとショックを与えるため、筋肉の急激な収縮や筋のバランスが崩れることで筋肉繊維や筋膜が切れることが多いからです。

肉離れは、とくに太ももの裏側やふくらはぎに起こしやすく、テーピングで改善もしますが予防としても活用します。

症 状 Symptoms

肉離れした部分の筋肉に膨らみ、あるいは、へこみが見られる。その部分が激しく痛み、力が入らなくなる。また、その周囲の組織に内出血が起こることもある等。

ポイント Point

ふくらはぎに肉離れを起こした場合のテーピングです。ふくらはぎを覆うように浅筋膜テープを用いて悪化を防ぐとともに、患部には三重のテーピングで痛めた筋肉繊維をサポートします。

効 果 Effect

激痛が短時間で治まってくるとともに、筋肉の損傷も早く改善します。また、冷やしたりマッサージ等で疲労をとるとさらに効果的。なお、肉離れを起こしやすい運動をするときは、貼ってから行うと予防になります。

完成図

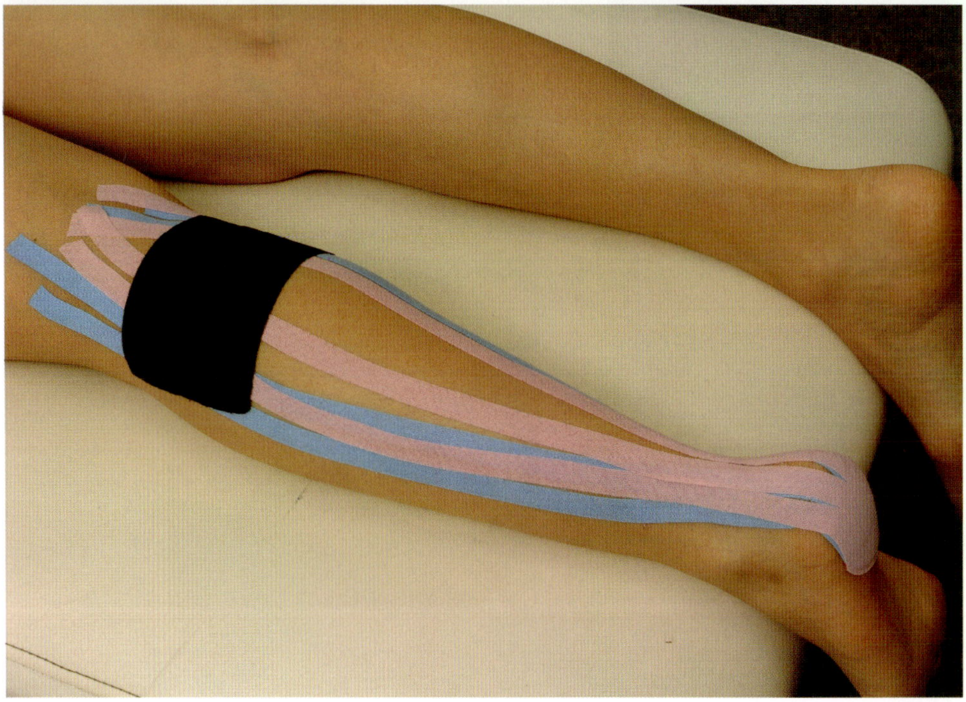

テープの貼り方 Taping

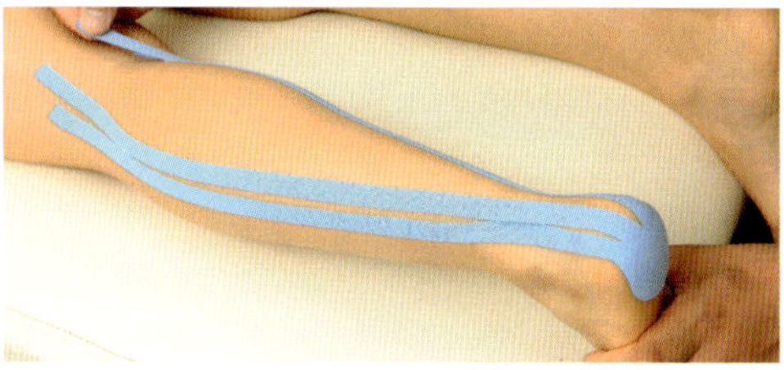

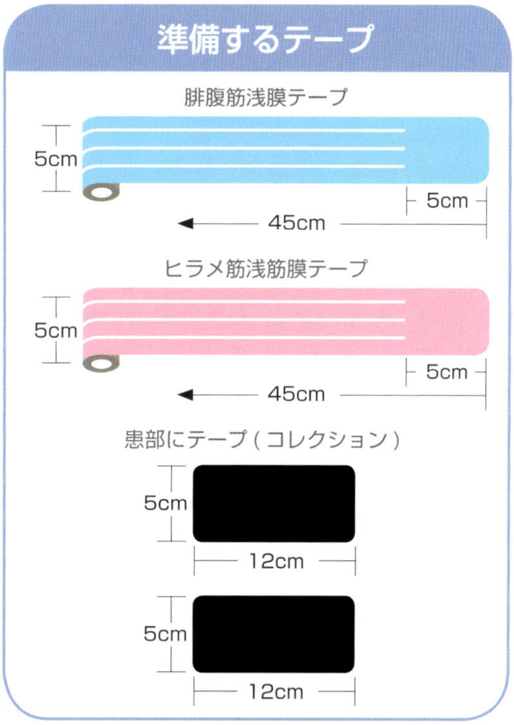

1 腓腹筋浅膜《ひふくきんせんきんまく》テープ

うつ伏せになり、アキレス腱を伸ばします。浅筋膜テープ 1 本目の根元部をカカトに固定。枝部をふくらはぎに仮置きし、ふくらはぎの外側から内側へ、膝裏に向かって等間隔に貼ります。

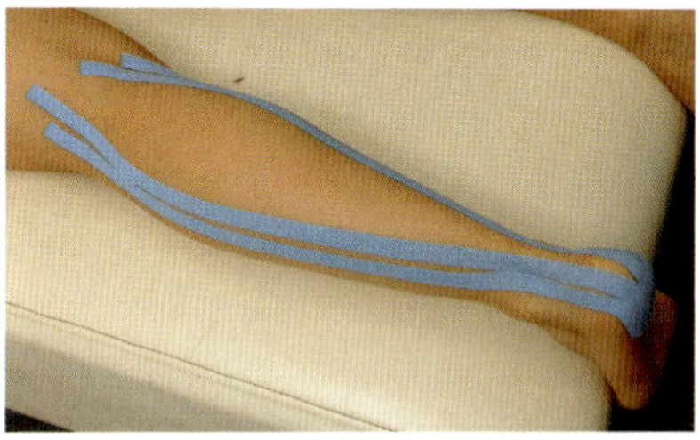

2

1 本目の完成です。

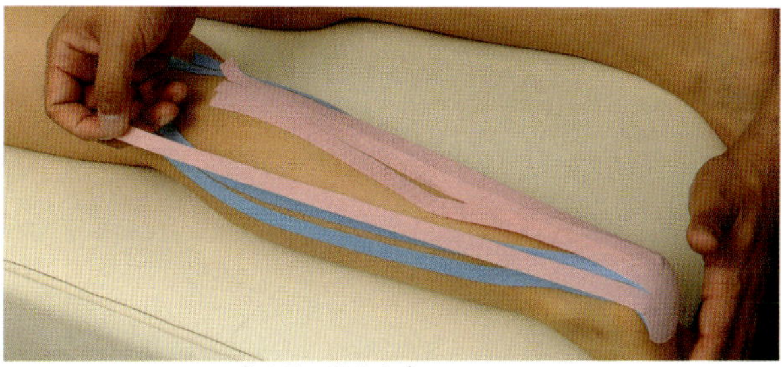

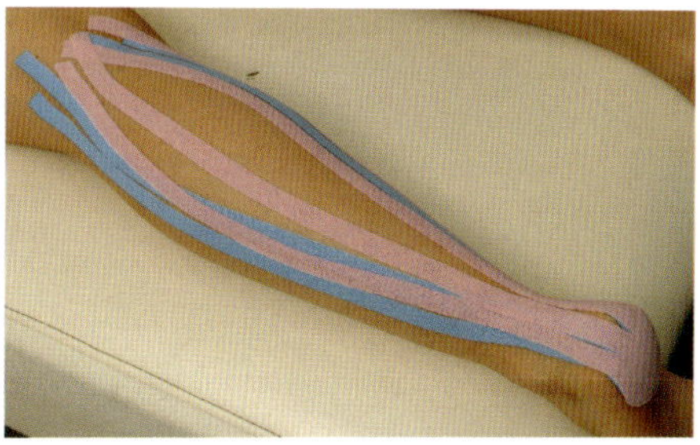

3 ヒラメ筋浅筋膜《きんせいきんまく》テープ

2 本目の浅筋膜テープも根元部をカカトに固定し、仮置きした後、2 の上から膝裏で交わるよう、写真のように貼ります。

4

写真を参考にして、2 の位置を確認しながら貼ると良いでしょう。

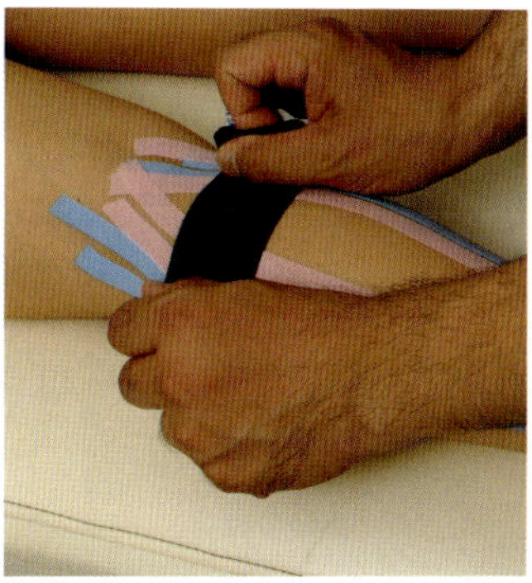

5 患部にテープ (コレクション)

患部用の I 字テープを痛い部分に合わせ、中央から 50 ～ 75% 引っ張って貼ります。

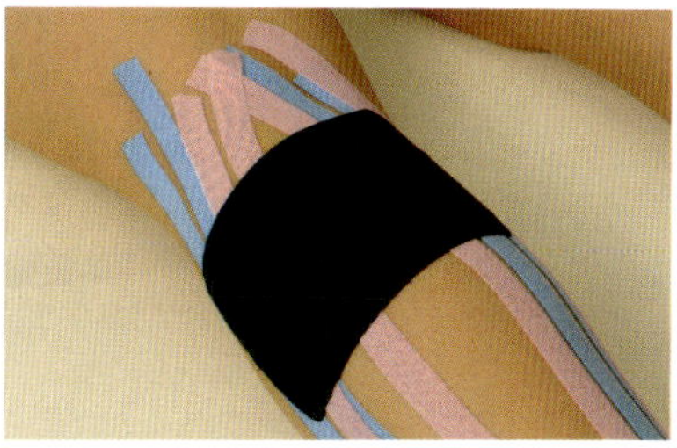

6

2 本目と 3 本目の I 字テープを 5 の半分下を覆うように貼って完成します。

静脈瘤・むくみ

むくみは、朝と夕方で靴のサイズ選びが異なるくらいの日常的なものですが、静脈瘤は、心臓から送り出された血液が再び心臓に戻る静脈の一部がうっ血し、膨れて浮き出る症状です。主に長時間立ち仕事をする人は足の方に血液が溜まり、妊婦の場合は大きくなった子宮が静脈を圧迫して起こります。どちらもスムーズな血流を目的にテーピングします。

症 状 Symptoms

ふくらはぎの一部に血管の青筋が浮き出ている。その周辺部に痛みがある。血行不良により、脚がだるくなったり、就寝中につって痛むことがある等。

ポイント Point

うっ血は、まさに血流の悪さが原因です。テーピングによって血管を広げ、血液の滞留を改善していきます。と同時に、ポンプの役割をしている膝から足首までの筋肉の働きをサポートするテーピングを行います。

効 果 Effect

血管の浮き出しをはじめ、うっ血、痛みといった症状はテーピングした後、短時間で解消します。足がむくんで疲れやすい状態も改善されるので、しばらく貼り続けると効果が現れてきます。

完成図

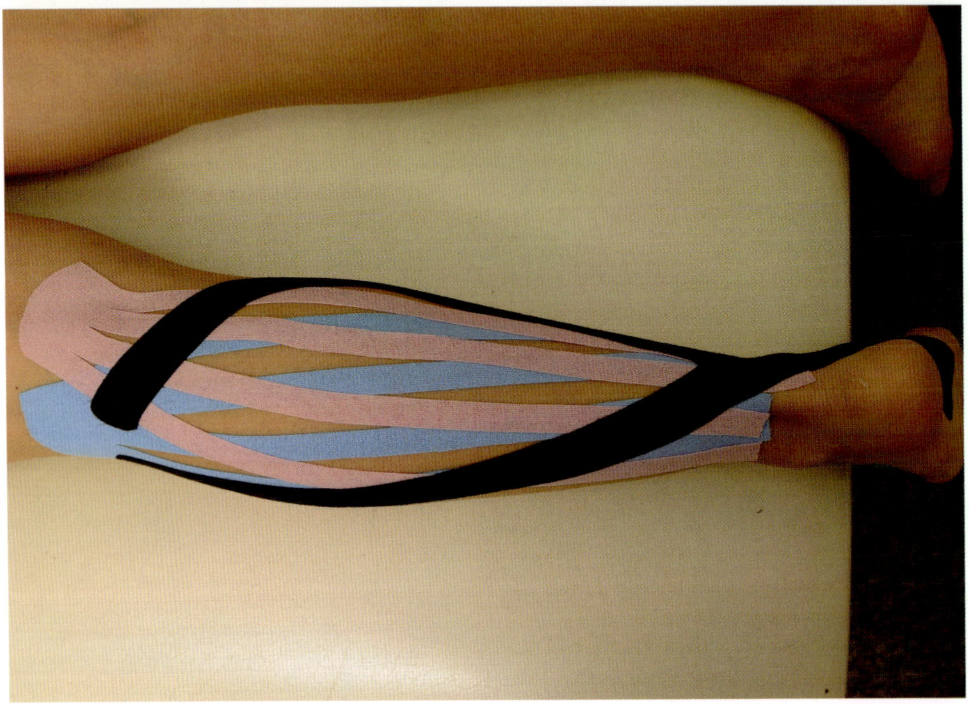

テープの貼り方 Taping

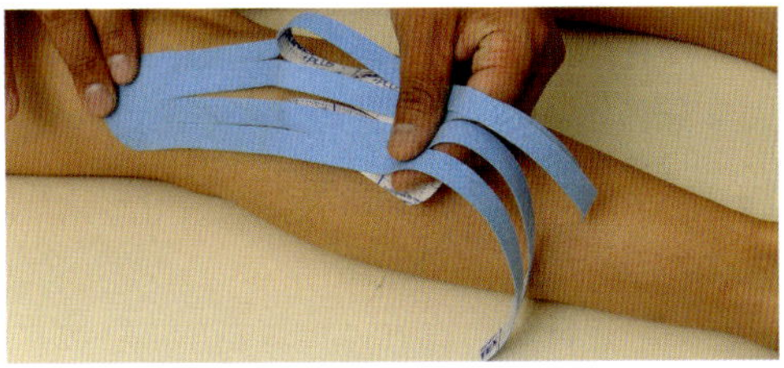

1 腓腹筋リンパテープ W（コレクション）

うつ伏せになり、リンパテープ 1 本目の根元部を静脈瘤のある方の膝裏外側に固定。テープを仮置きします。

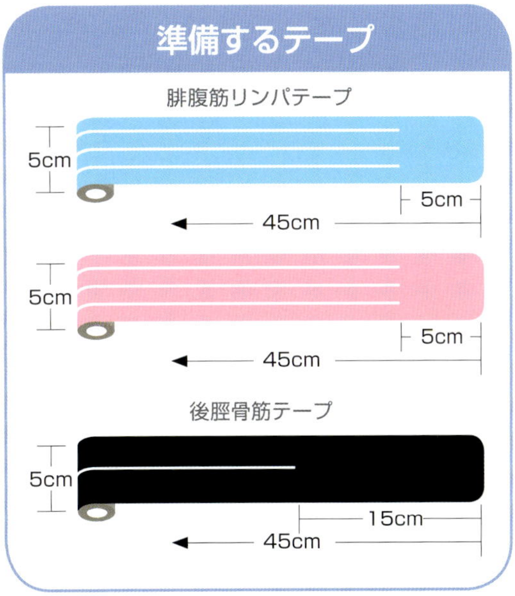

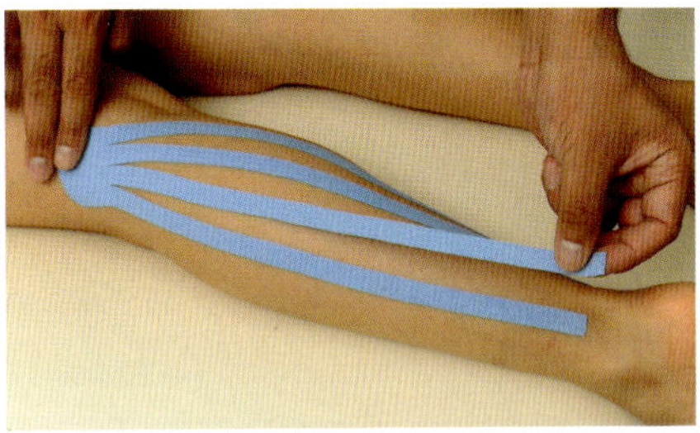

2

アキレス腱を伸ばすようにして、枝部の一番外側を真っ直ぐ足首方向に貼り、そこから 1 本ずつ足首方向の内側に向かって等間隔に貼っていきます。

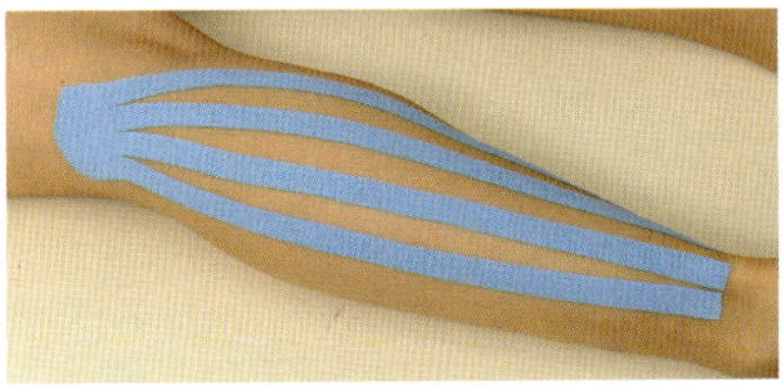

3

1 本目の完成です。

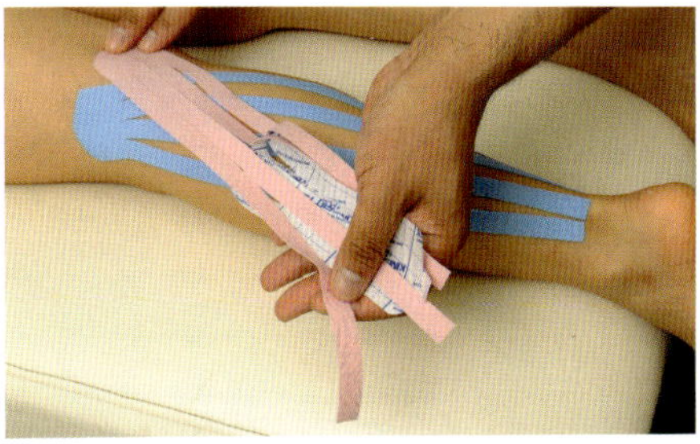

4

2 本目は、根元部が 3 の隣に並ぶように、膝裏内側に固定し、ふくらはぎ上でややクロス気味に、足首方向に貼っていきます。

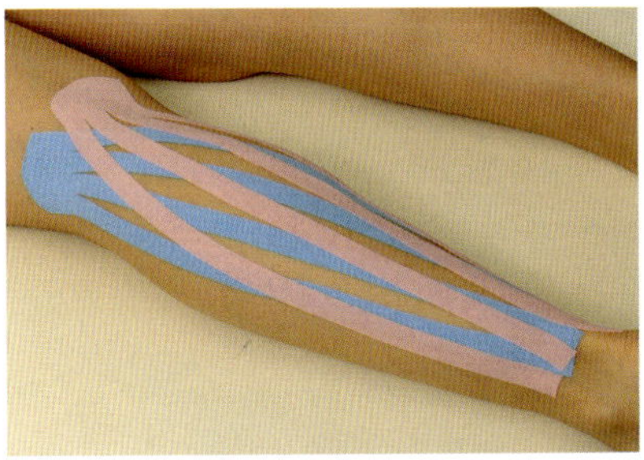

5

2 本目の完成です。

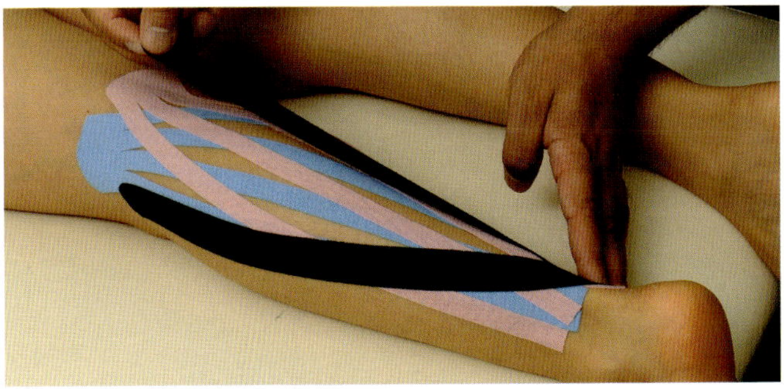

6 後脛骨筋《こうけいこつきん》 Y 字テープ

腓腹筋リンパテープ W の上から貼った後脛骨筋 Y 字テープの完成です（貼り方の詳細は、P142 参照）。

歩く、走ると膝が痛む

膝が痛む原因には、運動障害、老化、神経痛等、日常の生活から年齢、職業といったさまざまな状況が考えられます。ここではスポーツ選手や、日頃から運動をよく行う人に多い運動障害による膝痛を取り上げます。半月板や膝の靭帯を損傷して起こる痛みを、筋肉や関節の血液、リンパ液の循環を促進しながら改善していくテーピングです。

症 状 Symptoms

ジャンプ後の着地や転倒等で、足に強い衝撃を受け、歩いたり走ったりすると膝が痛い、または膝に違和感がある。痛みとともに、膝に力が入らず立てなくなる等。

ポイント Point

脚への衝撃で起こった膝の炎症なので、損傷を負った半月板と、膝の内外側靭帯へのテーピングを素早く行いましょう。ひどい場合は動かせないので病院で診断を受け、状態を確認することが大切です。

効 果 Effect

患部で滞っている血液やリンパ液の流れが改善されるとともに、痛みが和らいで楽になります。症状が軽い場合は、テーピング後から膝の違和感が薄らいできます。テープはある程度の期間、貼り続けると良いでしょう。

完成図

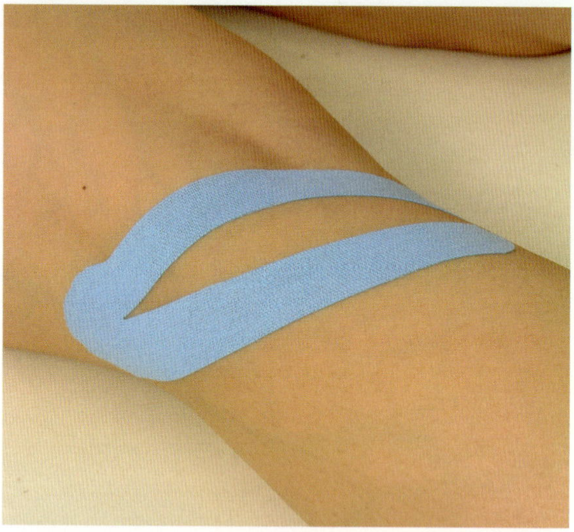

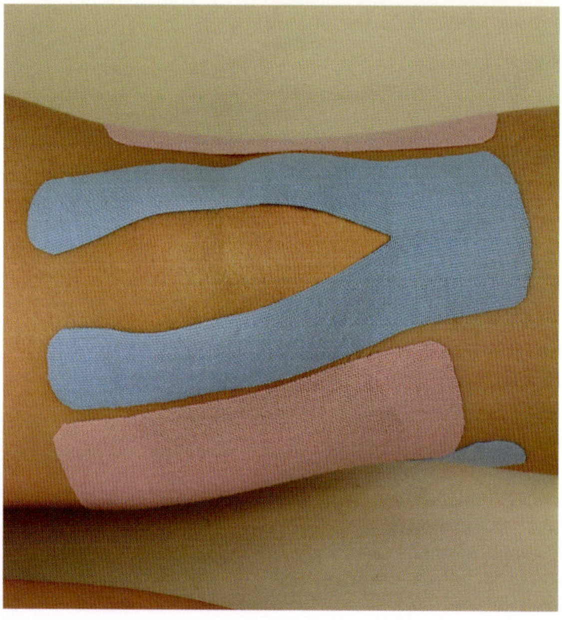

テープの貼り方 Taping

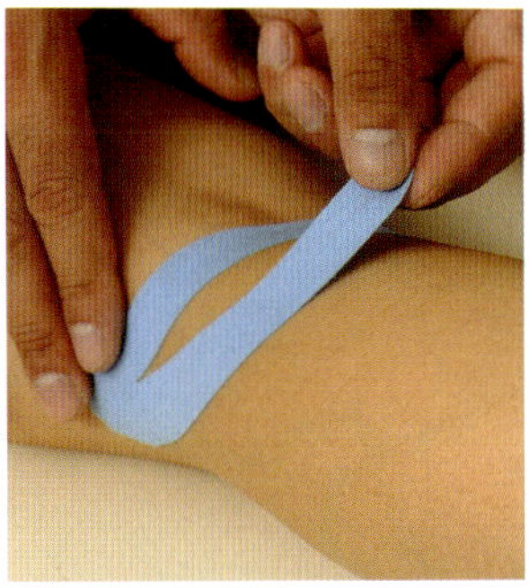

1

膝窩筋《しつかきん》Y 字テープ

うつ伏せになり、膝を伸ばしてＹ字テープの根元部を膝の外側に固定します。根元部を押さえ、Ｙ字の一方を膝の折り曲げ線より上になるよう、膝の内側方向へ貼っていきます。

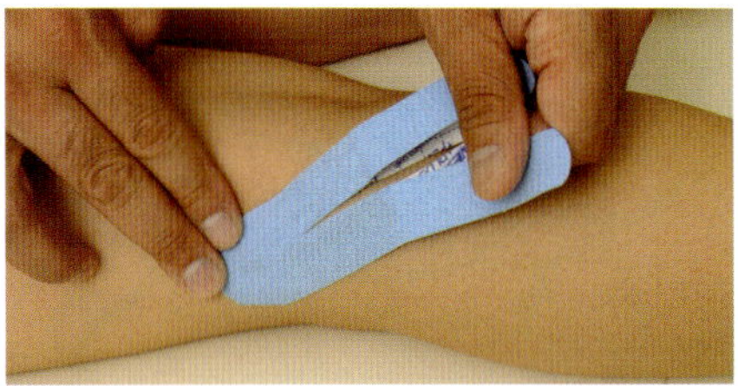

2

もう一方を、膝の折り曲げ線より下になるよう、膝の内側方向に貼ります。

準備するテープ

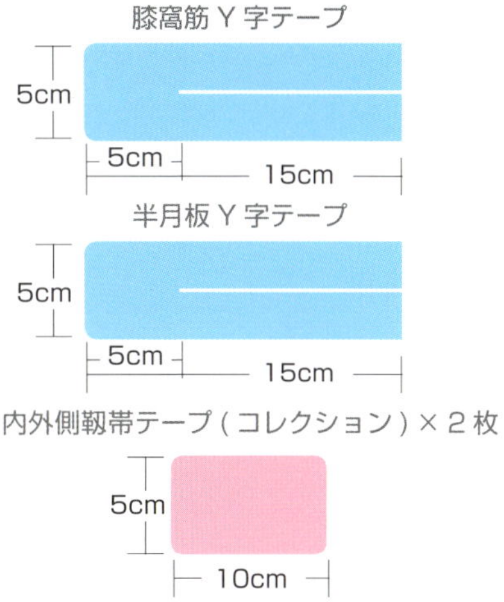

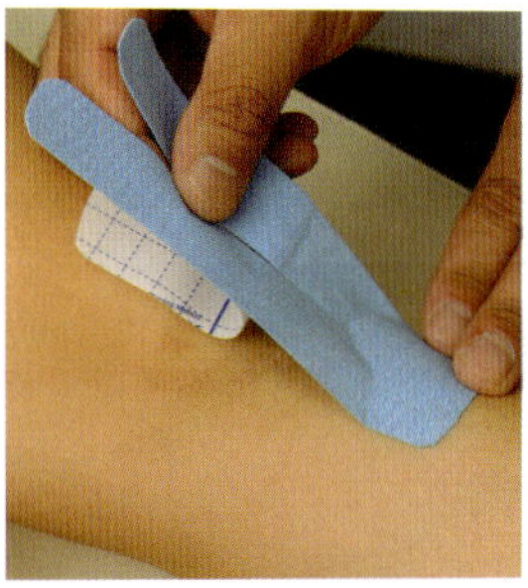

3

半月板《はんげつばん》Y 字テープ

仰向けになって膝を立て、Ｙ字テープ２本目の根元部を膝皿の下約 10cm の位置に固定します。

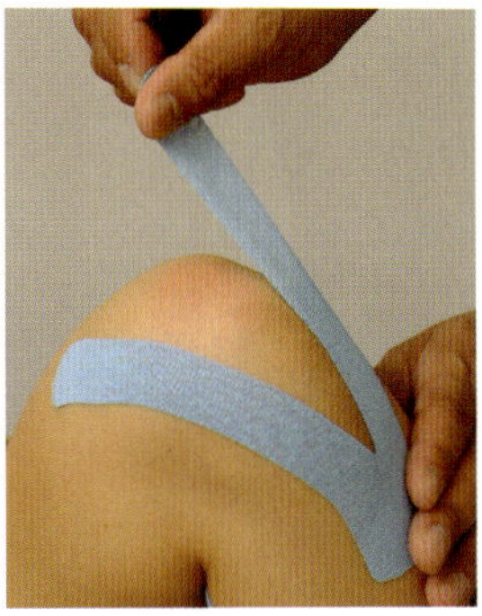

4

膝をさらに曲げ、Ｙ字の一方を内側から皿を囲むように貼っていきます。

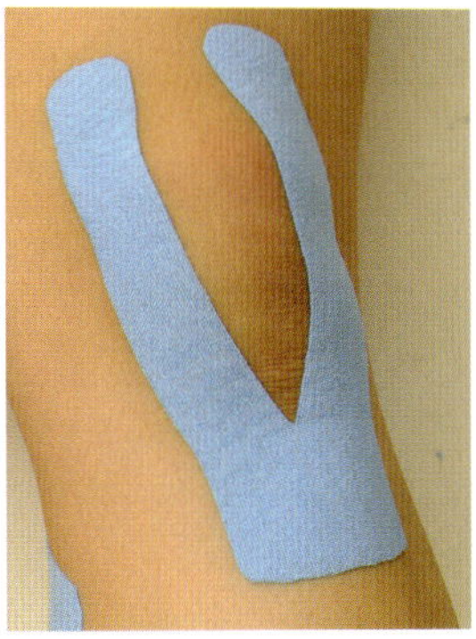

5

もう一方は外側から貼り、膝の皿を両側から挟む形が完成です。

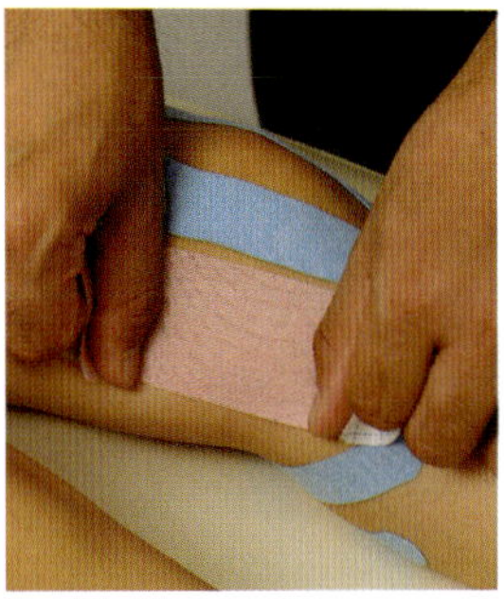

6

内外側靭帯《ないがいそくじんたい》テープ（コレクション）

膝を伸ばし、Ｉ字テープの中央を半月板Ｙ字テープの外側、膝頭の位置（靭帯）に合わせます。

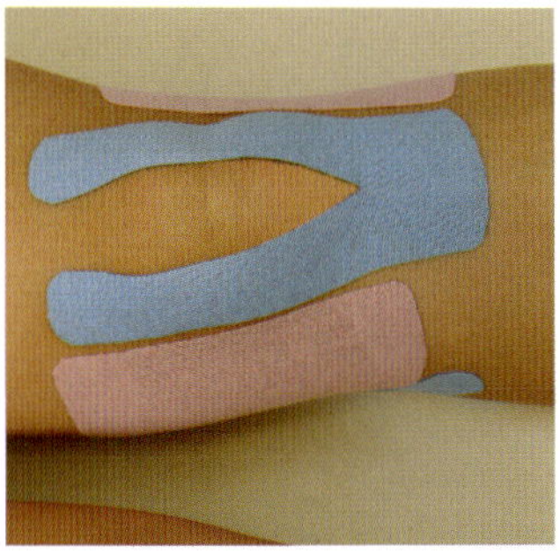

7

テープの中央を 50% 引っ張って貼り、反対側の靭帯にも同様に貼って完成です。

皿に水が溜まって膝が痛む

若い頃、膝を酷使する仕事、あるいはスポーツを行っていた人に多く、老化とともに痛んだ膝の皿に水が溜り、痛みが増してしまう状態になります。その水を注射等で抜き取ったり、副腎ホルモン剤を注入することありますが、それ自体に痛みが発生します。キネシオテーピングは、痛みを伴うことなく溜まった水を排除し、膝の動きを楽にしていきます。

症 状 Symptoms

膝の曲げ伸ばしや体重をかけると痛むので、階段の上り下りが辛い、座ったり立ったりする動作が辛い。また、正座をする動作も辛く、正座ができないこともある等。

ポイント Point

水が溜る原因は、関節の周りにあるクッション役の軟骨が徐々につぶれるためです。むやみに水を抜き取ると脚の変形につながるので、水を抜きやすく、溜まりにくくするテーピングを行います。

効 果 Effect

痛みが軽減され、歩きやすくなります。溜まった水をかき出すようにすることと、そのあと溜りにくくするために、テープはある程度長い期間貼り、根気よく続けることで足の変形も防ぐことができます。

完成図

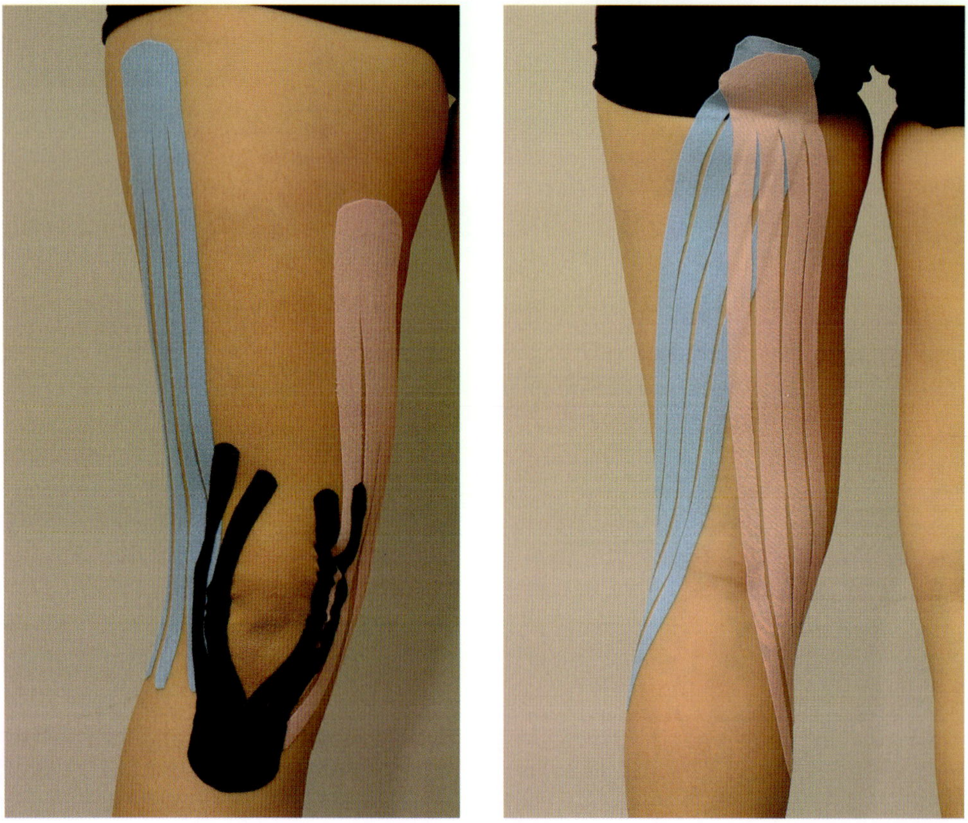

テープの貼り方　Taping

準備するテープ

外側広筋リンパテープ

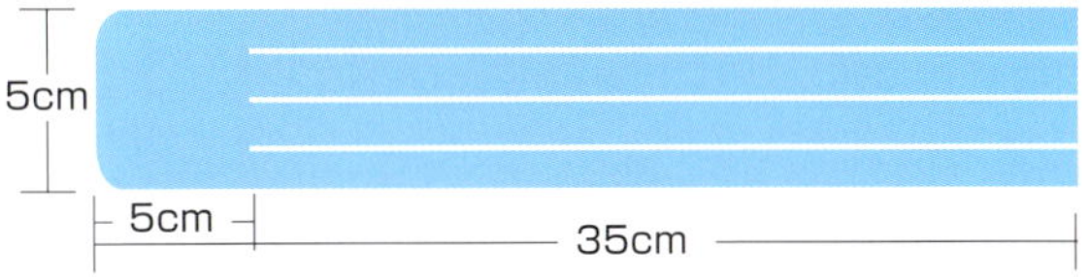

1 外側広筋《がいそくこうきん》リンパテープ

仰向けになり、リンパテープの根元部を、太ももの外ラインよりやや内側に固定。テープを仮置きします。

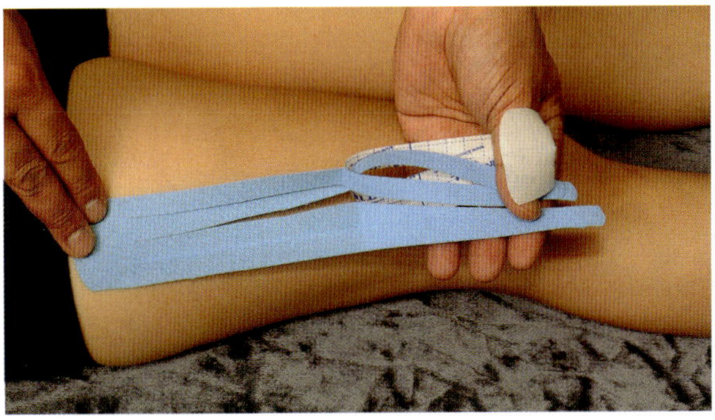

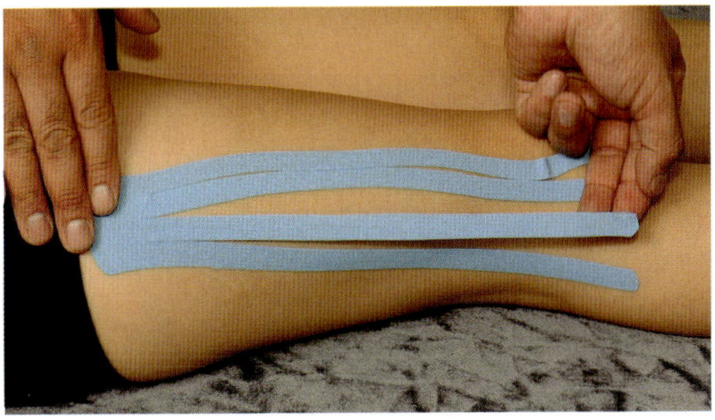

2

枝部の外側２本を、先端をやや広げるくらいに真っ直ぐ膝下方向へ貼っていきます。

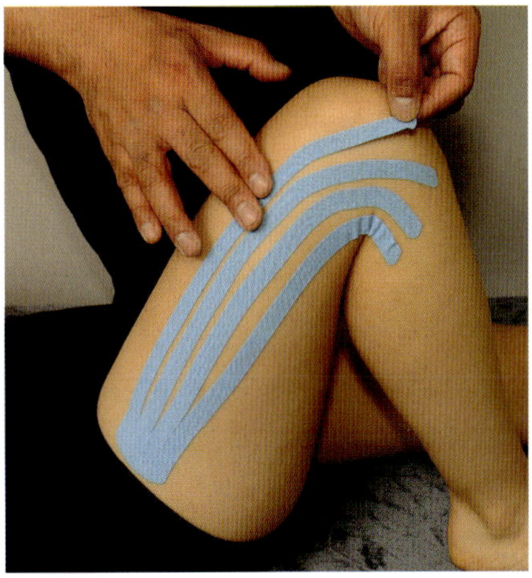

3

膝を深めに曲げて立て、枝部の内側２本を平行な曲線になるよう、膝のお皿を包むように貼っていきます。

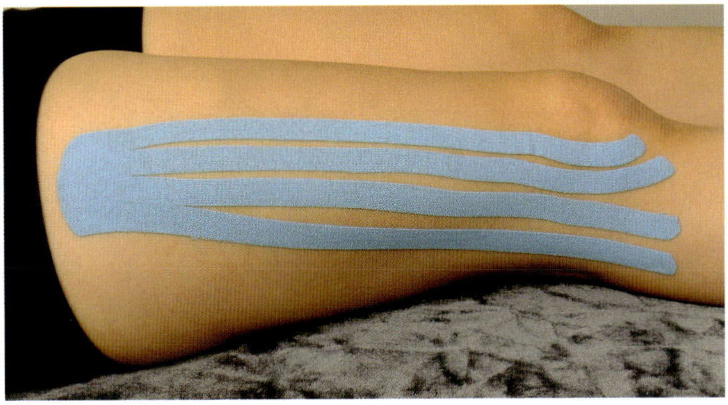

4

膝を伸ばした状態の完成図です。

テープの貼り方 Taping

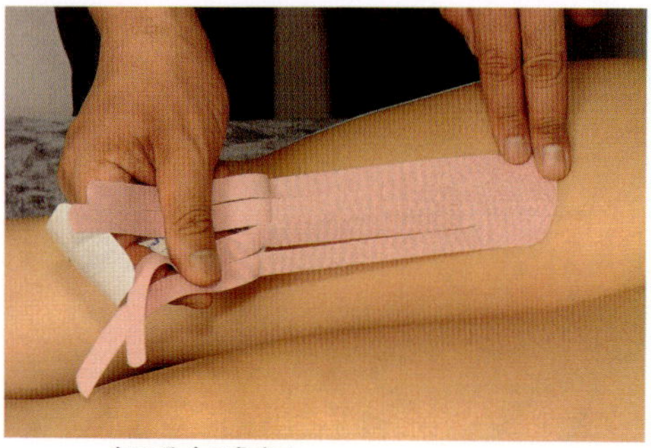

5 内側広筋《ないそくこうきん》リンパテープ

リンパテープの根元部を太もも内側の1／2に固定。テープを仮置きします。

準備するテープ

内側広筋リンパテープ

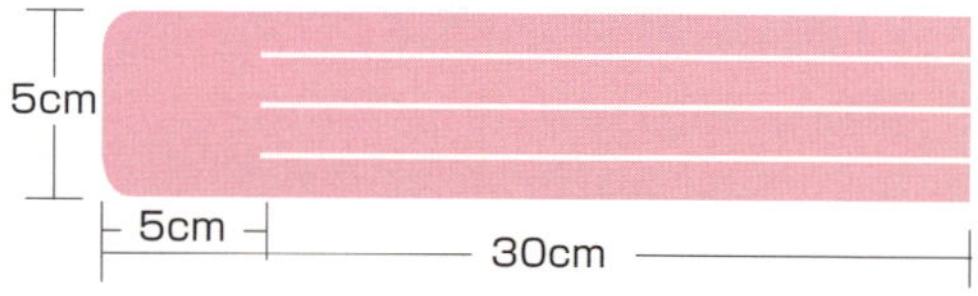

半月板リンパテープ

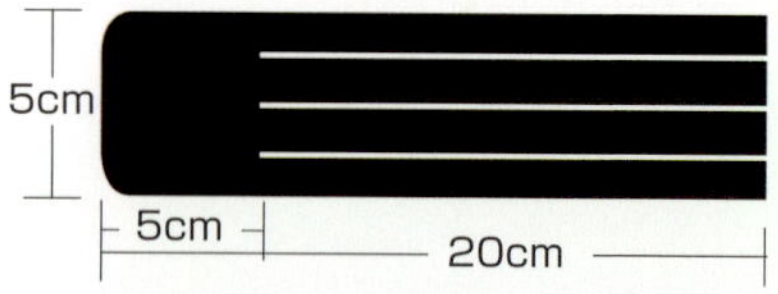

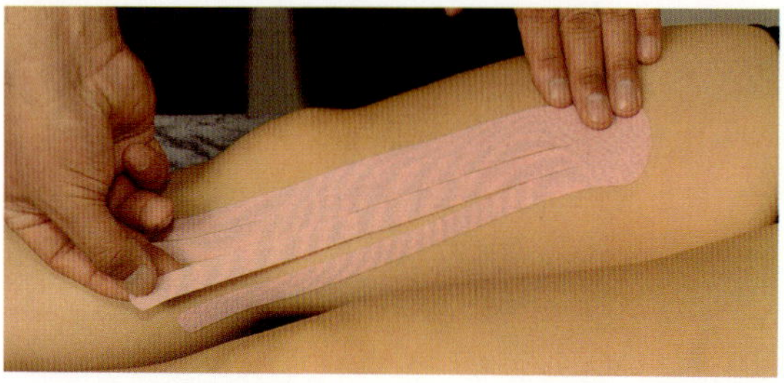

6

枝部の外側２本は、２の場合と同じ要領で膝下方向へ貼っていきます。

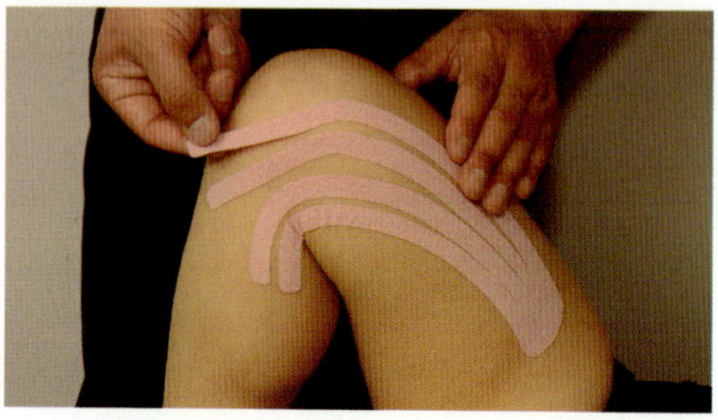

7

膝を深めに曲げて立て、枝部内側の２本を膝のお皿を包むように貼っていき、３のテープと重なるように貼ります。

8

膝を伸ばした状態で見る完成図です。

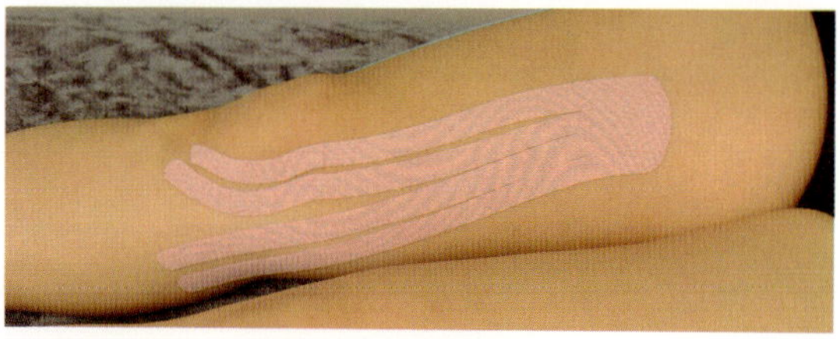

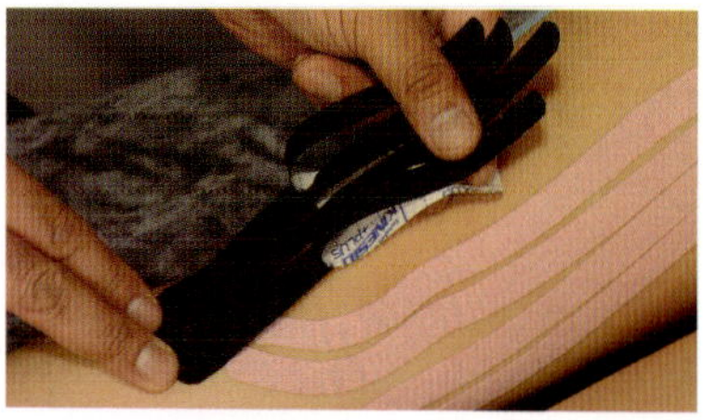

9 半月板リンパテープ

膝は立てたまま、リンパテープ20cmの根元部を膝皿の下約10cmの位置に固定し、仮置きします。

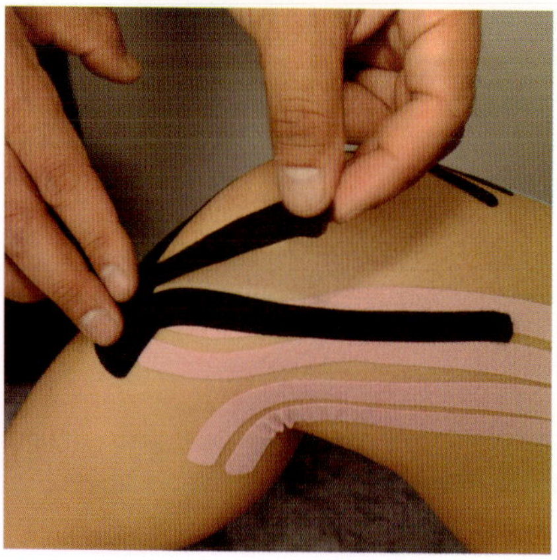

10

膝を深く曲げ、枝部の内側２本は皿にかかる程度、外側２本はその外側を平行になるよう、それぞれ皿を挟むように貼ります。

テープの貼り方 Taping

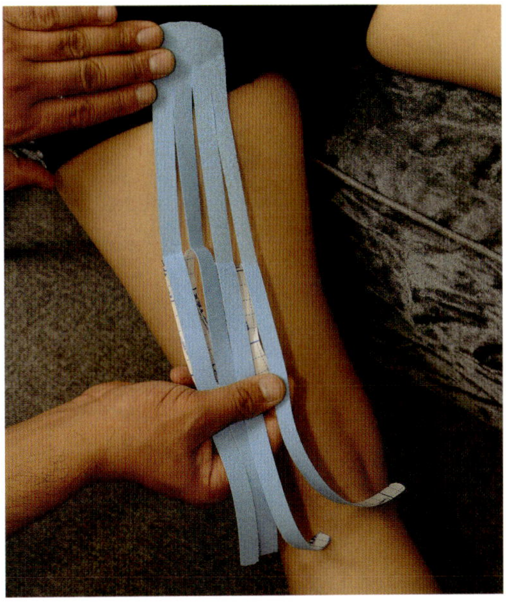

準備するテープ

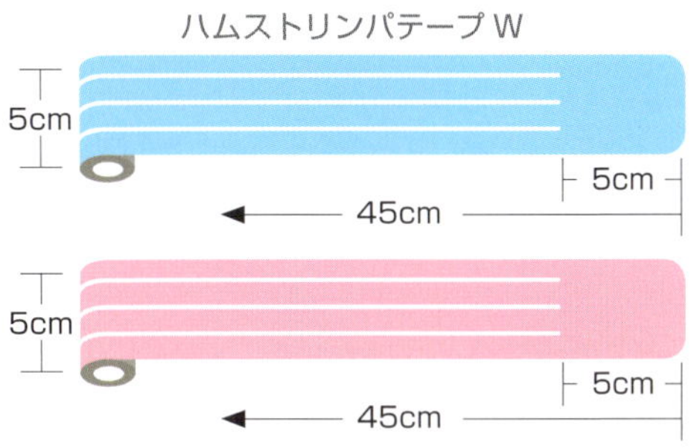

11 ハムストリンパテープ W

後ろ向きになり、テーピングする方の脚の後を伸ばします。リンパテープの根元部を、ヒップラインの根元位置に固定し、仮置きします。

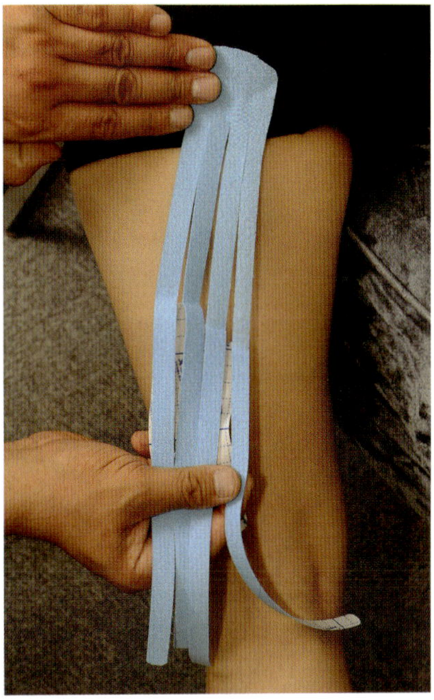

12

脚を伸ばし、リンパテープの枝部がほぼ等間隔になるようにして、膝の外方向へ斜めに貼っていきます。

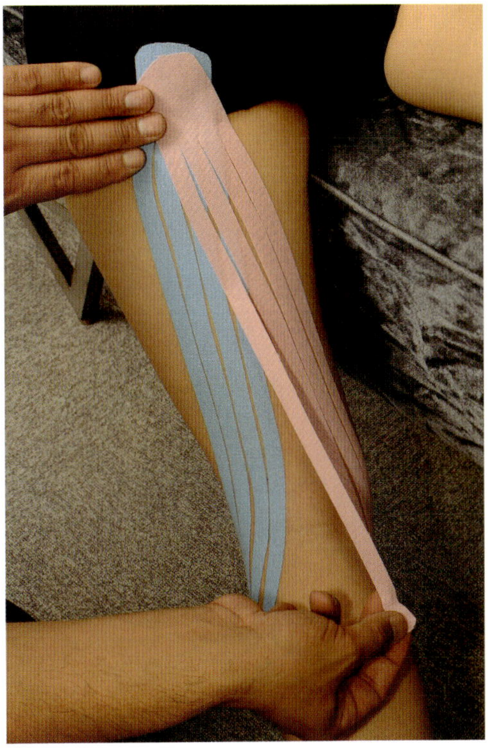

13

2本目の根元部を、1本目の根元部の上に固定し、仮置きし、1本目とは逆に、膝の内側方向へ貼っていきます。

歩きすぎによる筋肉痛

普段からあまり歩かない人、運動不足の人がなれない長時間の歩行をすると、大抵、脚部の一部が重だるくなって筋肉痛が起こります。例えば太ももやふくらはぎ、足裏の筋肉等です。他にも無視できないのがお尻や腰の痛みですが、ここでは主に脚部の筋肉痛を取り上げます。ゴルフ等で歩き疲れる人にもお勧めのテーピングです。

症 状 Symptoms

歩き疲れてくると、とくにふくらはぎや足裏、足先等が重だるくなり、痛みに変わっていく。その痛みが筋肉痛として出るのは、翌日以降のことが多い等。

ポイント Point

普段使うことの少ない筋肉は、疲労を起こしやすい状態になっています。また、普段から歩きすぎている場合は、知らないうちに疲れが溜まっています。脚部に溜った疲労物質を取り除くテーピングです。

効 果 Effect

テーピングにより、筋肉痛は一晩寝て起きたときには治まっています。歩きすぎたあと、このテーピングを貼ったうえで水風呂やアイスパック等で筋肉を冷やすと、疲労回復により一層の効果が得られます。

完成図

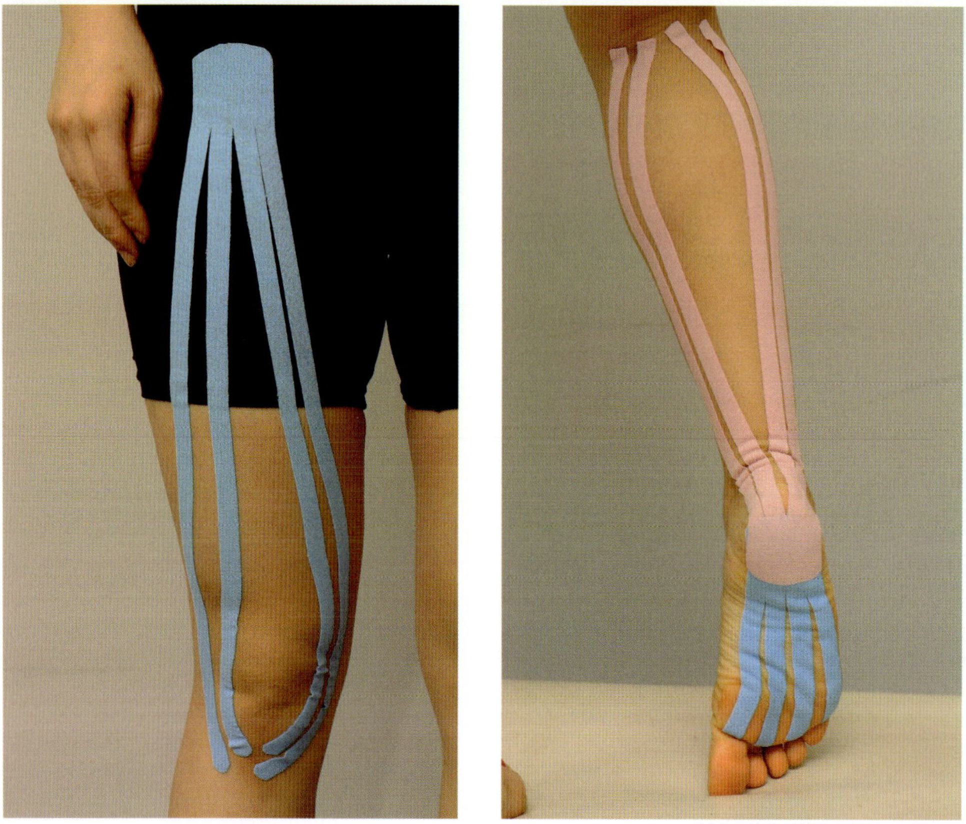

テープの貼り方 Taping

1 大腿四頭筋《だいたいしとうきん》リンパテープ

仰向けになり、リンパテープの根元部を、脚の付け根に固定し、仮置きします。

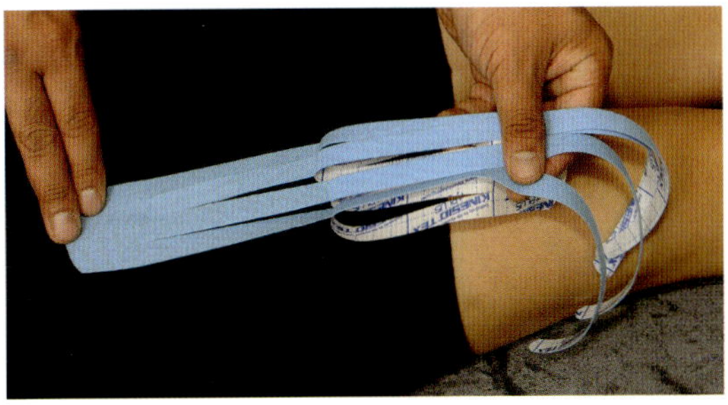

準備するテープ

大腿四頭筋リンパテープ

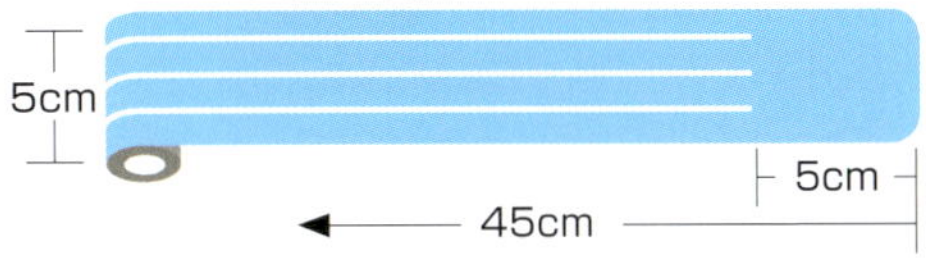

2

脚は伸ばしたまま、枝部の内側 2 本は平行に貼り、膝を曲げてお皿を包むように、膝の内側から貼っていきます。

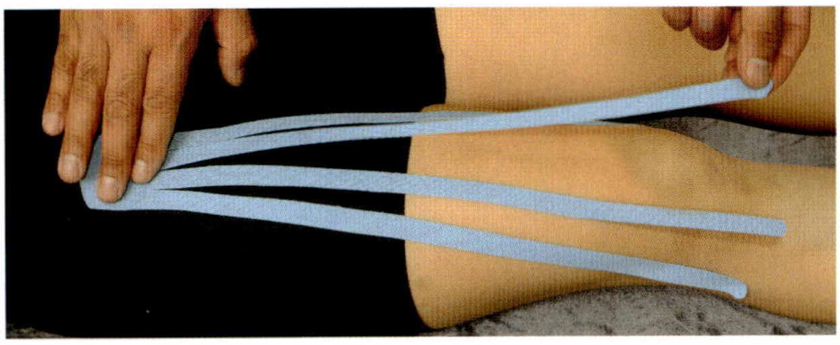

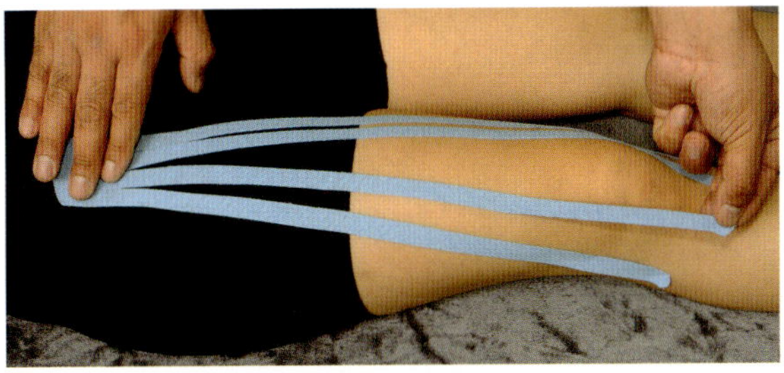

3

脚外側の、枝部の外側 1 本を膝の外側を目指して太ももまで貼っていきます。

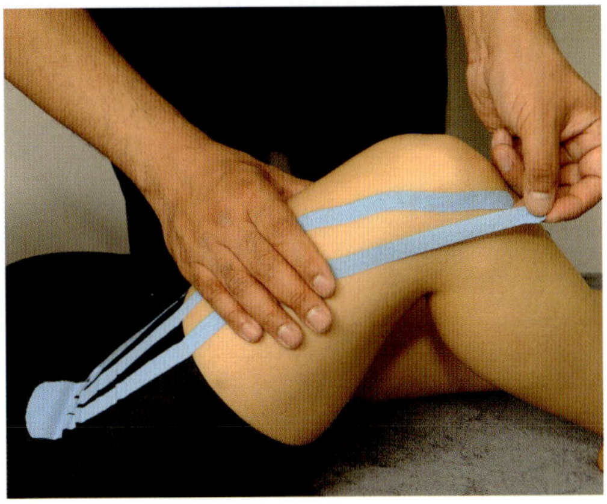

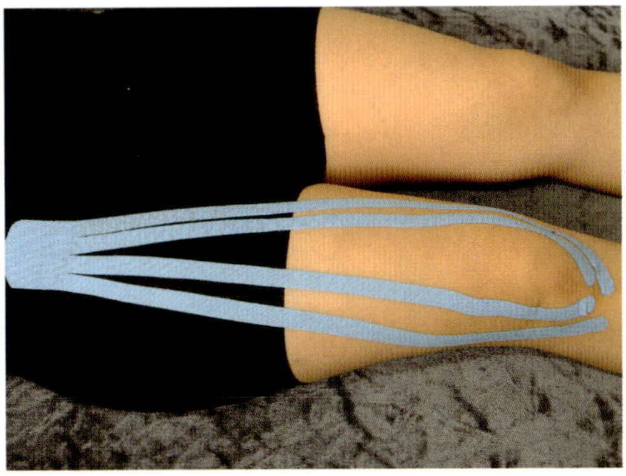

4

その位置を固定し、膝を曲げてお皿を包むように、膝内側のテープと重なるように貼っていきます。

5

もう 1 本も同じ要領で、外側と平行に貼って完成です。

テープの貼り方 Taping

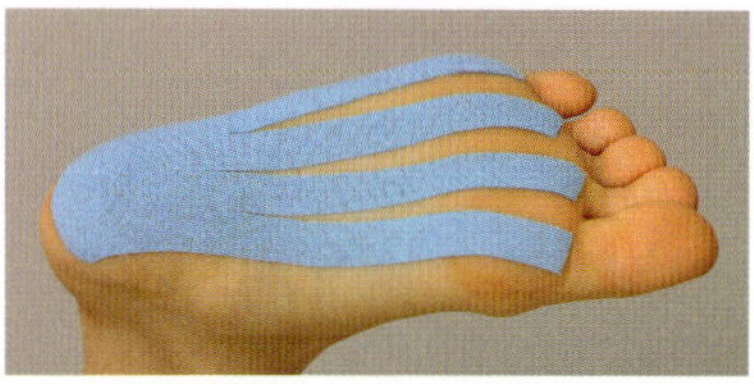

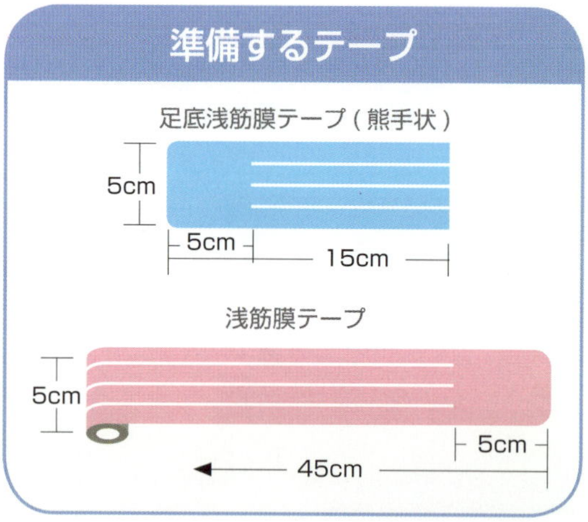

6 足底浅筋膜《そくていせんきんまく》テープ（熊手状）

うつ伏せになって足裏を上にします。切れ目を入れたテープの根元部をカカトに固定し、熊手状になるよう指の付け根まで貼ります。

7 腓腹筋浅筋膜《ひふくきんせんきんまく》テープ

浅筋膜テープの根元部を 6 のカカト上に固定し、仮置きします。

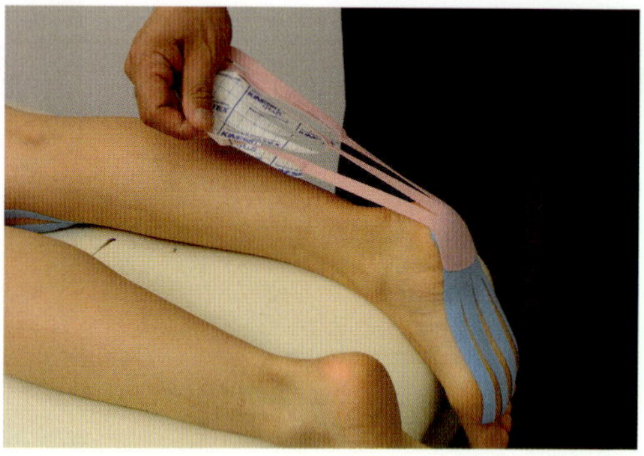

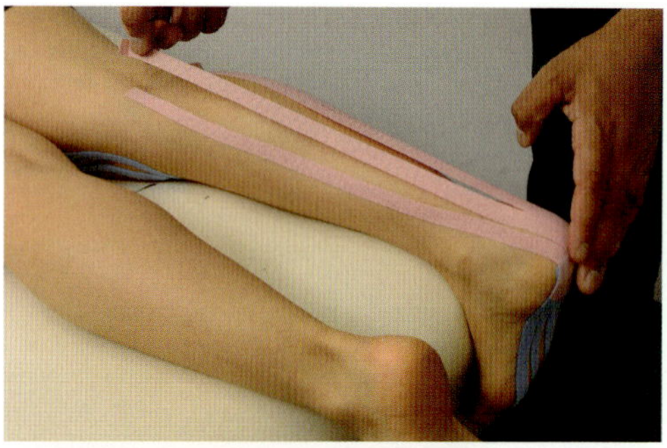

8

アキレス腱を伸ばし、足の内側から枝部の外側をふくらはぎのラインに沿って膝に向かって貼っていきます。

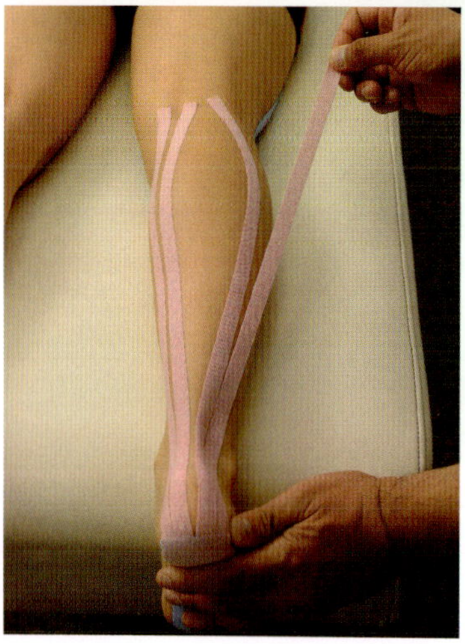

9

もう 1 本も同様に、8 の内側をほぼ平行に膝に向かって貼り、脚の外側も同じ要領で貼っていきます。

10

2 本ずつが、ふくらはぎの両外側を包むように貼って完成です。

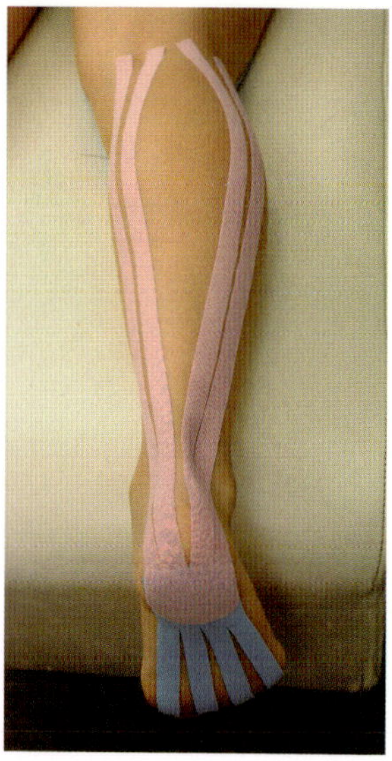

クローズアップ・テーピング

Close up・Taping

後脛骨筋の役割

通称「向こう脛(むこうずね)」と言われるスネの部分は、ぶつかったり蹴られたりすると大変痛く「弁慶の泣き所」とも言います。この骨の部分をスネのホネと書いて脛骨(けいこつ)といい、その後面(ふくらはぎ)の深い位置にある筋肉が「後脛骨筋」です。足首の底屈、つま先を下にする、下腿三頭筋の補助筋として働き、足首を内反、足の裏を内側にする等、筋の主働筋としての役割があります。

ちなみに、脛骨の前面にある筋は「前脛骨筋」です。つま先と足首を起こす働きがあり、凹凸面を歩いたり走ったり、スキーやスケートを行う際に使います。

後脛骨筋Y字テープの貼り方

静脈瘤・むくみ、足首、足裏の痛みの改善、また、美脚づくりにも欠かせない後脛骨筋Y字テープ。他のテープと合わせて貼ることが多いので、ここでは単体で貼っている状態を紹介します。

準備するテープ

後脛骨筋Y字テープ×2枚

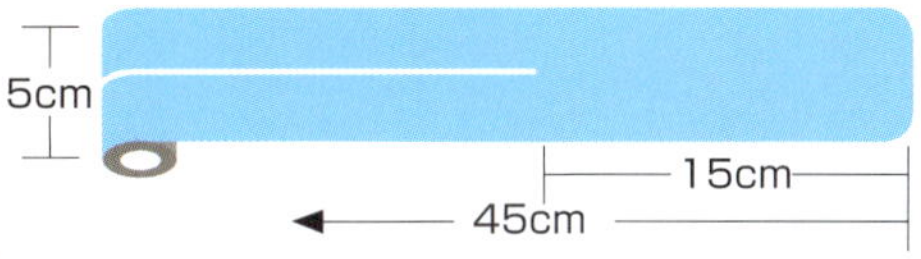

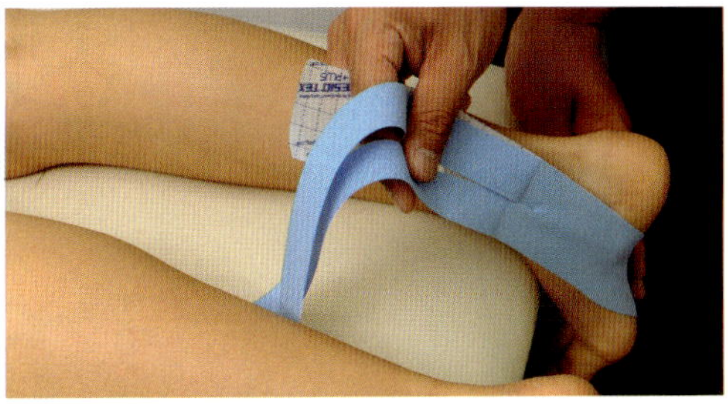

1 うつ伏せになり、Y字テープの根元部を足裏土踏まずに固定し、Y字の先方をふくらはぎの横へ仮置きします。

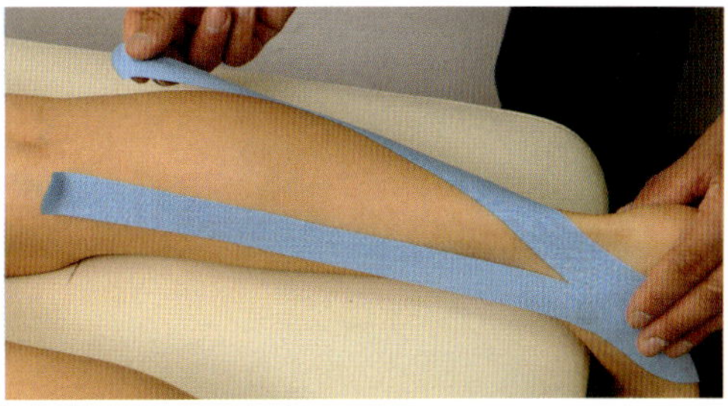

2 アキレス腱を伸ばし、足首を持ってY字の一方をふくらはぎの外側を通して膝裏の外側へ向かって貼ります。もう一方は、ふくらはぎの内側の膨らみを通り、外側と同じ位置へ向かって貼ります。

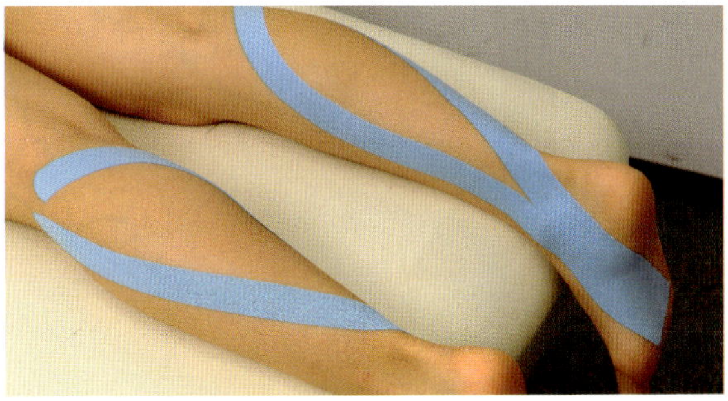

3 両足を同じ要領で貼って完成させます。

足首の痛み（捻挫）

足首の痛みで最も多いのが捻挫です。日常生活の中でも、何かのスポーツの中でも、普通の範囲を越えた無理な体勢や動きになったとき、関節をつなぐ靭帯や、関節の一部の組織が傷ついた状態を指します。膝や足首に起こることが多く、痛みとともに患部が腫れ上がることが特徴です。ここでは痛みと腫れをとり、予防もできるテーピングを行います。

症 状 Symptoms

何か無理な力が加わったため、体勢を立て直すことができないまま、足首を外側へ捻った。その関節部分を中心に、痛み、腫れ、皮下出血がある等。

ポイント Point

損傷した足首の靭帯を保護し、足首からスネにかけての筋肉の働きをサポートするテーピングです。なお、靭帯が切れる等の重症や、ヒビ、骨折の場合は、素早く専門医に診せて下さい。

効 果 Effect

テーピング後、痛みと腫れは短時間で治まっていきます。靭帯、筋肉の損傷に関しては、回復するのにある程度時間がかかります。テーピングは、痛みがとれてもしばらく続けた方が良いでしょう。

完成図

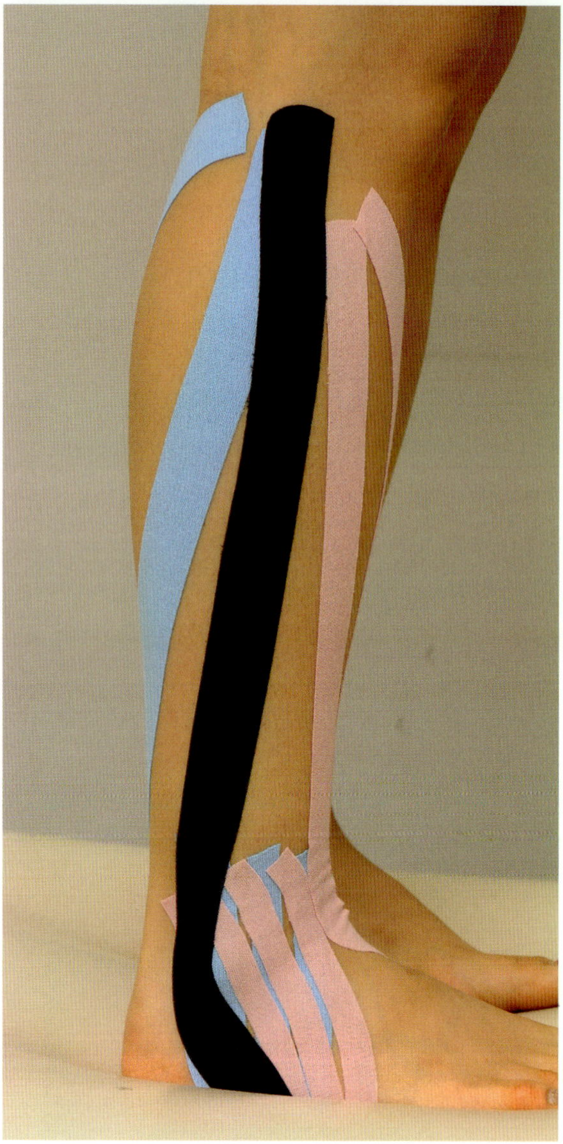

テープの貼り方 Taping

準備するテープ

足首浅筋膜テープ W(コレクション)

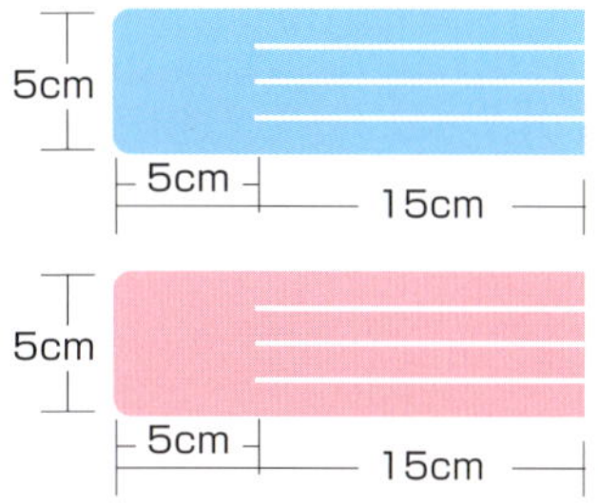

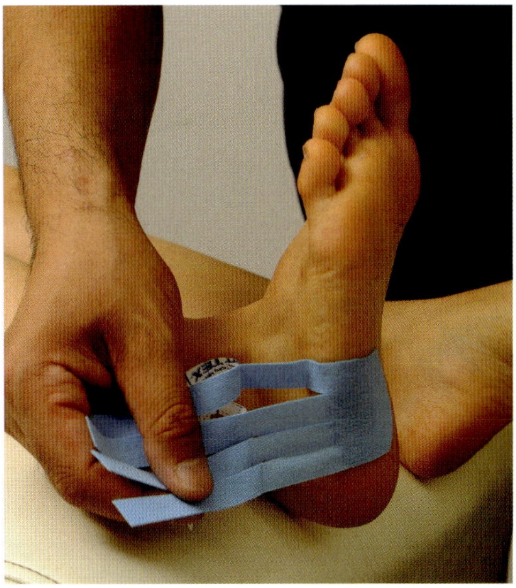

1 足首浅筋膜《せんきんまく》テープ W（コレクション）

足首外側をやや上にして、浅筋膜テープの根元部を、カカト下の足裏に固定。テープを仮置きします。

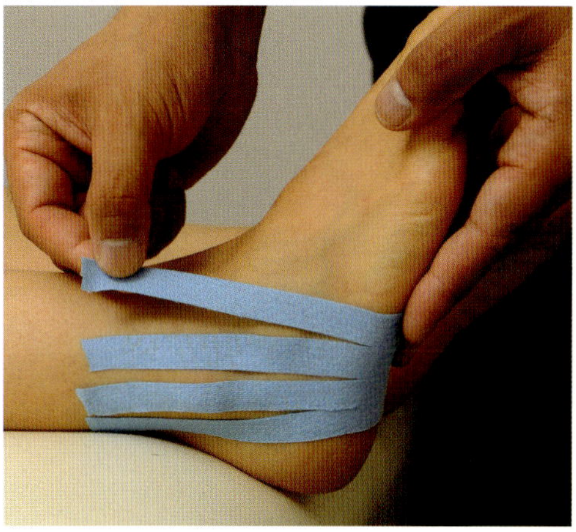

2

枝部の上 1 本は外くるぶしの内側を通るようにスネへと貼り、2 本目は外くるぶしの山をかすめるように、3 本目、4 本目も等間隔にズラして、写真のように貼ります。

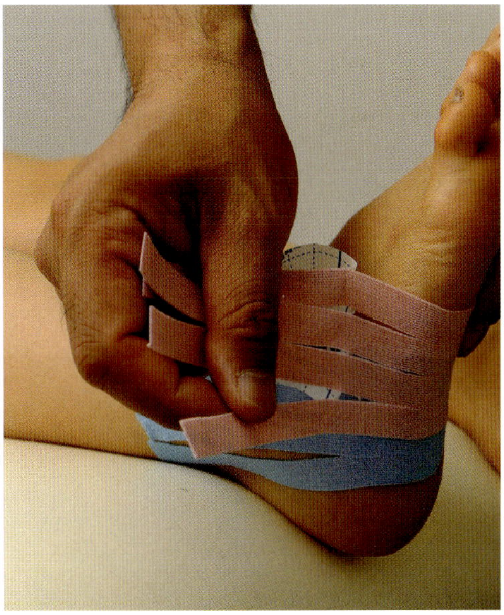

3

浅筋膜テープ 2 本目は、その根元を、足裏の 2 より中央部で固定します。

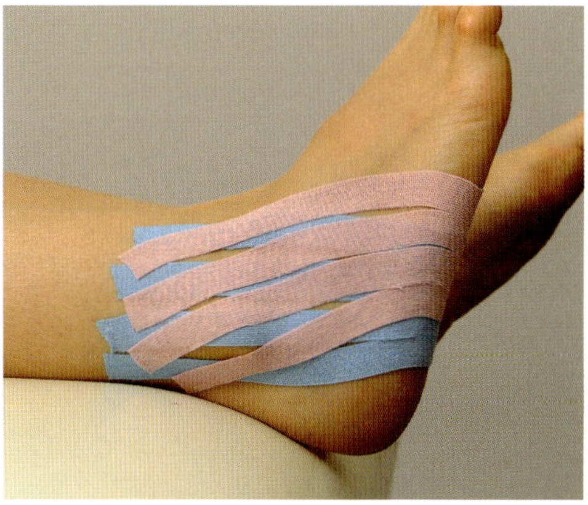

4

枝部が 2 の枝部と斜めに交差するよう、ややふくらはぎ方向へ貼ります。

テープの貼り方 Taping

5 後脛骨筋《こうけいこつきん》Ｙ字テープ

うつ伏せになり、Ｙ字テープの根元部を足裏土踏まずに固定して仮置きします。

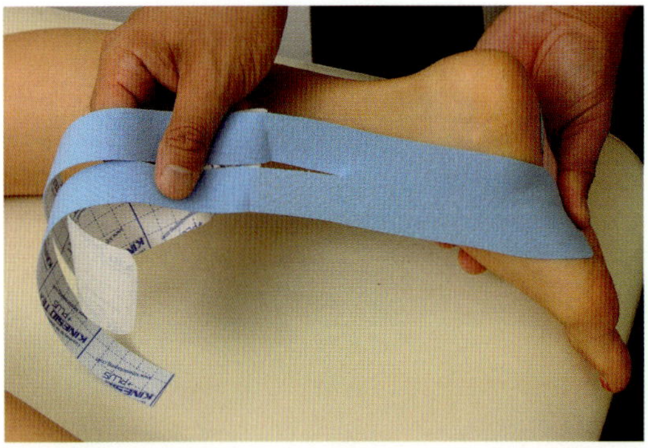

準備するテープ

後脛骨筋Ｙ字テープ

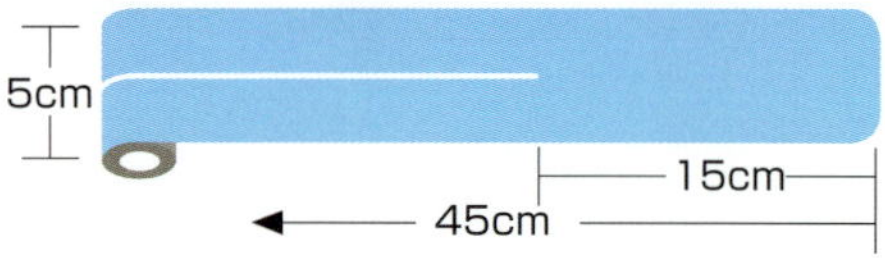

6

アキレス腱を伸ばし、Ｙ字の一方をふくらはぎの外側を通して膝裏の外側へ、もう一方はふくらはぎの内側を通り、外側と同じ位置へ向かって貼ります（P142参照）。

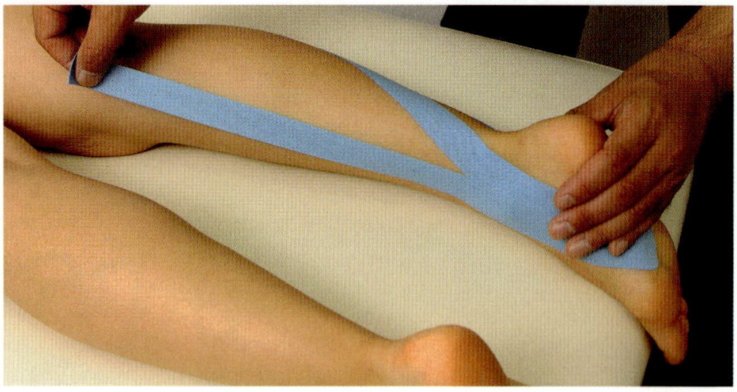

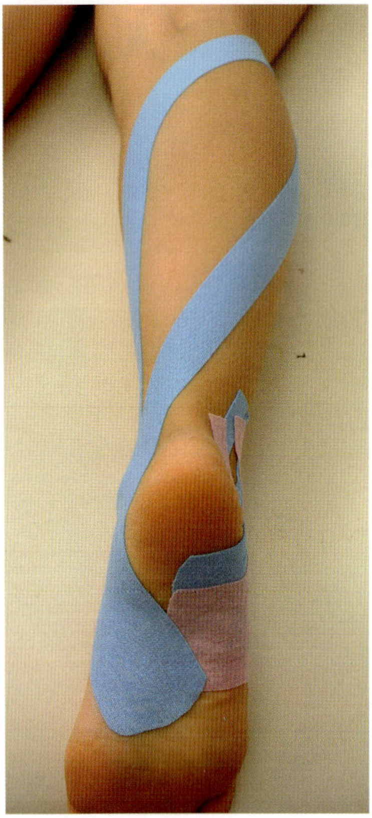

7

3種類のテーピングが完成したところです。

アンクルサポートテープ

捻挫改善のテーピングが完成したら、足首の安定を強化するテーピングも加えるとさらに効果的です。

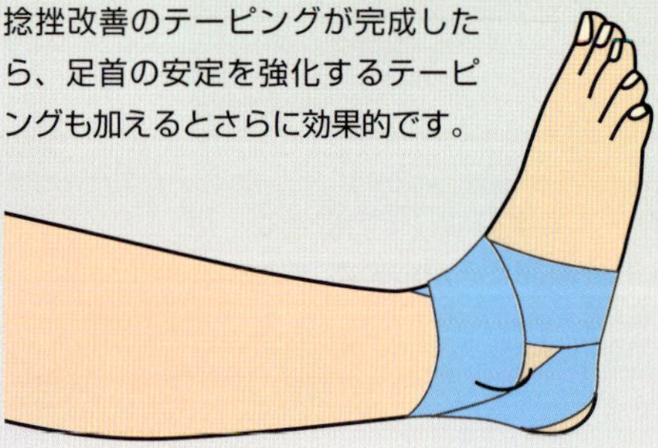

テープの貼り方 Taping

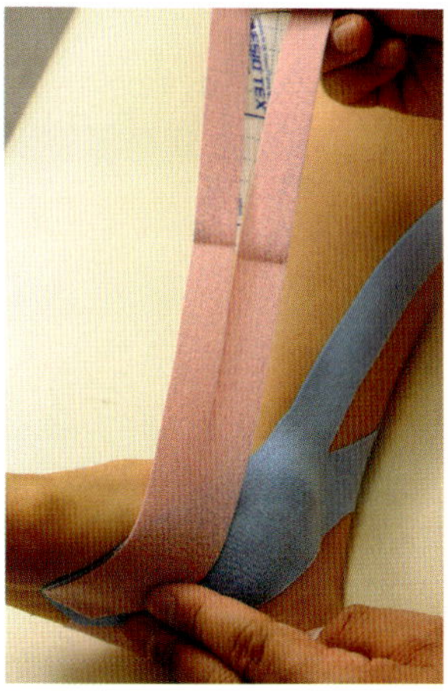

8

前脛骨筋《ぜんけいこつきん》Y字テープ

仰向けになり、脚の内側をやや上に向けます。Y字テープの根元部を足裏の土踏まず前方に固定します。

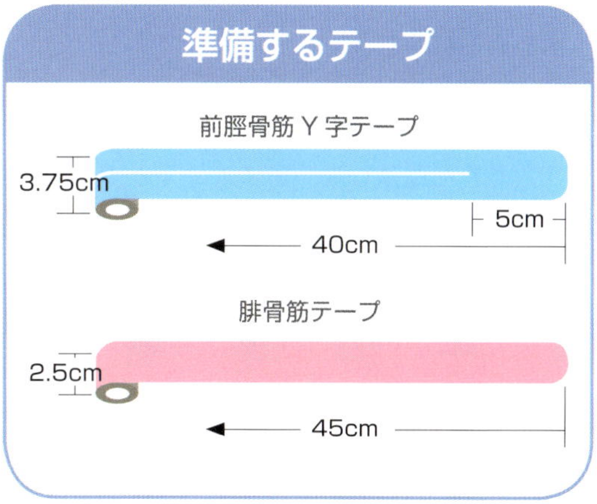

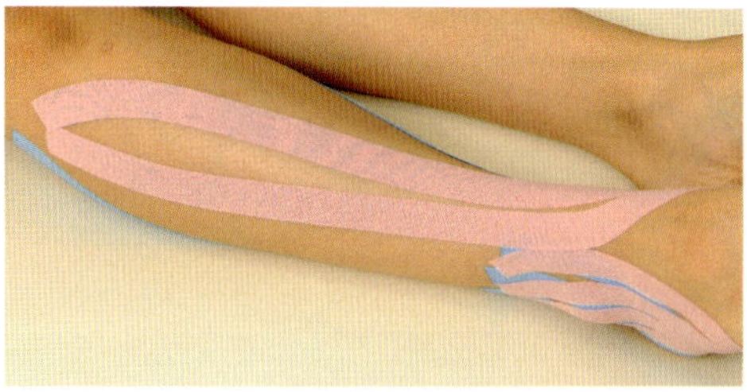

9

Y字テープの枝部でスネの筋肉を包むように貼ります。

10

腓骨筋《ひこつきん》テープ

I字テープの一端を、前頸骨筋Y字テープの貼り始めに合わせて固定し、斜めに小指側外くるぶしの下に向かって貼ります。

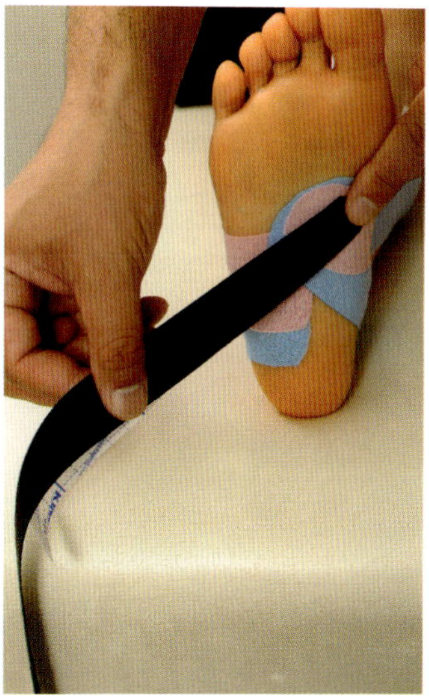

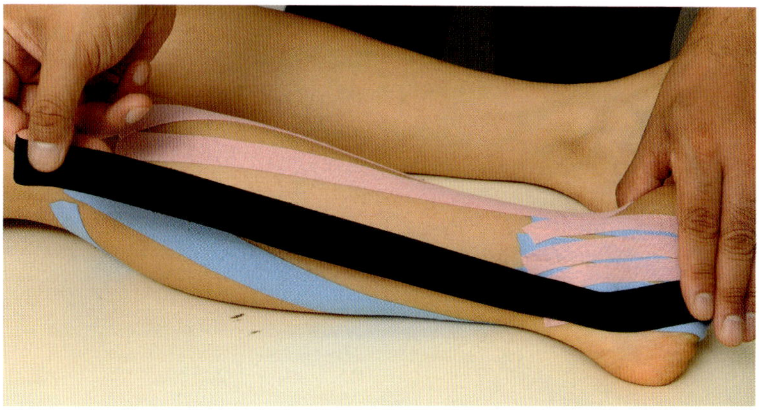

11

捻挫したときのように外くるぶしの皮膚を伸ばし、テープは外くるぶしの外側を通るようにします。外くるぶしの外側からふくらはぎの外ラインに沿って膝の真横まで貼っていきます。

足裏の痛み

足の裏が疲れやすい人は、足の状態に何らかの異常が認められることが多く、例えば偏平足、外反母趾等があることが多い。また、それを改善しないままでいると脚部の変形にまで及び、O 脚になりやすくなります。つまり、足裏の痛みを改善すると、脚部の変形も予防することになるのです。

準備するテープ

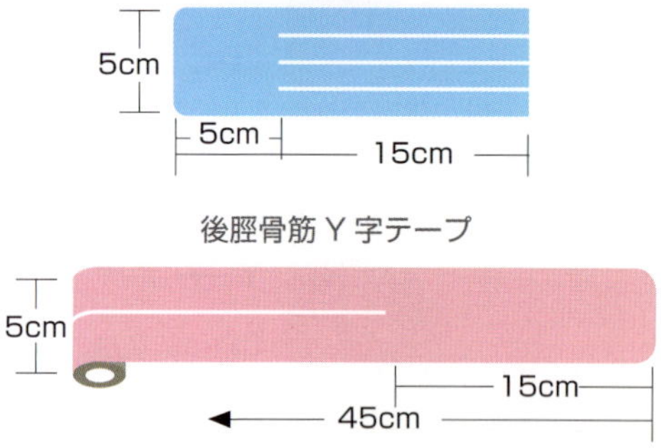

症 状 Symptoms

歩きすぎたり立ちっぱなしのことが多く、足の裏が重だるい、足先が冷たくなる、足が膨張した感覚になり、痛みを伴う等。

ポイント Point

足の冷えや美脚にも活用する、足底浅筋膜テープと、肉離れのときやむくみをとるのに活用する、後脛骨筋の Y 字テープを組み合わせると良いでしょう。

効 果 Effect

足裏の疲れやむくみは、テーピング後すぐに柔らぎます。疲れを感じたら貼るように心がければ、より効果的です。

完成図

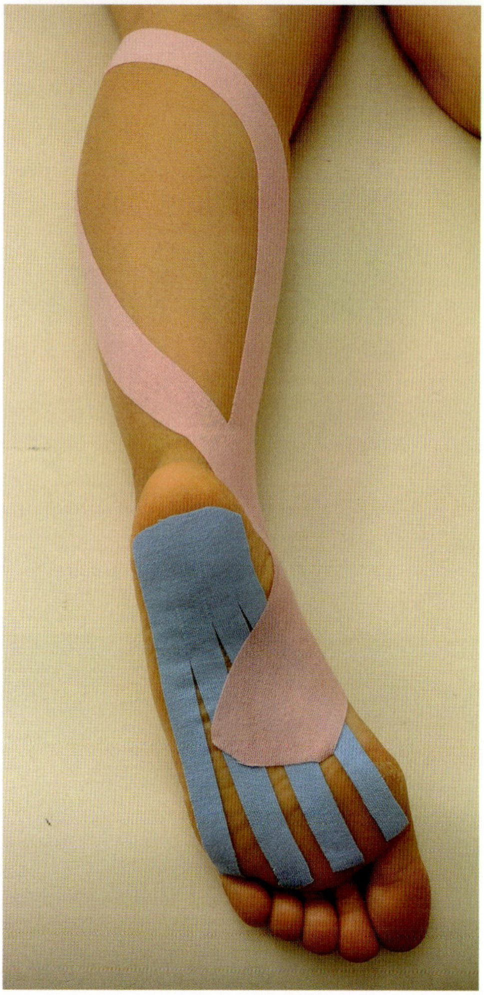

足底浅筋膜《そくていせんきんまく》テープ

浅筋膜テープの一端を、カカトに合わせて固定し、等間隔に足の裏に貼ります。

後脛骨筋《こうけいこつきん》 Y 字テープ

Y 字テープの根元部を土踏まずに固定し、アキレス腱を伸ばして Y 字の一方をふくらはぎの外側から膝裏の外側へ、もう一方はふくらはぎの内側から、外側と同じ先端部へ向かって貼ります (P142 参照)。

Profile 著者紹介

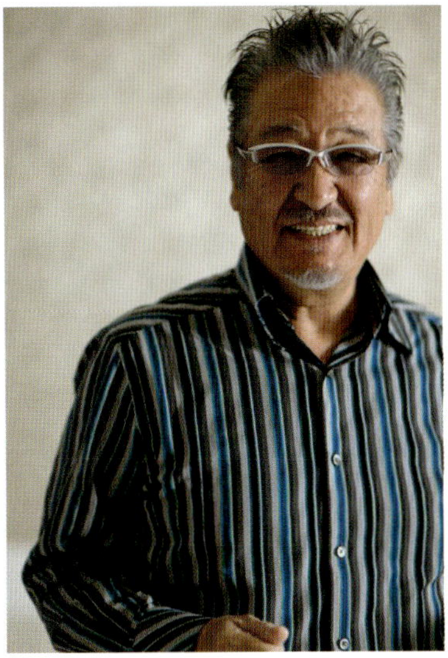

加瀬《かせ》 建造《けんぞう》

KASE KENZO

一般社団法人
キネシオテーピング協会会長

1942年、東京生まれ。明治大学卒業。74年、ナショナル・カイロプラクティック大学（米国・シカゴ）卒業、ドクター・オブ・カイロプラクティック。75年、総合医療センター・加瀬カイロプラクティッククリニックを、米国ニューメキシコ州アルバカーキーに開設し、臨床にあたる。

78年に帰国、加瀬カイロプラクティック研究所を開設。現在はキネシオテーピング協会会長、自然カイロプラクティックサイエンス協会（ＡＮＣＳ）理事長、自然カイロプラクティック学院名誉学院長、並びに（財）日本オリンピック委員会総務委員会委員も努める。

キネシオテーピング療法の開発以降、カイロ・スラッキング・マッスルユニットトレーニング・クライオセラピーなどを統合した医術を中心とした多数の講習会・講演会（サクセスセミナー・マスターズセミナー・パーフェクトセミナー・臨床クリニックセミナー・ケア＆コンディショニングセミナー・クライオセラピー研究会など）を開催。2002年からは臨床経験と創意工夫をもとに築き上げた加瀬医術の精髄を、膝を交えて厳しく伝授する医塾を定期的に行っている。

著書には『マッスル･ユニット･トレーニング』『サムライトレーニング』（ベースボールマガジン社）、『写真とイラストによるキネシオテーピング法』（医道の日本社）、『背骨とカイロプラクティック』（創芸社）、『たちまち肩が軽くなる』（詳伝社）、『キネシオテーピング療法プロの技』（創芸社）他、多数。

撮影・執筆協力　小澤淳一・川本隆義
モデル　吉木温香
ブックデザイン　大山春幸
撮影　井出秀人

2011年9月22日　第1刷発行
キネシオテーピング協会編
発行人　吉木稔朗
発行所　株式会社 創芸社
〒 101-0051
東京都千代田区神田神保町 3-2-6 丸元ビル 9F
TEL.03-3556-5516 FAX.03-3556-5520

印刷・製本　株式会社ユニバーサル企画

ISBN 978-4-88144-142-8

乱丁・落丁はお取替えいたします。　定価はカバーに表示してあります。